大医传承文库·疑难病名老中医经验集萃系列

慢性肾炎全国名老中医治验集萃

主编　谷晓红

全国百佳图书出版单位
中国中医药出版社
·北京·

图书在版编目（CIP）数据

慢性肾炎全国名老中医治验集萃 / 谷晓红主编 . —北京：
中国中医药出版社，2024.1
（大医传承文库 . 疑难病名老中医经验集萃系列）
ISBN 978-7-5132-7960-4

Ⅰ . ①慢… Ⅱ . ①谷… Ⅲ . ①肾炎—中医临床—经验—
中国—现代 Ⅳ . ① R256.5

中国版本图书馆 CIP 数据核字（2022）第 231801 号

中国中医药出版社出版

北京经济技术开发区科创十三街 31 号院二区 8 号楼
邮政编码　100176
传真　010-64405721
保定市中画美凯印刷有限公司印刷
各地新华书店经销

开本 710×1000　1/16　印张 16.75　字数 251 千字
2024 年 1 月第 1 版　2024 年 1 月第 1 次印刷
书号　ISBN 978 – 7 – 5132 – 7960 – 4

定价　79.00 元
网址　www.cptcm.com

服 务 热 线　010-64405510
购 书 热 线　010-89535836
维 权 打 假　010-64405753

微信服务号　zgzyycbs
微商城网址　https://kdt.im/LIdUGr
官 方 微 博　http://e.weibo.com/cptcm
天猫旗舰店网址　https://zgzyycbs.tmall.com

如有印装质量问题请与本社出版部联系（010-64405510）

《慢性肾炎全国名老中医治验集萃》
编委会

《大医传承文库》
顾 问

顾 问（按姓氏笔画排序）

丁 樱	丁书文	马 骏	王 烈	王 琦	王小云	王永炎
王光辉	王庆国	王素梅	王晞星	王辉武	王道坤	王新陆
王毅刚	韦企平	尹常健	孔光一	艾儒棣	石印玉	石学敏
田金洲	田振国	田维柱	田德禄	白长川	冯建华	皮持衡
吕仁和	朱宗元	伍炳彩	全炳烈	危北海	刘大新	刘伟胜
刘茂才	刘尚义	刘宝厚	刘柏龄	刘铁军	刘瑞芬	刘嘉湘
刘德玉	刘燕池	米子良	孙申田	孙树椿	严世芸	杜怀棠
李 莹	李 培	李曰庆	李中宇	李世增	李立新	李佃贵
李济仁	李素卿	李景华	杨积武	杨霓芝	肖承悰	何立人
何成瑶	何晓晖	谷世喆	沈舒文	宋爱莉	张 震	张士卿
张大宁	张小萍	张之文	张发荣	张西俭	张伯礼	张鸣鹤
张学文	张炳厚	张晓云	张静生	陈彤云	陈学忠	陈绍宏
武维屏	范永升	林 兰	林 毅	尚德俊	罗 玲	罗才贵
周建华	周耀庭	郑卫琴	郑绍周	项 颗	赵学印	赵振昌
赵继福	胡天成	南 征	段亚亭	姜良铎	洪治平	姚乃礼
柴嵩岩	晁恩祥	钱 英	徐经世	高彦彬	高益民	郭志强
郭振武	郭恩绵	郭维琴	黄文政	黄永生	梅国强	曹玉山
崔述生	商宪敏	彭建中	韩明向	曾定伦	路志正	蔡 淦
臧福科	廖志峰	廖品正	熊大经	颜正华	禤国维	

《大医传承文库》
编委会

总 前 言

　　名老中医经验是中华医药宝库里的璀璨明珠，必须要保护好、传承好、发扬好。做好名老中医的传承创新工作，就是对习近平总书记所提出的"传承精华，守正创新"的具体实践。国家重点研发计划"基于'道术结合'思路与多元融合方法的名老中医经验传承创新研究"项目（项目编号：2018YFC1704100）首次通过扎根理论、病例系列、队列研究以及数据挖掘等定性定量相结合的多元融合研究方法开展名老中医的全人研究，构建了名老中医道术传承研究新范式，有效地解决了此前传承名老中医经验时重术轻道、缺乏全面挖掘和传承的方法学体系和研究范式等问题，有利于全面传承名老中医的道术精华。

　　在项目组成员共同努力下，最终形成了系列专著成果。《名老中医传承学》致力于"方法学体系和范式"的构建，是该项目名老中医传承方法学代表作。本书首次提出了从"道"与"术"两方面来进行名老中医全人研究，并解析了道术的科学内涵；介绍了多元融合研究方法，阐述了研究实施中的要点，并列举了研究范例，为不同领域的传承工作提供范式与方法。期待未来更多名老中医的道术传承能够应用该书所提出的方法，使更多名老中医的道术全人精华得以总结并传承。本书除了应用于名老中医传承，对于相关领域的全人研究与传承也有参考借鉴作用。基于扎根理论、病例系列等多元研究方法，项目研究了包括国医大师、院士、全国名中医、全国师承指导老师等在内的136位全国名老中医的道与术，产出了多个系列专著。在"大医传承文库·对话名老中医系列"中，我们邀请名老中医讲述成才故事、深入解析名老中医道术形成过程，让读者体会大医精诚，与名老中医隔空对话，仿佛大师就在身边，领略不同大医风采。《走近国医》由课题组负责人、课题组骨干、室站骨干、研究生等组成的编写团队完成，阐述从事本研究工作中的心得体会，展现名老中医带给研究者本人的收获，以期从侧面展现名老中医的道术风采，并为中医科研工作者提供启示与思考。《全国名老中医效方名论》汇集了 79 位全国名老中医的效方验方名论，是每位名老中医擅治病种的集中体现，荟萃了名老中医本人的道术大成。"大医传承文库·疑难病名老中医经验集萃系列"荟萃了以下重大难治病种著作：《脑卒中全国名老中医治验集萃》《儿科病全国名老中医治验集萃》《慢性肾炎全国名老中医治验集萃》《慢性肾衰竭全国名老中医治验集萃》《2 型糖尿病全国名老中医治验集萃》《慢性肝病全国名老中医治验集萃》《慢性阻塞性肺疾病全国名老中医治验集萃》《免疫性疾病全国名老中医治验集萃》《失眠全国名老中医治验集萃》《高血压全国名老中医治验集萃》《冠心病全国名老中医治验集萃》《溃疡性结肠炎全国名老中医治验集萃》《胃炎全国名老中医治验集萃》《肺癌全国名老中医治验集萃》《颈椎病全国名老中医治验集萃》。这些著作集中体现了名老中医擅治病种的精粹，既包括学术思想、学术观点、临证经验，又有典型病例及解读，可以从书中领略不同名老中医对于同一重大难治病的不同观点和经验。"大医传承文库·名老中医带教问答录系列"通过名老中医与带教弟子一问一答的形式，逐层递进，层层剖析名老中医诊疗思维。在师徒的一问一答中，常见问题和疑难问题均得以解析，读者如身临其境，深入领会名老中医临证思辨过程与解决实际问题的思路和方法，犹如跟师临证，印象深刻、领悟透彻。"大医传承文库·名老中医经验传承系列"在扎根理论、处方挖掘、典型病例等研究结果的基础上，生动还原了名老中医的全人道术，既包含名老中医学医及从医过程中的所思所想，突出其成才之路，充分展现了其学术思想形成的过程及临床诊疗专病的经验，又讲述了名老中医的医德医风等经典故事，总结其擅治病种的经验和典型医案。"大医传承文库·名老中医特色诊疗技术系列"展示了名老中医的特色诊法、推拿、针灸等特色诊疗技术。

以上各个系列的成果，期待为读者生动系统地了解名老中医的道术开辟新天地，并为名老中医传承事业做出一份贡献。

以上系列专著在大家协同、团结奋斗下终得以呈现，在此，感谢科技部重点研发计划的支持，并代表项目组向各位日夜呕心沥血的作者团队、出版社编辑人员一并致谢！

总主编　谷晓红

2023 年 3 月

前　言

《慢性肾炎全国名老中医治验集萃》是"国家重点研发计划——基于"道术结合"思路与多元融合方法的名老中医经验传承创新研究"（项目编号：2018YFC1704100）之一"名老中医经验挖掘与传承的方法学体系和范式研究"（项目编号：2018YFC1704101）的重要成果。

名老中医是中医理论和临床实践的杰出代表，兼收并蓄前人经验，善于抓住疾病本质，思维严谨，用药精准，是中医从业人员的学习楷模。继承发扬名老中医的学术思想，提高中医临床疗效水平势在必行。为系统呈现名老中医群体治疗该病经验，本书荟萃了来自全国6个地区的9位国家级名老中医，分别是国医大师吕仁和教授、皮持衡教授，全国名中医刘宝厚教授、赵继福教授，全国师承指导老师李莹教授、赵振昌教授、郭恩绵教授、朱宗元教授、彭建中教授。他们在肾病治疗领域独具特色，在全国享有盛誉。他们的学术经验荟萃，将对中医从业人员诊治肾病具有极大的指导作用。

该分册分别从医家简介、学术思想、临床特色、验案精选四方面对9位名老中医临床经验进行了阐述。医家简介部分介绍了名医的学术背景、地位以及成就。学术思想部分展现了名医独特的学术观点及其源流与发展过程。临床特色部分展现了医家诊治的特点，如特色诊疗、常用方药、特殊药物剂量、药物配伍等。其中精要部分，如皮持衡教授活用三仁汤，交替用药方法；吕仁和教授"微型癥瘕"学说；刘宝厚教授"病位病性辨证"诊治方法；赵继福教授"急性期祛邪为主，慢性期益气、活血、化瘀为主"治疗方法；郭恩绵教授"虚劳水气病"学说；朱宗元教授"辨病-辨证-辨症"模式；赵振昌教授健脾补肾基础上的清热利湿、凉血活血治法；李莹教授崇尚东垣，重视后天脾胃的思想；彭建中同病同治，大法指导下随证治之思想。或发皇经典之古义，或融会现代之新知，蔚为大观。验案精选部分则选取了反映医家临床经验的经典案例，体现了老中医特有的诊疗思维。该部分通过专家按语的形式对验案进行点评，辨析患者脉证，详解诊断依据，阐释立法思路、药物加减变化等。全案例整体分析与各诊次解读相结合，体现诊次之间的动态变化，展现名医临证思维方法。

此外，书中还结合实景再现当时的诊疗情况，立体展示了名老中医临床诊疗与弟子跟诊记录全貌，体现"道术结合"的传承内涵。同时，本书从人文关怀的层面，还原了名老中医如何用其认识感知世界的丰富经验来关切患者生命及与之共情的过程，增加了全书的高度和温度，是中医从业人员学习不同名老中医辨治肾脏病道术的专业书籍。

最后，向科技部及北京康仁堂药业有限公司的资助表示衷心感谢！

主编　谷晓红

2023 年 3 月

目　录

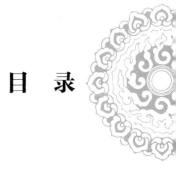

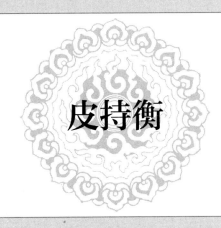

皮持衡

一、医家简介

皮持衡（1940—　　），男，江西南康人。江西中医药大学附属医院主任中医师、二级教授、博士研究生导师。国医大师，首届全国名中医，享受国务院政府特殊津贴专家，第二、三、四、六批全国老中医药专家学术经验继承工作指导老师。现任中华中医药学会肾病分会顾问，江西省中西医结合肾病委员会名誉主任委员、江西省研究型医院肾病中西医结合肾病委员会顾问、江西省传统中医中药研究会名誉理事长等职务。

参与编写《皮持衡肾病学术思想及临证经验》《衡医心悟》《中医内科急诊手册》《内科成方临证应用辑要》等医学专著、高校教材、专业指导书20余部，发表专业学术论文120余篇。培养中医内科学肾病专业硕、博士研究生及高徒近30名。获国家级教学成果二等奖，首届全国中医药传承特别贡献奖、全国老中医药专家学术经验继承工作优秀指导老师等荣誉。

学术上主张"循古拓今，师宗不泥古，博采众长，古为今用，洋为中用，致力于发挥"；制方用药上，善于相反相成，以补配消，以塞配通，以温配清，以降配升，研制出"肾衰泄浊汤""肾药Ⅲ号"及"三仁肾衰泄浊方案"等有效制剂及方法，广泛应用于慢性肾衰患者的治疗，取得了显著的临床疗效及社会效益，展示了其深厚的中医药理论功底和丰富的临床经验。

二、学术思想

皮持衡总结50余年之临床经验，吸取西医学之长，汇集前贤之所成，取长补短，提出慢性肾病证治"五论"学术思想。

（一）慢性肾病以"脾肾为本"论

脾主五脏之气而司运化，肾藏五脏之精而主气化，后天赖先天之温养激发，先天依后天之充养培育，脾非先天之气不能化，肾非后天之气不能生，如《普济本事方》曰："肾气怯弱，真元衰劣，自是不能消化饮食，譬如鼎釜之中，置诸未谷，下无火力，唯终日米不熟，其何能化？"脾不健运，气血化生无源，则肾亦不能"受五脏六腑之精而藏之"，故二者生理相关，病理相系。慢性肾病虽病位在肾，然与脾关系却密不可分，皮持衡认为大部分慢性肾病患者多因先天禀赋不足，正气虚弱，易招致外邪侵袭，加之后天饮食不节，寒温无制，劳倦过度，致使脾肾两伤，导致本病的发生。正如《诸病源候论》云："水病无不由脾肾虚所为，脾肾虚则水妄行，盈溢皮肤而令周身肿满。"脾肾二脏虚损，致脾可健纳而不运，气血精微匮乏其源，脾失统摄，无力升清，谷气下注，精微不循常道，精微下陷为蛋白尿、血尿，致肾封藏失司，精微不固，清浊不分，邪毒内留，致使血肌酐、血尿酸升高。脾肾虚损，水气不化，聚水为肿，由此可见慢性肾病以"脾肾为本"。

基于慢性肾病病机脾肾虚损、气化不及的认识，皮持衡提出治疗中的重要环节是培补脾肾，调整脾肾气化之功用，从而达到退水肿、助生化、别清浊之目的。临床上常拟温补脾肾法，善用实脾饮加味、十全大补汤加巴戟天、补中肾气汤（补中益气汤合肾气丸）、自拟方蛋白尿2号（党参、黄芪、芡实、金樱子、补骨脂、肉豆蔻、淫羊藿、仙茅、桑螵蛸、海螵蛸等）等；温化利水法，善用济生肾气汤、五苓散、苓桂术甘汤等；降浊解毒法，祛蕴脾肾之实邪，善用三仁温胆汤（温胆汤加杏仁、白蔻仁、薏苡仁）、自拟三仁降浊汤（三仁汤化裁）等，且皮持衡指出降浊解毒之剂性味偏于苦寒，只宜适可而止，或且补且攻，交替使用，切不可一味攻伐。

（二）慢性肾脏病发病"虚、湿、瘀、毒"之病机论

慢性肾脏病以脾肾虚损为本，日久可因虚致实，正如华佗《中藏经》云："肾气虚则水气散于皮，又三焦闭阻，血气不从，虚实交变，水随气流，故为水病。"以上明确指出慢性肾病日久，可致使三焦气化失司，水谷精微化生输布失常，瘀滞经脉，经久不去，酿生浊毒、瘀血。故提出慢性肾脏病病机"虚、湿、瘀、毒"论。

1. "虚"以脾肾亏虚为本，牵涉他脏

经中有云"邪之所凑，其气必虚"，而虚损日久，必害少阴，伤及五脏，穷则及肾。而肾者主水也，肾气虚则无力制水，水湿反浸渍于脾，水湿困脾，暗耗脾气，健运无力，致使脾肾两虚。肾气亏虚，精微妄泄不固，髓海不充，气化蒸腾无力，如在肺表现为呼吸不调、在心为水火不济、在肝为水不涵木；中焦不足，气血化生无源，气机升降失调，亦无力布散津液濡润他脏。上两者均可导致他脏虚损不足。

2. "湿浊"内蕴，其源有三

湿浊是慢性肾脏病的主要病机之一，常贯穿于慢性肾脏病的始终，其来源有三：一曰虚，二曰瘀，三曰外感。《素问·经脉别论》有云"饮入于胃，游溢精气，上输于脾，脾气散精……水精四布，五经并行"，脾肾虚损，失却运化蒸腾之功，水谷不从正化，反聚水为湿，停谷为滞，酿生湿浊；或平素嗜食肥甘生冷之品，长期服用激素制剂，助湿生痰，临证常喜用平胃散、附子理中汤、参苓白术散等。《血证论》有云"其血既病则亦累及于水"，《金匮要略》又云"血不利则为水"，由此可知瘀血阻滞，经脉不利又可致水运行不畅，水血互结，加重湿浊潴留，喜用当归芍药散加三草（马鞭草、益母草、茜草）等。《素问·太阴阳明论》言："伤于湿者，下先受之。"现代人嗜冷贪凉，不避风雨，涉水居湿，致使外邪风湿有机可乘，入里缠绵，伏而不出。临证常选用羌活胜湿汤、麻黄连翘赤小豆汤等加味。

3. "瘀血"内阻，源于虚、湿、郁

慢性肾脏病常久病入络，"瘀血"内阻，其源也有三：虚、湿、郁。因虚致瘀有四：一者脾虚致瘀，如《血证论》中"脾其气上输心肺，下达肝胃，外灌四旁，充溢肌肤，所谓居中央畅四旁者如是，血即随之运行不息"，明确指出当脾转输气机不利时可出现瘀血证，常选用归脾汤加丹参、红花；二者气虚成瘀，《读医随笔》言"气虚不足以推血，则血必有瘀"，可用加味补阳还五汤；三者阳虚致瘀，《仁斋直指方论》谓"气温则血滑，气寒则血凝"，可用当归四逆汤加味；四者阴虚成瘀，阴虚者，脉道不充，血行艰涩成瘀，再者阴虚者则虚火煎熬阴液，熬津成瘀，常选用加减复脉汤。经中有云"孙络水溢，则经有留血"。《血证论》载："血与水，上下内外，皆相济行，故病血者，未尝不病水；病水者，亦未尝不病血也。"即水病可以及血，血病也可以及水。若水湿壅滞三焦，气机受阻，气机不畅则血行涩滞而成瘀。《杂病源流犀烛》言"诸郁，脏气病也，其原本于思虑过深，更兼脏气弱，致六郁之病生焉"，明确指出脏器虚损不足是郁病发生的根本，加之思虑过度，郁乃生。《灵枢·百病始生》有云："若内伤于忧怒，则气上逆，气上逆则六输不通，温气不行，凝血蕴里而不散，津液涩渗，著而不去。"正说明情志不调，气机不畅，初病气分，延久及血，血凝成瘀，针对此证型，常选用血府逐瘀汤加减。

4."毒"邪弥漫，内外之别

慢性肾脏病后期"毒"邪弥漫，其"毒"有内外之别，"毒"可内生，也可外受。慢性肾病内毒的产生多与脾肾虚损相关，肾主分清泌浊，脾肾亏虚，无力泄毒，毒邪内积不去，加之脾肾亏虚，三焦气化无力，湿浊不化，蕴积成毒，常选用化裁三仁汤、黄连温胆汤等方。因外而毒多由妄用"补品"及有毒药物而来，《诸病源候论》言"凡药物云有毒及大毒者，皆能变乱，于人为害，亦能杀人"，药物性肾损害已成为慢性肾病发病的一个重要病机，临床上使用关木通、木防己、草乌等应尤为注意；再者，随着生活水平的提高，常可见很多人以药为食，而滥用六味地黄丸更是常见。现代药理学研究表明六味地黄丸中所含泽泻长期服用可致肾小管萎缩，出现肾损伤，皮持衡临床上经常告诫病患不可自行乱服药物，任何药物都具偏性，切记"偏性即是疗效，亦是毒性"。

（三）多途径治疗与治法交替论

1. 多途径治疗

慢性肾病经久不愈，病情错综复杂多变，既不可单纯扶正，也不可一味攻邪，必须兼顾多脏多腑，祛邪与扶正并行。对于此，单纯的汤药制剂已不能满足病情的需要，故皮持衡提出多途径的治疗方法，如口服汤剂合用中成药制剂、口服汤药合用静脉给药、口服汤药合用保留灌肠，病情较重者常口服汤药、静脉给药、保留灌肠三种治疗方法同用，其疗效往往能数倍于单一途径的治疗。临床尚有部分患者可选用针灸、穴位敷贴、中药熏蒸等外治法，亦能获良效。

2. 治法交替

"间者并行，甚者独行"出自《素问·标本病传论》，"间者"谓之多也，相兼也，"甚者"谓之少也，独盛也。原意是病证轻浅者，标本兼治；病证急重者，标本单独施治，或本急者治其本，或标急者治其标，治以求之精专，增强疗效。张志聪在《黄帝内经集注》中注解之："间者，谓邪正有余不足，二者兼于其间，故当并行其治，盖以散邪之中，兼补其正，补正之内，兼散其邪。如偏甚者，则当独行其法，谓邪气甚者，竟泻其邪；正虚甚者，竟补其正，此为治之要道也。"姚止庵在《素问经注节解》注释："间，病势缓而症多，尚可参用君佐以调治，故云并行；若病之甚者，危而势急，非简要之药不能治，故云独行也。"基于上述理论的支持，又考虑到慢性肾病复杂的病机，皮持衡提出交替给药的原则，如"补泻交替，扶正祛邪""敛散交替，摄精散邪""养阴温阳交替，平衡阴阳""健脾补肾交替，调整脏腑"等，使药味精专，药效更加专注而奏奇效。他谓如此交替给药，则疾病休作有时，可避免犯虚虚实实之戒，无疑是治疗慢性病、疑难杂症等持久战的一种最佳"新战术"。如治疗原发性肾病综合征之低蛋白水肿，常选用益气养血之十全大补汤合用利水通阳之五苓散；治疗慢性肾炎综合之顽固性蛋白尿、血尿，常选用益气填精之玉屏五子衍宗丸合用化瘀散滞之血府逐瘀汤；在慢性肾衰"三仁肾衰泄浊方案"中的养血化瘀之三七粉制剂与通腑泄浊之肾衰泄浊汤的合用亦是交替疗法的体现。

（四）方药择用谨守中药"药性理论"

随着现代药理学的发展，人们对中药药性及药理进行了更为细致的观察与研究，许多中药潜在的功效被挖掘出来，在一定程度上确实能使药物的应用更具指向性。然皮持衡指出，现代药理学对方药的分析过于局部及片面，因此不能把现代药理学的研究结果作为中医师选方择药的标准，中医师选方择药仍不能脱离中药的"四气五味"及中医的辨证论治及整体观，但对于西医学我们也不应全盘否定，应该保持选择性吸收的态度，如西医学在生化指标方面明显优于中医学。对于此，皮持衡特别推崇国医大师邓铁涛教授将四诊改为五诊（望、闻、问、切、查）的观点，特别是在慢性肾病中，许多慢性肾病早期患者往往未见任何不适，无证可辨，这时实验室的生化指标检查则可作为辨证的关键，由此可知生化指标的异常对于早期肾病的诊疗至关重要。再者，皮持衡致力于中医证型与西医生化指标相关性的研究，并希望从中得出一些规律性结论，以便于推广中医药的运用。

（五）善后调理"重视脾胃"论

《景岳全书》有云："凡先天之有不足者，但得后天培养之力，则补天之功亦可居其强半。"基于此，皮持衡认为慢性肾病先天之本既损，唯有调理脾胃始有出路，脾胃为气血生化之源，气机升降之枢，以后天可补先天，温脾阳亦能一定程度补肾阳，故应强化后天之本以维持脏腑正常的功能活动；另外，肾虚湿浊不泄反留，湿浊属阴，其体为水，有抑火、灭火之势，唯土能制之，脾能散精微而运湿浊，故调理脾胃可达升清降浊的目的，与慢性肾病本虚标实的复杂病机甚为契合。故慢性肾病调理脾胃，使后天资生有源，中气斡旋得复，则气机可畅，阴阳得平，所以治疗慢性肾病尤应重视脾胃。

《内经》亦云"有胃气则生，无胃气则死"，皮持衡认为慢性肾病肺卫亏虚，藩篱不固，增强抵抗力、防止外感病须借助胃气，因胃气为卫之本，卫气来源于中焦，胃气强者卫气始固。故提出"未病和脾，已病理脾，善后益脾"的原则：病轻、病缓、"无证可辨"时则治本调脾胃；病重、病急时，健运脾阳更当顾护脾胃；病之后期、恢复期，防外感、复正气亦当助益脾胃。因此顾护脾胃应贯穿于整个慢性肾病的治疗过程中，临证时常选用参苓白术散、玉屏风散、桂枝汤、补中益气汤等类方加减。

三、临床特色

（一）力推《内经》"间者并行，甚者独行"，主张多途径全方位综合治疗

"五脏之伤，穷必及肾"，皮持衡认为慢性肾病系多脏腑虚损，涉及气、血、阴、阳虚衰，湿浊瘀毒交织难以祛除，是导致慢性肾脏病缠绵难控的焦点，而其治甚难一味扶正，又不可一味攻邪，用药、处方很难从一，而患者接受治疗须旷日持久，用药单一，同时汤药服用过多，增添了胃肠负担，会降低患者对治疗的依从性。因此治疗必须多脏腑调理，同时祛除多种病邪，并兼顾气、血、阴、阳。具体治法上，自然需要采用多途径多方位综合治疗。综合疗法是对"间者并行，甚者独行"的另一种解读和临床拓展，既可以达到药力专注，直捣病所，又可以并行不悖，虚实兼顾。用药如用兵，交替作战，休作有时，无疑是治疗慢性病、疑难病"持久战"的新战术。因为若同一方中采取虚实兼顾的并行之法，则药味多而繁杂，且药力不够精专；而采用单独补虚或单独泻实的独行之法，一时之间难以获效，长期专补则敛邪，长期专泻则伤正，而致虚虚实实之变。故这种寓"独行与并行"之意的综合治疗，对于病情复杂、标本俱重的疑难病是极佳的选择，既可健脾补肾，又可祛湿化浊，行瘀解毒，使邪有出路，不失为一种新的治疗方法。

皮持衡基于慢性肾病病机的复杂性，在治则治法上常常"补泻交替，扶正祛邪""敛散交替，摄精散邪""养阴温阳交替，调整阴阳"，选药上以消配补、以塞配通、以温配清、以降配升。临证时常采用中药汤剂配合一两种中成药口服的方法，既减轻患者负担，降低药物的不良反应，又能合理用好药、用足药，对于稳定病情、提高疗效非常有益。多剂型、多途径的治疗可以补充汤剂的不足，可正邪兼顾，祛邪扶正并行，避免使用大剂方药（易致主治方向不明），方能适应现代临床治疗所需。常用的途径如口服途径、结肠透析、静脉给药、外治诸法（中药熏蒸、中药热罨包、中药离子导入、穴

位敷贴）等。

1. 口服途径

口服途径指运用各种口服剂型进行治疗，仍然是中医治疗最主要的给药途径，有汤剂、丸剂、颗粒剂、膏剂、片剂、胶囊剂，包括祛邪剂与扶正剂。常用祛邪剂有化裁三仁汤、温胆汤、四妙勇安汤、丹黄化瘀汤（自拟方）、肾衰泄浊汤（院内制剂）、血府逐瘀汤、桂枝茯苓丸（汤）、当归芍药散、五苓散等；常用扶正剂有参苓白术散（汤）、归脾丸（汤）、补中益气丸（汤）、人参养荣汤、黄芪桂枝五物汤、十全大补汤、五子衍宗丸、桂附地黄丸（汤）、右归丸（汤）、金水宝胶囊、补肾益脑胶囊、贞芪扶正胶囊、乌灵胶囊等。

2. 结肠透析

六腑以通为用，慢性肾衰患者后期多有大便不畅的情况，而灌肠是最直接的治疗手段，且中药灌肠具有悠久的应用历史，在《伤寒论·辨阳明病脉证并治》中有"大猪胆一枚，泻汁，和少许法醋，以灌谷道内，如一食顷，当大便出宿食恶物，甚效"的记载。中药灌肠是由中药煎剂滤渣取清液适量保留灌肠，不但可以促进肠道内的毒素代谢，还可以通过肠壁弥散和超滤作用清除部分血液中的毒素，从而减轻肾脏的损伤，延缓病情的进展。常用的灌肠药有肾药Ⅲ号（院内制剂）、尿毒清颗粒等。

3. 静脉给药

本法是西医学对中医学的完善，具有使用方便、起效快的优势，尤适用于不能口服给药者，补充了中医学在这方面的缺憾。此法常用于治疗慢性肾衰，选用一些改善微循环及纠正生理紊乱的药物，如丹参酮注射液、灯盏细辛注射液、红花黄色素、左卡尼汀注射液、碳酸氢钠注射液、参麦注射液等，在一定程度上确能延缓病情的进展。

4. 外治诸法

外治诸法是中医的特色疗法，具有独特的优势。在慢性肾衰中常用的外治法包括中药熏洗（麻黄、细辛、桂枝、艾叶、红花、生姜等），能祛风泄浊，解毒消肿；热罨包外敷（小茴香、干姜、黑附片、吴茱萸、丁香、红花等），可益气升阳，活血化瘀；中药离子导入（双肾俞位置，选择温阳利水、活血化瘀药物）；穴位贴敷（耳穴、肾俞、腰阳关、关元、气海等），具有疏通经络气血、调整脏腑气机、通利三焦水道及温补阳气等功效。

（二）衷中不忌西，突出中西之长

皮持衡认为作为一名中医师，首先要学好、掌握系统的中医理论知识，掌握中医的诊疗技能，临证时按中医的思维进行辨证论治。对中医的理论与实践充满着自信，并且要为中医事业的继承与发展奋斗一生，这就是"衷中"。西医学不断地吸纳现代科学知识与技术，发展非常迅速。中医学有较为系统的理论和丰富的临床经验，由于思维方式的不同，对现代科学知识与技术引进、利用不像西医那样直接、迅速。为了发展中医，应当或者说必须吸取、利用能够促进中医发展的各学科知识。无论是中医还是西医，都是以解决患者病痛为主要目的的，二者目的一致，但认识疾病的方法、角度有所不同，短时间内难以融为一体。这就要求互相学习、取长补短。从这点出发，中医不但不能"忌西"，还要"学西""参西"。这可谓"勤求古训（掌握中医理论），博采众法（吸取现代科学知识），有益人类（为人类健康事业作出贡献）"。

西医在疾病的诊断与预后上有很大的优势，特别是在肾病治疗中，如有些慢性肾炎及肾功能不全早期患者，没有明显的临床症状，不做化验检查，几乎不知道、也看不出有病，中医也无证可辨，治疗的难度颇大，即便是治好了，不做化验，也不知道。但西医能够明确诊断，也明确预后。如对各种肿瘤的诊断，西医远优于中医。

通过结合西医学针对"肾病"的实验室检查，更加精准辨证择药是提高疗效的保障。就现代实验室检查所见，如慢性肾病所具有的蛋白尿、低蛋白血症和高胆固醇血症，从中医学角度来理解，历年来的研究认为可能是下列机制产生的：①蛋白尿的出现，是因脾失健运，谷气不能上升而反下流所致，印证了《灵枢·口问》所谓"中气不足，溲便为之变"的看法；皮持衡认为蛋白尿是人体一种精微物质的漏出，可以说是中医学理论里广义之精，导致精的漏出，可以是肾虚而不藏精，也可以是脾虚而不敛精，又因水气泛滥而迫精外出。②低蛋白血症则因脾肾俱虚，大量精微（蛋白质）失于敛藏而从尿中丢失和脾之生化不足引起。③高胆固醇血症，大多认为高脂血症与脾肾功能失调有关，有认为是湿困脾阳，清浊不分；有认为脾失健运，久必累及肾阳，清浊混淆。然而均赞同脾胃失调是关键，是胆固醇血症的产生机制之一。笔者以为，上述见解是可取的，综合起来，并未超越脾肾功能虚衰，气化不及的范畴。

因此，在辨治肾病时，除应用历代医家所制定的治水、益损诸法外，尚应针对肾病的实验室检查而提倡达到蛋白尿的改善或转阴，血浆蛋白，尤其是白蛋白的回升或提高，以及血中胆固醇的降低或恢复正常等目的。实践体会若能在辨证施治的基础上，将经初步实验认为可能有上述作用的药物应用于临床，则效果更大。例如，益气健脾药（如太子参、党参、生黄芪、山药、白术等）、益肾填精药，（如杜仲、菟丝子、枸杞子、龟甲胶、鹿角胶等）、固涩药（如玉米须、金樱子、桑螵蛸、覆盆子等）、利湿解毒药（如半边莲、土茯苓等）均有促进肾脏功能恢复和消除改善蛋白尿的作用，而益气健脾药（如党参、白术、红枣）及温阳化气药（肉桂）、止血散瘀药（生三七等）均具有提高或改善血浆蛋白的功效。临床上虽随着脾肾功能的恢复，脾能健运而司生化，肾气能固而分清泌浊，则蛋白尿改善或消除，血浆蛋白亦随之有不同程度的提高，若在辨证用药的基础上加用以上药物当可使疗效更为满意。再者健脾益肾药（如黄芪、花椒、杜仲、桑寄生、枸杞子）、和血养阴药，（如当归、首乌、徐长卿、槐花）、渗湿之品（如泽泻、车前草、茵陈蒿）、固涩药（如金樱子、芡实、白果肉等）均可供临床降低血胆固醇选择使用。

对于当下的中西医之争，皮持衡经常告诫弟子："心系医学，原无中西你我；利归患者，何必争你我高低。"

（三）化瘀通络贯彻慢性肾病治疗之始终

皮持衡认为"血瘀"广泛存在于肾脏疾病之中，瘀血既是肾脏疾病病情发展的病理产物，又是肾脏病发展变化的致病因素，"血瘀"与肾脏疾病关系密切、不可分割。慢性肾脏病临床常以水肿为主要证候。《金匮要略·水气病脉证并治》从气、血、水的关系论述了水肿病的发生，言"血不利则为水，名曰血分"，气、血、水三者，病常相因。《血证论》言"血与水本不相离""病血者未尝不病水，病水者未尝不病血""瘀血化水，亦发水肿"。这些论述说明了瘀血与主水之肾脏疾病相关，瘀血是引起肾脏病的一个重要因素。

慢性肾脏病为本虚标实之证，实证多因外感风、寒、湿、热、毒，或内生湿热、浊毒，虚证则由各种原因导致精、气、阴、阳虚损，肺、脾、肾功能失调。但在慢性肾脏病的不同阶段，各种不同的病因都可导致血行瘀滞，而形成血瘀证。如寒湿之邪可阻滞气机，凝滞血脉，而成瘀血，即《素问·举痛论》所言"寒气入经而稽迟，泣而不行"。风、热、毒等阳热之邪可扰动肾络，血溢脉外，而见尿血，而"离经之血为瘀血"；阳热之邪亦可耗灼阴津，营阴黏滞而成瘀血。同时，各种原因所致的气滞、气虚、阳虚，气不统血，血失温运，均可致血失流畅，脉络瘀阻，而成血瘀证。此外，因慢性肾脏病病程缠绵，久病入络，导致络脉瘀阻；瘀血阻滞，肾失封藏，精微下泄，则见蛋白尿；肾络失和，血溢脉外，渗于膀胱，则见尿血；瘀血内停，肾主水功能失常，则津液输布、转输失常，血病及水而致水肿；瘀血久滞，肾司二便功能失常，开阖失司，浊毒内蕴而变生诸证。

现代研究亦显示，肾小球微循环障碍及肾小球内纤维蛋白原的沉积与中医之血瘀证密切相关，血瘀程度与肾小球病变程度呈正相关。慢性肾病患者肾脏活检显示为血管襻闭塞，细胞增殖，炎性细胞浸润，球囊粘连，细胞外基质沉积增多，局灶或节段性肾小球硬化，肾间质纤维化等。同时，免疫反应介导的凝血机制被激活，高脂血症等高黏因素，可导致慢性肾脏病患者血液高凝状态。综上，无论是原发性肾脏病还是继发性肾脏病，在其病程中普遍存在着瘀血证，故治疗时当化瘀于始终。

四、验案精选

（一）急性肾小球肾炎案

闻某，女，21 岁，汉，学生。2017 年 11 月 16 日，立冬节气初诊。主因：全身浮肿近 1 个月。现病史：患者于 10 月 21 日受凉后出现发热恶寒，最高体温 39.8℃，次日晨起出现眼睑及双下肢浮肿，伴尿量减少，10 月 24 日于当地医院行血常规检查：白细胞 11.26×10^9/L，中性粒细胞百分比 84.2%，尿常规：尿蛋白（++），尿潜血（+++），诊断为"急性肾小球肾炎"，收住入院后予以哌拉西林钠舒巴坦钠注射液抗感染、呋塞米注射液利尿消肿及醋酸泼尼松龙（25mg/日）免疫抑制等支持对症处理后，患者血常规（－）、发热消失，但血尿及蛋白尿改善不明显，出院后转来求治。刻下：患者神志清，精神软，恶风少汗，颜面及双下肢浮肿明显，口干舌燥，易烦躁，入夜尤甚，时有咳喘，咳剧时伴有胸闷，食纳欠佳，夜寐不安，眠浅易醒，小便量少色深，大便干结欠畅，舌质红，苔白厚，脉浮弦。查尿常规：尿蛋白（++），尿潜血（++）。既往情况：素体禀赋不足，平素易伤风感冒，慢性咽炎病史。西医诊断：急性肾小球肾炎。中医诊断：风水（太少两感证）。治法：疏利少阳，利水消肿。处方：柴苓汤加减。具体药物：柴胡 12g，黄芩 9g，法半夏 10g，炙甘草 6g，党参 10g，猪苓 30g，茯苓 30g，泽泻 12g，桂枝 12g，桑白皮 15g，连翘 15g，白茅根 30g。7 剂，水煎服，日一剂，分两次温服。医嘱：避风，药后不可令大汗淋漓，谨防再次外感；低盐饮食，忌食大蒜辣椒等辛辣刺激发物；复查尿常规。

二诊（2017 年 11 月 23 日）：服上方 3 剂后尿量明显增多，24 小时尿量最多达 3500mL。7 剂尽服后全身浮肿明显减退，体重下降 5kg，不恶风，咳嗽气喘不复，仍感腰酸易疲乏，口干舌燥及易烦症状改善不明显，纳可，寐差，大便平，舌质红，舌苔薄黄，脉弦滑细。查尿常规：尿蛋白（++），尿潜血（+）。方药：守上方去桂枝、桑白皮、连翘，加枣皮 20g，郁金 15g，桑寄生 15g。14 剂，水煎服，日一剂，分两次温服。医嘱：同前，复查血常规。

三诊（2017 年 12 月 9 日）：药后浮肿基本消失，唯感疲乏腰酸，余症平。食纳可，睡眠一般，小便量可，泡沫少，大便平，舌脉基本同前。查尿常规：尿蛋白（±），尿潜血（－）；血常规（－）。现患者太少两感证基本消失，唯先天肾精匮乏所致，调整处方：参芪地黄汤合水陆二仙丹加减。具体方药：党参 10g，黄芪 20g，仙鹤草 30g，生地黄 10g，枣皮 15g，山药 10g，泽泻 15g，茯苓 20g，芡实 30g，金樱子 30g，菟丝子 15g，覆盆子 15g。14 剂，水煎服，日一剂，分两次温服。

四诊（2017 年 12 月 25 日）：药后患者疲乏症状较前减轻，余症平，食纳可，睡眠一般，小便量可，泡沫消失，大便同前。舌质淡红，舌体偏大，舌苔薄白，脉弦细。尿常规（－）。建议患者继续守上方服用 3 个月以巩固疗效及安全撤减激素。后因患者使用中药不方便，改知柏地黄丸与参苓白术散颗粒替代中药汤剂，直至 2018 年 2 月 5 日患者激素撤减完毕，其间 4 次尿检均为阴性。

2018 年 5 月随访患者，除 3 月 14 日因外感出现尿蛋白（＋），感冒痊愈后自行转阴。其间每两周复查一次尿常规均为阴性，未再次出现水肿及不适，停药观察。

按：急性肾炎多属中医学之"风水""皮水"证，究其原因，多因先天禀赋不足，素体肾元亏虚，或频感外邪，禁锢于内，伏而不发，伏邪渐聚，遇诱因引动伏邪，由量变到质变，导致体内阴阳失调，致使外不能御邪，内不能平息伏邪，内外相因，风水相搏，发而为水肿。本案患者禀赋不足，肾元亏虚，平素易伤风感冒，为太阴少阴不足，感冒即发咽炎，肾系络咽喉，咽炎反复发作即是外邪循经蛰伏少阴之源。初起病即有发热恶寒之太阳表证，乃风寒之邪袭表，寒邪束表，卫阳被遏，郁而不达故见恶寒，邪正相争故见发热；太阳经证不解，风邪善行数变，随经传入太阳之腑，经腑同病，阻碍膀胱气机，以致气化不利，水气不布，内外停聚，发为水肿，为太阳经腑同病。因未及时驱邪外出，予以苦寒药（抗生素）治疗，太阳经证不解，循经传入少阳，合并太阳腑证，故见发热除，水肿不消，出现口干舌燥，烦闷不寐。依据病情演变及临床表现，乃属少阴不足，太阳少阳并病，肾元亏虚非一日之变，难以速复，病急当先祛邪治其标，方拟柴苓汤加减疏利少阳，利水消肿，加桑白皮泻肺利水消肿，连翘利咽散结以防邪复，白茅根通淋止血。二诊时患者水肿、恶风等太阳证基本消失，少阴本虚之腰酸疲乏症现，加之患者现仍持续激素治疗，为制衡糖皮质激素耗气伤阴，故去桂枝、桑白皮、连翘，加入滋补肝肾之枣皮、桑寄生，佐以疏利少阳，调畅气机之郁金以解少阳之郁。三诊患者少阳之郁得解，三焦疏利，唯留太阴不足之证，调整处方为参芪地黄汤合水陆二仙丹加减，以参芪地黄汤益气养阴，补肾填精，水陆二仙丹合菟丝子、覆盆子固精缩尿、涩精止遗以制精微（蛋白尿）漏泄。四诊时患者尿常规转阴，仍有肾精不足之象，建议患者继续服药以便安全撤减激素，以防复发，因患者为学生，长期服用汤剂不便，遂改为知柏地黄丸合参苓白术散颗粒巩固。以知柏地黄丸滋阴补肾，并可防止糖皮质激素燥热伤阴，以助后期安全撤减激素。以参苓白术散颗粒调补脾胃，以后天养先天，终获良效。从此案可以看出，患者治疗过程变化迅速，症情复杂，但无论病情如何变化，只要详细诊察，先定何经，而后法随证变，药随方出，乃是临证关键。因本案病程较短，本虚之象尚不危急，切不可眉毛胡子一把抓，将祛邪补虚熔入一炉，如此不但致使处方主攻方向不明，且外邪未除，盲目补虚或可致闭门留寇，贻害无穷！

本案是一例急性肾小球肾炎患者，老百姓传统观念中已将中医归属于治疗慢性病、调理体质的范畴，现临床中急性病求治于中医药者少之又少，这多与当今环境下西医学的快速发展紧密相关。皮持衡经常和学生们讲中医从来不是慢郎中，只要辨治准确，选方合理，要做到古人讲的"一剂知，二剂已"不是不可能的。当今环境下中医疗效"欠佳"的原因可能有内外两个因素：外因多是急性病求诊中医者少，患者多辗转多次西医院束手无策再来求诊中医药，即来求诊中医的多是疑难杂症；内因就是现代中医药人的不自信，守不住方，把中医药当作辅助治疗手段，逐渐将中医变成中西医，正所谓"心不诚方不灵"。皮持衡经常告诫弟子，作为中医药的传承人首先要信中医。现在我们经常会听到一些反对、谩骂或攻击中医的声音，是因为他们对中医不了解。传统文化和传统中医药养育了我们这个民族，如果没有传统中医药，也就不会有我们的存在。其次，要多使用中医。要多临床，多实践，有临床的实际体会，对中医的感情就会一步一步地加深，最后自然会产生中医的"信念"。最后，再次回到经典和传承当中去。有了一定的临床体会后，再回到经典或者老师的传承之中，就能理解更多的东西。中医药传承五千年，疗效即是中医药的生命。

（二）IgA 肾病案一

孟某，女，53 岁，汉，职员。2016 年 9 月 23 日，秋分节气初诊。主因：反复腰酸伴泡沫尿 6 年，再发伴咽痛 3 天来诊。现病史：患者于 6 年前因劳累后出现腰酸腰胀，休息后症状缓解不明显，于当地医院查尿常规：尿蛋白（+++），红细胞（+++），混合性红细胞，24 小时尿蛋白定量 2.72g。血常规、肝肾功能正常，遂住院进一步完善肾穿刺，肾脏病理诊断为局灶增生性 IgA 肾病，予以醋酸泼尼松片及吗替麦考酚酯胶囊调节免疫、氯沙坦钾片降低球内压、血尿安胶囊止血等支持治疗 6 个月后尿蛋白（±）～（+）、红细胞（+）、24 小时尿蛋白定量 0.62 ～ 1.1g，腰酸症状缓解不明显，后逐步撤减糖皮质激素及吗替麦考酚至 2011 年 7 月停用，继续口服氯沙坦钾片及血尿安胶囊，平素复查尿常规：尿蛋白（+）～（++）、红细胞（+）、24 小时尿蛋白定量 1.1 ～ 2.5g。3 天前患者因劳累后出现咽痛、浓茶尿，门诊查尿常规：尿蛋白（+++），红细胞（+++），血肌酐 165μmol /L。为求中西医结合诊治，特来求诊。刻下：患者神志清，精神软，咽痛咽痒，干咳，入夜咳剧，感神疲乏力，时有头晕，无头痛，腰酸痛，时有下坠感，食纳欠佳，易腹胀反酸，夜寐差，易醒多梦，小便量偏少，呈浓茶色，夜尿 2 ～ 3 次，大便稀软不成形，舌质淡红，舌尖点刺，苔薄白，脉沉细数，寸脉偏浮。血压 95/56mmHg。既往情况：慢性肠炎病史、口服氯沙坦钾片期间多次出现低血压头晕症状。西医诊断：IgA 肾病。中医诊断：石水（脾肾亏虚，风邪外袭）。治法：按急则治标、缓则治本的原则，先以疏风清热、止咳利咽为法。处方：桑菊饮合升降散加减。具体药物：桑叶 9g，菊花 10g，杏仁 10g，生甘草 6g，连翘 9g，薄荷 6g，桔梗 10g，芦根 20g，蝉蜕 6g，僵蚕 12g，大黄 3g，白茅根 15g。7 剂，水煎服（不可久煎），日一剂，分两次温服。医嘱：避风，中病即止，不可久服；低盐饮食，戒烟酒，忌食大蒜辣椒等辛辣刺激发物；慎起居，免劳累；复查肾功能、电解质、尿常规及泌尿系彩超。

二诊（2016 年 9 月 29 日）：服上方后自觉全身轻快，咽痛明显缓解，小便茶色较前变淡，泡沫减少不明显，夜间咳嗽基本消失，腰膝腰胀缓解不明显，仍感疲乏，食纳一般，夜寐仍差，烦躁感明显减轻，夜尿多，大便日 2～3 次，质稀，舌质淡红，舌体偏大，苔白腻，脉沉细无力。血压 88/60mmHg。尿常规：尿蛋白（+++），红细胞（+），非均一性红细胞；肾功能：血肌酐 182μmol/L、尿素氮 7.8mmol/L、血尿酸 382μmol/L；泌尿系彩超示双肾皮质回声稍增强，内部结构尚清晰。治法：标证既除，缓则治本；以益气化瘀，健脾益肾为法。处方一：安肾聚精汤（自拟方）。具体方药：党参 15g，黄芪 30g，丹参 15g，五倍子 6g，芡实 20g，鸟不宿 30g，桑螵蛸 10g，海螵蛸 10g，红花 6g。处方二：三子参苓白术散加减。具体方药：党参 15g，土茯苓 30g，炒白术 10g，芡实 20g，陈皮 10g，莲须 15g，炙甘草 10g，山药 20g，砂仁 6g，薏苡仁 20g，桔梗 10g，菟丝子 15g，覆盆子 15g，诃子 10g，续断 20g。各 14 剂，上两方交替，水煎服，日一剂，分两次温服。医嘱：护理医嘱同前，停氯沙坦钾片；复查尿常规及血肌酐。

三诊（2016 年 10 月 28 日）：药后头晕乏力症状明显缓解，腰酸下坠感减轻，咽痛咽痒消失，小便颜色转清，仍可见大量泡沫，食纳可，睡眠一般，无明显烦躁感，夜尿减少，大便成形，舌质淡红，苔薄，脉沉细。测血压 106/62mmHg；尿常规：尿蛋白（+++），红细胞（+），非均一性红细胞；血肌酐 118μmol/L。处方一：守上方一加巴戟天 15g。处方二：守上方二去桔梗，加荠菜 30g。各 14 剂，上两方交替，水煎服，日一剂，分两次温服。医嘱：护理医嘱同前，停氯沙坦钾片，复查尿常规及血肌酐。

四诊（2016 年 11 月 30 日）：药后精神状态较前好转，疲乏感明显好转，偶有腰酸，无腰部下坠感，食纳可，睡眠尚安，小便清长，泡沫稍减少，夜尿 1 次，大便平，舌质淡胖，苔白，脉沉细弦。血压 106/62mmHg，尿常规：尿蛋白（++），红细胞（±），非均一性红细胞；血肌酐 120μmol/L。处方：继守方一、方二，各 14 剂，上两方交替，水煎服，日一剂，分两次温服。

患者五诊至八诊，病情稳定，尿蛋白（+）～（++），红细胞（-）～（±），继续守上方服用至 2017 年 6 月 7 日。

九诊（2017 年 6 月 17 日）：患者神志清，精神可，未见明显不适，纳寐可，小便泡沫少，夜尿 0～1 次，大便平，舌质淡红，苔薄白，脉细滑。测血压 102/64mmHg；尿常规：尿蛋白（±），红细胞（-）；尿微量白蛋白 176mg/L；血肌酐 110μmol/L。处方：①金匮肾气丸 12 粒，口服，日 3 次；②参苓白术散 2 袋，冲服，日 2 次；③三七粉 1.5g，随参苓白术散冲服，日 2 次。

以上中成药调治近 1 年，患者病情稳定，2018 年 4 月 17 日复查尿常规：尿蛋白（±），红细胞（-）；尿微量白蛋白 88mg/L；血肌酐 117μmol/L。

按： 本病主要因先天禀赋不足，或后天失养，致使肺脾肾三脏虚损。正如《诸病源候论》说："虚劳则生七伤六极，气血俱损，肾家偏虚，不能藏精，故精血俱出也。"肺气亏虚，易招致外邪束表，导致宣降失司，百脉不利，血不循经而行，随气下降而发为血尿；脾气不足，气血运行失常，统摄无权，则渗血于尿；肾气亏虚，封藏失司，精血外溢而发为血尿，或肾精亏虚，阴虚火旺，热灼血络，血络受损发为血尿。本案患者病史长达 6 年之久，久病多虚，结合患者神疲、腰酸及脉沉细，知以脾肾亏虚为基础，本次病发因患者外感风邪，外邪入侵常是 IgA 肾病患者病情发展、复发及加重的主要因素之一，其中尤以风邪为甚，如《诸病源候论》说："风邪入于少阴，则尿血。"初诊即见本虚标实之象，本着急则治标的原则，以桑菊饮疏风清热，升降散解毒利咽，白茅根通淋止血。二诊时患者外邪已除，唯留神疲乏力、腰酸腰胀等脾肾亏虚之本证，以自拟安肾聚精汤益气化瘀，三子参苓白术散健脾益肾。患者血压偏低，结合患者泌尿系彩超及肾功能异常等检验，不除外肾性贫血所致，本案已使用氯沙坦钾片长达 5 年之久，尿蛋白未见明显减少，故予以停用。三诊时患者虽尿蛋白未见改善，但症状已得初步缓解且血肌酐下降，效不更方，守法继进。四诊时患者诸症及检查趋于好转，并守此法半年，终获良效，为进一步巩固疗效，以中成药参苓白术散、金匮肾气丸调补脾肾善后。

本案患者来诊时已治疗6年有余，患者及其家属身心俱疲，抱着试一试的心态介入中医药治疗，一诊后患者实验室指标不降反有上升趋势，但患者症状改善明显。皮持衡认为临证时不必拘泥于一时的指标变化，标实既除，求治于本，本虚难以速复，缓缓图之。他认为本案的病机是正虚邪实，由此决定了其治疗必然是长期而艰巨的过程。要想取得疗效，就必须要守得住方。若辨证准确，守方得当，方能缓图疗效。本案从二诊至九诊间守基础方不变，倘心无定见、频繁更方则可能功亏一篑。所谓"治外感如将，治内伤如相"。

（三）IgA肾病案二

刘某，男，12岁，学生。2018年12月30日，冬至节气初诊。主因：反复出现肉眼血尿半年，再发伴咽痛2天来诊。现病史：患者于半年前因受凉后出现发热、咳嗽、咽痛，自服感冒药（具体不详）3天后发热、咳嗽消失，唯感咽痛。第4日晨起突然出现肉眼血尿，无尿急尿痛及尿道灼热，遂至某医院就诊，查血常规：白细胞$13.60×10^9$/L，中性粒细胞百分比87.2%，红细胞$4.35×10^{12}$/L，血红蛋白146g/L，血小板$321×10^9$/L，C反应蛋白78mg/L；尿常规：尿蛋白（++），尿潜血（+++），红细胞80～100/HPF，混合性红细胞，肝肾功能（-），并予以肾穿刺（轻度系膜增生性IgA），予以哌拉西林钠舒巴坦钠注射液抗感染、碳酸氢钠注射液碱化尿液及维生素C注射液补液，支持治疗两周后咽痛消失、尿色转清，复查血常规（-），尿常规：尿蛋白（+），尿潜血（+++），红细胞30～40/HPF，非均一性红细胞。予以安排出院带药（肾炎康复片、血尿安胶囊及厄贝沙坦片等），门诊治疗，平素复查尿常规尿蛋白（±）～（+）、潜血（++）～（+++）、红细胞：20～30/HPF、24小时尿蛋白定量400～830mg，且每因咽痛发作伴见肉眼血尿。2天前患者不慎淋雨后出现发热、咽痛、肉眼血尿，为求中西结合诊治，特来我院门诊求治。刻下：患者神志清，精神尚可，咽喉肿痛，口干舌燥，入夜后伴有低热，汗出欠畅，感腰膝酸软，食纳欠佳，夜卧不宁，大便少，小便赤红，量少，舌质红，苔薄少，脉弦细偏数。血常规（－）；尿常规：尿蛋白（＋），尿潜血（＋＋＋），红细胞满视野，非均一性红细胞；血压 104/66mmHg。既往情况：患儿早产史，扁桃体炎病史，稍受凉或辛辣饮食后即咽喉肿痛。西医诊断：IgA 肾病（Ⅱ级）。中医辨证：石水（少阳郁热，少阴亏虚）。治法：疏利少阳，滋肾育阴。处方：小柴胡汤合猪苓汤加减。具体药物：柴胡 12g，黄芩 9g，法半夏 9g，甘草 6g，阿胶 6g，猪苓 20g，茯苓 15g，泽泻 12g，滑石 9g（包煎），木蝴蝶 15g，连翘 6g，郁金 10g，白茅根 15g。7 剂，水煎服，日一剂，分两次温服。医嘱：避风，谨防再次外感；低盐饮食，忌食大蒜、辣椒等辛辣刺激发物；卧床休息，免劳累；复查尿常规；西药暂按原用法继服。

二诊（2019 年 1 月 8 日）：服上方发热消、咽痛大减，小便茶色较前变淡，仍感咽部干痒不适，腰膝酸软无力，易疲乏，食纳好转，夜寐仍差，烦躁感明显减轻，夜尿多，大便平，舌质淡红，苔薄白，脉细弦。尿常规：尿蛋白（＋），尿潜血（＋＋＋），红细胞 10～20/HPF，非均一性红细胞；血压102/64mmHg。处方：守上方去连翘、滑石、法半夏，加芡实 20g，桑螵蛸10g，蝉蜕 3g。14 剂，水煎服，日一剂，分两次温服。医嘱：护理医嘱同前，停厄贝沙坦片及血尿安胶囊，复查尿常规及尿微量白蛋白。

三诊（2019 年 1 月 22 日）：药后咽痒基本消失，小便颜色转清，活动量稍大即感腰膝酸软无力，易疲乏，食纳可，睡眠一般，无明显烦躁感，夜尿减少，大便平，舌质淡红，苔薄白，脉细滑，尺沉无力。尿常规：尿蛋白（±），尿潜血（＋），红细胞 4～6/HPF；尿微量白蛋白 212mg/L；血压 112/70mmHg。处方：猪苓汤合缩泉丸加减。具体药物：猪苓 20g，茯苓15g，泽泻 9g，滑石 6g（包煎），阿胶 6g，益智仁 15g，乌药 10g，山药 20g，桑螵蛸 10g，菟丝子 10g，桑寄生 15g，白茅根 15g。28 剂，水煎服，日一剂，分两次温服。医嘱同前。

四诊（2019 年 2 月 20 日）：药后诸症平，唯易腰酸疲乏，自诉精力不易集中，纳寐可，二便无不适，舌脉基本同前。尿蛋白（－），尿潜血（＋），红细胞 6～10/HPF；尿微量白蛋白 102mg/L。处方：守上方；配合玉屏风颗粒（每次 1 袋，每日 3 次，冲服）。医嘱：停服肾炎康复片，余护理同前。

后患者病情稳定，以中成药金匮肾气丸配合玉屏风颗粒继服，随访至 2019 年 11 月，其间多次复查尿常规尿蛋白（－）～（±）、尿潜血（＋）～（＋＋）、红细胞 2～10/HPF、24 小时尿蛋白定量 30～230mg。

按：临床遇 IgA 肾病的血尿，首辨病期以分清是急性发作期，还是慢性迁延期。急性期多以咽痛、咽痒为典型症状，乃是邪伏于少阴、病发于少阳所致；慢性迁延期多因精气不足，无力驱邪外出，邪气伏匿于正虚之所，外邪乘之，伺机而作，乃属先天不足、邪伏少阴所致。在此基础上再辨证，将辨病期与辨证有机结合。"肾为先天之本，生命之根，受五脏六腑之精而藏之"，肾是全身脏腑功能的化源，在人体生命活动中至为关键。先天不足、后天失养、年老体弱、久病及肾、外感六淫等病因均可诱发或加重 IgA 肾病病情。正如《景岳全书》曰："虚邪之致，害归少阴，五脏所伤，穷必及肾。"IgA 肾病临床常见咽痛及反复发作的血尿等症，即是伏邪外发于少阳之征。《灵枢·本输》云："少阳属肾，肾上连肺，故将两脏。"少阳三焦贯通全身上下，在上络属肺，肺主气司呼吸，津液的宣发肃降作用有赖于三焦的气道、水道通畅；在下络属肾，肾主司脏腑气化、主行水功能，与三焦通行诸气和运行津液密切相关，人体气机的运行源于肾阳的激发和推动，借三焦的布散作用，运行五脏六腑，外达肌肤体表。因此，少阳三焦是连接肺肾两脏的枢机和通道，而咽喉则是肺、少阳三焦、肾的前哨。咽喉属肺之系、为肾所主，乃外邪出入之门户，阴阳升降之路也。因此，通过察咽喉可反映肺肾两脏的病变，咽红而痛，热居多。咽红不痛，内多蕴热，以其非暴感之邪，故不觉红赤肿痛；如痛而不红，则为暴感风寒，或寒结少阴，随经上逆，而致咽痛气痹。若咽部反复受邪，其毒必渗入营血，浸入气液，由肾之经络循经犯肾；肾气受害，肾精受伤，久之肾之体用俱损。故通过察咽喉，以观邪之虚实盛衰，病之浅深进退，指导辨证用药，有的放矢。本案患儿先天不足，肾精亏虚，反复感受外邪后，邪从口鼻而入，化热蕴结于咽喉，循经下犯于肾或引动肾脏伏邪，使肾络受扰，血溢脉外则尿血；邪久不去，伏于肾脏，化热消灼少阴，久之肾阴亏虚，无权濡养咽喉，虚火上灼咽喉致咽痛，咽喉为病又可循经侵犯肾脏，如此反复循环，咽痛及血尿等症亦反复发作。扁桃体红肿、咽部肿痛，按照六经传变规律，是疾病传到了少阳经。故一诊方拟小柴胡汤以解少阳之郁，合方猪苓汤以补少阴不足，酌加木蝴蝶、连翘清肺利咽以防邪复，郁金、白茅根清热通淋止血；二诊患者发热、咽痛消失，为伏邪转出少阳之征象，标证大减，祛邪必尽，标本兼顾，故加芡实、桑螵蛸培补脾肾，固精止遗，蝉蜕祛风利咽；三诊时，贼邪既除，当复其本，故调整处方固护肾元；四诊时患者诸症已除，据病史发展考虑患者长期咽痛，证属肺气不足，故以玉屏风散益气扶正固表；善后以玉屏风散合金匮肾气丸补虚，以去除伏邪，即"正胜则邪退"。

IgA 肾病是临床最常见的原发性肾小球疾病，几乎均有血尿表现，不可见血止血，留瘀于内，当正本清源。皮持衡认为 IgA 肾病与咽喉密切相关，临床上倡导"咽肾相关"理论，多因此类肾病常反复发作，病情缠绵难愈，患者久病气血阴阳俱虚，无力抵抗外感邪气侵袭，咽喉首当其冲，循经下扰肾脏，可导致病情的复发或加重。而咽喉为肾、肝、胃三脉所主，患者咽喉两侧，后壁脉络瘀滞，呈现红赤或绯红色，甚者红肿，久久不去，此为毒邪盘踞于咽喉，长期作用于肾官。咽与肾在生理上相互联系，在病理上相互影响，二者有着密切的联系，故有"咽肾相关"之说。

（四）慢性肾小球肾炎案

施某，男，12 岁，学生。2013 年 8 月 15 日，秋分节气初诊。主诉：反复出现泡沫尿 3 年。现病史：患者于 2010 年 6 月 12 日突然出现颜面及双下肢浮肿、大量泡沫尿，在当地医院行尿常规检查发现红细胞（+++）、尿蛋白（+++），临床诊断为"急性肾小球肾炎"，经使用抗感染、糖皮质激素免疫治疗近两月后血尿消失，尿蛋白仍波动于（+）～（++），先后服用金水宝胶囊、益肾化湿颗粒、黄葵胶囊及肾炎康复片等，尿蛋白在（+）～（++）波动，为求进一步治疗，特来我院门诊求治。刻下：精神尚可，平素体质较差，易感冒，感乏力，自汗，颜面及双下肢未见明显浮肿，口干不苦，食欲欠佳，夜寐可，大便稍稀，小便泡沫多，舌质淡胖，苔薄白，脉细滑。查尿常规：尿蛋白（++），尿微量白蛋白1117.80mg/L。既往情况：既往体弱，无基础病。西医诊断：慢性肾小球肾炎。中医辨证：石水（肺脾气虚，精微失固）。治法：补肺健脾，益气固精，佐以和血通络。处方一：参苓白术散加味。具体药物：党参10g，土茯苓15g，白术6g，芡实15g，陈皮6g，莲须15g，炙甘草6g，山药10g，砂仁3g，薏苡仁15g，桔梗6g，金樱子15g。处方二：安肾聚精汤。具体药物：党参10g，黄芪20g，丹参10g，芡实20g，鸟不宿15g，桑螵蛸10g，海螵蛸10g，五味子6g，红花颗粒（冲服）5g。各14剂，水煎服，上两方交替服用，每日1剂。医嘱：避风寒，免劳累，清淡饮食；嘱其服用玉屏风颗粒，每次1袋（5g），日三次。

二诊（2013年9月15日）：患者精神一般，疲乏感减轻，汗出稍减，双下肢无浮肿，无口干口苦，感咽痒不适，食纳好转，夜寐可，大便转实，小便泡沫减少，舌脉同前。复查尿常规：尿蛋白（+），尿微量白蛋白437.0mg/L。处方一：守上一方；处方二：守上二方加蝉蜕6g。各14剂，水煎服，隔日一剂，上两方交替服用。医嘱：避风寒，免劳累，清淡饮食；嘱其服用玉屏风颗粒，每次1袋（5g），日三次。

三诊（2013年10月18日）：药后诸症减轻，唯感疲乏，3天前因贪凉吹空调突然出现眼睑水肿，双下肢水肿不明显，无汗，发热，身紧痛，小便减少，经输液后热退，浮肿、身痛、无汗症状未见缓解。复查尿常规：尿蛋白（+++）。处方：麻黄加术汤加味。具体药物：麻黄6g，桂枝10g，炙甘草6g，杏仁10g，白术10g，苏叶6g，羌活6g，浮萍10g。5剂，水煎服，日一剂，温服。医嘱：嘱其得汗后避风防寒。

四诊（2013年10月23日）：患者服药后遍身微微汗出，汗后身紧痛大减，眼睑浮肿逐渐消失，现仍易疲乏，腰酸软，纳寐可，全身未见明显浮肿，小便量多，大便可，舌质红，苔薄白，脉弦细。尿常规（-）。处方一：玉屏风地黄汤。具体药物：黄芪20g，白术10g，防风6g，牡丹皮6g，茯苓10g，泽泻10g，山药10g，山茱萸15g，桑螵蛸10g，海螵蛸10g，五味子

6g。处方二：守2013年9月15日方二加苏叶6g，各14剂，上两方交替服用，隔日一剂。医嘱同前。

后在两方基础上根据病情变化稍做调整，调治半年余，尿蛋白波动于（－）～（±），病情稳定。

按： 本案患者素体禀赋不足，肺气不足，卫外无力，故平日易伤风感冒；卫气不充，肌表不固，故自汗出；肺气亏虚日久，子病及母，致使脾气亏虚，统摄无力，无法固摄精微，则出现蛋白尿。本案予参苓白术散合玉屏风颗粒培土生金，益气健脾补肺，且方中加金樱子等药加强固摄之功；再以安肾聚精汤益气化瘀，固肾填精。三诊时患者因受凉后出现风寒束表，肺气失宣证，方选麻黄加术汤加味解表散寒，宣肺利水，表证即除，继续予参苓白术散合玉屏风地黄汤调补肺脾，佐以固肾，以巩固疗效，先后天俱调，防病复燃。

（五）紫癜性肾炎案一

刘某，男，16岁，学生，汉。2020年9月10日，白露节气初诊。主因：反复双下肢紫癜2年，再发3天。现病史：患者于2年前因接触不洁水源后次日出现双下肢紫癜，发时紫癜平铺于皮面，按压不消退，伴瘙痒不适，发时尿正常，于当地医院诊断为"过敏性紫癜"，予复方芦丁片、碳酸钙D_3片及西替利嗪片口服治疗1周，皮疹逐渐消退，后未复诊。1个月后患者因进食羊肉后出现全身瘙痒不适，第2日出现双下肢紫癜及肉眼血尿，于当地医院查尿常规：尿蛋白（＋＋），红细胞（＋＋＋），混合性红细胞，24小时尿蛋白定量1.6g，血常规（－），肝肾功能（－），诊断为"紫癜性肾炎"，予以甲强龙、西替利嗪片及复方芦丁片等支持对症治疗，皮疹消失，尿检未见转阴，后门诊予以醋酸泼尼松龙片、碳酸钙片及复方芦丁片口服，并先后加用吗替麦考酚酯胶囊、他克莫司治疗，后逐步撤减醋酸泼尼松龙、碳酸钙D_3片至2018年11月27日停用，平素复查尿常规：尿蛋白（＋＋）～（＋＋＋），红细胞（＋）～（＋＋），24小时尿蛋白定量1.3～2.7g，其间多次出现紫癜。3天前患者双下肢紫癜再发，为求中西医结合诊治，经推荐至我院门诊治疗。刻下：患者神志清，精神软，双下肢紫癜鲜红，压之不褪色，易疲乏，腰部偶有酸痛及沉重感，无胸闷，时有头晕无头痛，自觉口干口苦，无恶心呕吐，食纳欠佳，夜寐差，自觉夜间易烦躁，大便稀软，日行 2～3 次，小便色深，量尚正常，舌质红，苔白干，脉滑数，重按无力。查尿常规：尿蛋白（++），红细胞 113.2/HPF（参考范围 <30/HPF）。既往情况：体健。西医诊断：紫癜性肾炎。中医辨证：葡萄疫（脾肾亏虚，毒热瘀结）。治法：清热解毒，凉血消斑，兼以健脾益肾，固精止遗。处方一：犀角地黄汤加减。具体药物：水牛角 20g，生地黄 10g，赤芍 10g，白芍 10g，牡丹皮 10g，金银花 10g，连翘 10g，大青叶 15g，紫草 6g，半边莲 15g。处方二：参苓白术散。具体药物：太子参 15g，土茯苓 30g，白术 10g，芡实 20g，陈皮 10g，山药 20g，炙甘草 6g，莲须 15g，砂仁 3g，薏苡仁 20g，桔梗 10g，金樱子 30g，乌梅 6g，杜仲 10g。各 14 剂，上两方交替，隔日一剂，水煎服，分两次温服。医嘱：清淡饮食，忌食牛羊肉、大蒜、辣椒等辛辣刺激发物；避免更换新衣物被褥及沐浴露毛巾，积极寻找过敏原；慎起居，免劳累；继续口服复方芦丁片，余西药停用；复查尿常规及 24 小时尿蛋白定量。

二诊（2020 年 10 月 9 日）：患者神志清，精神一般，紫癜消退，无新发紫癜，疲乏感有所减轻，仍感腰酸腰重，口干好转，夜间烦躁感减轻，食纳可，睡眠一般，小便转清，大便成形，舌质稍红，苔白不厚，脉细滑。尿常规：尿蛋白（++），红细胞 52.2/HPF（参考范围 <30/HPF）。处方一：守上方一加荠菜 30g，石韦 10g。处方二：守上方二易杜仲为续断 10g，加泽兰 10g，各 14 剂，上两方交替，隔日一剂，水煎服，分两次温服。医嘱：护理医嘱同前；复查尿常规。

三诊（2020 年 11 月 11 日）：患者神志清，精神可，紫癜未发，疲乏感有所减轻，仍感腰酸腰软，眼睛干涩，夜间烦躁感消失，食纳可，夜寐浅、易醒多梦，小便转清，大便稍稀软，舌质红，苔少，脉细弦。尿常规：尿蛋白（+），红细胞 27/HPF（参考范围 <30/HPF）。处方一：生地黄 10g，北沙参 15g，当归 15g，枸杞子 10g，麦冬 6g，白芍 10g，女贞子 10g，旱莲草 15g，白茅根 15g，槐花 15g。处方二：守上方二改续断为 20g。各 14 剂。上

两方交替，隔日一剂，水煎服，分两次温服。医嘱：护理医嘱同前，复查尿常规。

四诊（2020年12月16日）：药后患者诸症平，眼干腰酸明显减轻，唯疲乏感缓解不明显，食纳可，睡眠一般，大便平，小便无不适，舌质红，苔白少，脉细弦。尿常规（−）。守上方，各14剂，两方交替，隔日一剂，水煎服，分两次温服。医嘱：清淡饮食，避免辛辣刺激，慎起居，免劳累，畅情志。

……

十二诊（2021年8月17日）：患者神志清，精神可，精力较半年前明显好转，其间感冒一次，紫癜未发，腰酸不明显，食纳可，夜寐时好时差，大便平，小便清，舌质淡红，苔薄白，脉细滑。尿常规（−），尿微量白蛋白41mg/L（参考范围 <30mg/L）。

按：临床所见紫癜性肾炎多见于小儿，以肺脾肾亏虚为本，风热毒瘀为标，血分瘀热贯穿病程始终，其发病初始多因患儿平素饮食不节，多食辛热煎炸炙煿之品，酿成内热，加之小儿"阳常有余，阴常不足"，感受风邪后也易从阳化热，热邪逐渐由卫气分深陷入营血分，热扰血分，妨碍气血的运行，血溢脉外而成瘀，最终瘀热互结，进而损伤肾络，血液妄行而成尿血。至疾病后期仍余热未清，加之因病势迁延，反复出血，使营阴耗伤，虚热内生，虚热余热共同伏于体内，成为本病反复发作的凤因。在发病的早期，以"风""热"为主，风热入血有一个由卫气分深入营血分的过程。既入营血分，也有卫气之热未尽，且其源头在卫气分之热。源头之热不除，只清营血分之热无济于事，紫癜及血尿难以消除。只有三军齐下，卫、气、营血、三焦之热同清，才是制胜之关键。而其中清营分热（透热转气）既使营分热有出路，对血分热又有"釜底抽薪"之功，故亦为治疗之关键，临证常以自拟经验方"银翘地黄汤"为清解卫气营血三焦热毒之基本方。本病患者病史较长，迁延日久不愈而进入慢性期，辨证可见患者虽以脾肾亏虚之证为主，但仍有余热未清，伏热内炽，耗伤津液，故以犀角地黄汤加减清热解毒，凉血消斑，加金银花、连翘透发伏热，大青叶、紫草凉血消斑，红孩儿清热解毒，散瘀消斑；二诊时患者症状及检查指标有所好转，效不更方，守方继进；三诊可见患者热毒已清，唯肝肾阴虚之象明显，调整犀角地黄汤为二至一贯煎，加白茅根、槐花通淋止血；四诊时小便初次转阴，并守法稍调整服用至十二诊，其间小便多次化验正常。本案治疗过程中抓住疾病的主要矛盾，针对紫癜性肾炎不同阶段分别予以辨证论治，加之家属的高度配合，不因尿检正常即停药，予以恰当的调理善后，最终斑疹自退，血尿得除。

过敏性紫癜性肾炎是继发性肾小球疾病，皮老临床上十分重视发病诱因对于紫癜性肾炎病程发生与发展的影响，认为澄源截流、防患于未然对改善紫癜性肾炎的预后及减少复发，具有十分重要的意义。首先，积极治疗原发病，寻找可能的过敏原，截断过敏原，尽可能避免接触；其次，改善过敏体质，尽可能少食辛辣、鱼腥、燥热之品，改善过敏体质才能从根本上控制紫癜复发，达到治愈或减轻肾脏病变之目的。

（六）紫癜性肾炎案二

康某，女，11 岁，学生。2019 年 4 月 23 日，谷雨节气初诊。主因：双下肢散在紫癜 21 天，尿检异常 7 天。现病史：患儿于 20 天前进食辛辣饮食后出现双下肢皮肤紫癜，针尖至黄豆大小，色鲜红，平铺皮肤，压之不褪色，对称分布，无瘙痒，伴咽喉肿痛、膝踝关节肿痛，无腹痛，至省儿童医院查血、尿常规均正常，诊断为"过敏性紫癜"，予甲强龙、硫代硫酸钠注射液静脉注射 1 周，紫癜消退、疼痛缓解，即停药观察。停药 7 天后患者不慎受凉双下肢再次出现紫癜，色红，瘙痒不适，部分紫癜高于皮面伴少许渗出，复查尿常规：尿蛋白（++），尿潜血（+++），红细胞（+++），24 小时尿蛋白定量 1.58g，肾穿刺病理提示紫癜性肾炎（ⅢA）。西医诊断：紫癜性肾炎（血尿伴蛋白尿型），予以口服醋酸泼尼松龙片（40mg）、西替利嗪片、碳酸钙 D_3 片及血尿安胶囊，治疗 1 周后复查尿常规：尿蛋白（+++），潜血（+++），红细胞（+++），24 小时尿蛋白定量 2.78g，患者要求出院中西医结合治疗，经介绍求治。刻下：神志清，精神可，双下肢轻度浮肿，散在性紫癜，时起时消，色红，瘙痒不适，部分高于皮面，紫癜破溃渗出，咽干咽痒，口渴不欲多饮，关节疼痛，食纳可，无腹痛腹泻，睡眠欠佳，易醒多汗，大便欠畅，质稀软，小便可见大量泡沫，舌尖红，边有瘀斑，苔白稍腻，脉细滑数。既往体健。西医诊断：紫癜性肾病。中医辨证：葡萄疫并石水（风湿热毒证）。治法：疏风祛湿，解毒化斑。处方：麻杏苡甘汤合五味消毒汤加减。具体药物：麻黄3g，杏仁9g，炒薏苡仁15g，炙甘草6g，金银花9g，野菊花10g，蒲公英9g，紫花地丁9g，紫背浮萍15g，大青叶9g，桑白皮10g，枫球子10g，紫草15g，苦参6g，7剂。水煎服，日一剂，分两次温服。第三煎加水至6L，煮沸20分钟，待水凉后泡浴下肢。医嘱：清淡饮食，忌食大蒜、辣椒等辛辣刺激发物；避免更换新衣物被褥及沐浴露毛巾，积极寻找过敏原；慎起居，免劳累；暂停口服西替利嗪，余西药及中成药同前；复查血常规、尿常规及24小时尿蛋白定量。

二诊（2019年4月29日）：药后无新发紫癜，原紫癜颜色较前变浅，瘙痒较前明显减轻，仍感疲乏，无咽干咽痒，口干不复，时感胃脘部嘈杂，食纳一般，睡眠好转，夜间已无明显汗出，大便稀溏，日行2～3次，小便颜色转清，仍可见大量泡沫，舌质红，边有瘀斑，苔白腻，脉细弦。复查血常规：WBC $12.6×10^9$/L，N% 64.2%；尿常规：尿蛋白（+++），尿潜血（+++），红细胞（+），24小时尿蛋白定量2.48g。处方一：守上方去苦参，加败酱草15g，7剂。处方二：广木香6g，藿香9g，葛根15g，党参12g，土茯苓20g，炒白术6g，炙甘草6g，芡实15g，金樱子15g，乌梅6g，7剂。上两方交替，隔日一剂，水煎服，分两次温服。医嘱：护理医嘱同前；停用血尿安胶囊，撤减醋酸泼尼松片，复查尿常规及24小时尿蛋白定量。

三诊（2019年5月14日）：药后未见新发紫癜，自觉疲乏困重感减轻，紫癜皮损处基本愈合，未见渗出，无瘙痒，嘈杂感消失，食纳可，睡眠一般，大便质软成形，小便仍有泡沫，舌质淡红，可见散在瘀点，苔薄，脉沉细涩。尿常规：尿蛋白（++），红细胞（±），非均一性红细胞；24小时尿蛋白定量2.06g。处方一：桃仁9g，红花6g，当归9g，赤芍9g，川牛膝9g，黄芪20g，白茅根15g，紫草10g，茜草6g，萆草10g。处方二：守上二方去藿香、木香，加仙鹤草10g，仙茅10g。各14剂，上两方交替，隔日一剂，水煎服，分两次温服。医嘱：护理医嘱同前；停用血尿安胶囊，撤减醋酸泼尼松片，复查尿常规及24小时尿蛋白定量。

四诊（2019年6月14日）：药后诸症平，用药期间因淋雨出现低热、咽痛1次，现无发热、咽痛，双下肢未见紫癜，食纳可，睡眠一般，大便平，小便泡沫明显减少，舌同前，脉细滑。醋酸泼尼松龙片撤减至20mg；尿常规：尿蛋白（＋），红细胞（＋）；24小时尿蛋白定量0.72g。处方一：守上方一加荠菜30g，石韦10g。处方二：守上二方改仙鹤草15g，仙茅15g，加诃子10g。各14剂，上两方交替，隔日一剂，水煎服，分两次温服。医嘱：护理医嘱同前；复查尿常规。

五诊（2019年7月15日）：药后诸症除，未见明显不适，纳寐可，大便调，小便量可，舌质淡红，仍可见少许瘀斑，苔薄白，脉细滑。尿常规（－）。

继续予以上两方为基础加减调服8个多月，随访至2020年6月患者病情稳定。

按：中医学中无紫癜之病名，据其临床表现可归属于"发斑""肌衄""紫斑""葡萄疫"之属，正如《医宗金鉴·外科心法要诀》中描述"大小青紫斑点，色状如葡萄，发于遍身，惟腿胫居多"，《圣济总录·诸风门》言"论曰紫癜风之状，皮肤生紫点，搔之皮起而不痒疼是也"。本病病性本虚标实，肺脾肾亏虚为本，风热瘀毒侵袭为标，感受外邪是过敏性紫癜的主要诱因，尤以风邪为主，风邪善行数变易窜入肾络，肺肾相关，金水相生，肾之经脉上行入肺中循喉咙夹舌本，故风毒之邪袭肺最易下行伤肾，并深居肾络。风毒伤肾，肾开阖功能失常，肾失封藏，精微下泄出现蛋白尿，风毒灼伤肾络出现血尿，病理改变为络脉受损，"肾络瘀阻"为基本病机。控制紫癜反复出现为紫癜性肾炎治疗的首要任务，因每一次紫癜发作均可加重肾脏损害或引起紫癜性肾炎的反复，因此紫癜性肾炎的治疗首先从过敏源头进行干预。临床诊治紫癜性肾炎当首辨患者处于急性发作期还是慢性迁延期，本案患者据病程及临床表现可知患者处于急性发作期，以风湿热毒为标，紫癜夹湿为患伴双下肢紫癜破溃瘙痒者不甚少见，故治以麻杏苡甘汤合五味消毒汤疏风祛湿，清热解毒，兼以大青叶、紫草凉血消斑，并内外治法结合托毒外泄，且不可过度用输液或抗过敏等寒凉治法，致使毒邪内陷入里；二诊时患者血尿已明显缓解，属外邪大减之象，但脾肾亏虚之证初现，合用七味白术散加减健脾祛湿，芡实、金樱子、乌梅涩精止遗；三诊患者标实已去，辨属脾肾亏虚为主，撤减激素后气虚之象更甚，更有前述"肾络瘀阻"之基本病机，合以补阳还五汤加减健脾益肾，益气化瘀。四诊后效不更方，守法继续巩固善后！

过敏性紫癜性肾炎的病机复杂，症状多样，且病程通常较长，容易反复。临床上可见单纯镜下血尿或蛋白尿而临床可无任何明显症状者，也有经治疗化验指标趋于正常，而临床症状却未见改善者。皮老认为，对于临床无证可辨或难辨时，一定要注意辨病与辨证结合。中医学善于辨证，将人体看成一个统一的整体，从整体观念出发来了解和治疗疾病，但是对于一些临床表现不明显的细微病理改变存在认识上的缺陷，而西医学长于辨病。皮老主张以中医学为主，结合西医学对紫癜肾的认识进行治疗，效果往往更显著。如西医学认为本病多为肾小球内纤维组织增生，微血栓形成所致，皮老认为此病存在"初病存瘀""久病致瘀"，即中医学"微型癥积"，故常在辨证的基础上加用一些活血化瘀药，往往收效显著。

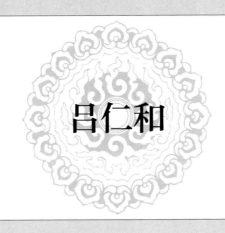

吕仁和

一、医家简介

吕仁和（1934—2023），男，山西原平人，国医大师。北京中医药大学教授，主任医师，博士研究生导师。曾任北京中医药大学东直门医院首席教授、中央保健局专家，享受国务院政府特殊津贴，国家肾病重点专科、国家中医药管理局重点专科建设单位中医肾病专科，国家中医药管理局重点学科建设单位中医内分泌学科学术带头人，中国中医科学院学部委员，首届临床传承博士后导师，世界中医药学会联合会糖尿病专业委员会名誉会长，中华中医药学会糖尿病分会名誉主任委员、肾病专业委员会顾问，卫生部药品审评委员会委员。

临床上，吕仁和主张对肾病、糖尿病及其神经血管并发症等进行分期辨证、综合治疗；曾创立"微型癥瘕"病机理论，提出了糖尿病及其并发症防治"二五八"方案、临床辨证用药的"六对论治"等。临床善于治疗内分泌代谢病及慢性肾脏病，疗效显著。

二、学术思想

（一）创建糖尿病分期辨证理论体系

糖尿病是现代临床难治病，作为一种慢性疾病，其自然病程会经历糖尿病前期、糖尿病期和糖尿病并发症期等阶段。吕仁和主张将西医学糖尿病定位为中医学病名体系中的"消渴病"。吕仁和根据《内经》"脾瘅""消渴""消瘅"相关论述，结合糖尿病自身的发生、发展和演变特点，临床上主张将消渴病分为脾瘅、消渴、消瘅三期，分别进行分型辨证论治。

1. 糖尿病前期（脾瘅期）

吕仁和认为，脾瘅即脾热，"脾瘅"由于"津液在脾"，因而"五气之溢"，出现"口甘"。脾运受伤，脾转输五谷之气能力下降，津液停滞在脾，促使脾热转输加快，使胃纳增加，食欲增加，导致肥胖加重。脾胃有热、转输纳入加快，从而出现易饥多食、肥胖的恶性循环。这种现象，类似高胰岛素血症出现肥胖，肥胖又加重高胰岛素血症的恶性循环状态，即糖尿病前期的表现。

脾瘅的病因病机与糖尿病前期及代谢综合征基本吻合，故吕仁和认为"脾瘅期"即相当于糖尿病前期，其症状还包括除去血糖异常以外的构成代谢综合征的其他异常代谢表现，如腰围增加及血脂紊乱等。

治疗方面，吕仁和将脾瘅期主要分为三型：一为阴虚肝旺型，使用化裁养阴柔肝汤（生地黄、玄参、麦冬、赤芍、白芍、何首乌、丹参、枳壳、枳实、黄连、栀子）治疗，此证型乃胃热导致阴伤，阴虚更易气郁，气郁化热所致。故临证大便常干者，吕仁和常配合通便止消丸，或加熟大黄，甚则生大黄、番泻叶等。二为阴虚阳亢型，使用滋阴潜阳汤（生地黄、玄参、麦冬、何首乌、生石决明、珍珠母、牛膝、黄芩、黄柏、葛根、天花粉）加减。此类患者多素体阳盛阴虚，阴虚不能制阳，多见血压高。三为气阴两虚型，患者多素体气阴两虚，常用益气养阴汤（沙参、黄精、生地黄、赤芍、地骨皮、首乌藤、黄连），治疗常需清泄热结，可加用大黄。

2. 糖尿病期（消渴期）

吕仁和认为：消渴病发病是二阳（足阳明胃、手阳明大肠）有结滞，结则化热，胃热则消谷善饥，大肠热则大便干。胃、大肠结热，则必然出现消谷善饥、尿多、饮多、大便秘结，进而疲乏消瘦。明确诊断的糖尿病患者，血糖升高，常常出现消谷善饥、形体消瘦、大便秘结、小便频数等症状，正是"二阳结"的主要表现。"二阳结热"是发于心脾之热。脾瘅期因脾热，"数食甘美而多肥"，"脾瘅"是因脾经有热，食物转输加快，加上胃结化热，故出现能食、能化、能运的食多善饥状态，损伤脾胃。脾运受伤，脾转输五谷之气能力下降，津液停滞在脾，复加精神高度紧张或抑郁使心神疲累，调控无力，致使胃肠出现结滞而发病，即谓"二阳之病发心脾"。

治疗上，吕仁和将消渴期主要分为以下几型：阴虚燥热型，使用滋阴润燥汤（沙参、生地黄、玄参、玉竹、枸杞子、石斛、生石膏、知母）加味，此型常见大便干结者，吕仁和主张使用生大黄 10g（后下），玄明粉（冲服）3g；肝郁化热型，使用舒肝清热汤（柴胡、黄芩、黄连、厚朴、枳壳、枳实、赤芍、白芍、天花粉、葛根、玄参、生大黄）化裁，此型一般不可过用滋腻之药；二阳结热型，使用清疏二阳汤（生大黄、黄连、黄芩、柴胡、枳壳、枳实、厚朴、玄明粉、赤芍、白芍、生地黄、玄参、玉竹）化裁；肺胃实热型，使用肃降肺胃汤（沙参、麦冬、天冬、生石膏、寒水石、葛根、天花粉）加减；湿热困脾型，主要使用清化湿热汤（苍术、黄连、黄芩、生甘草），或四妙清利汤化裁（苍术、黄柏、薏苡仁、牛膝、葛根）；肺热化毒型，用清宣肺气汤（桑白皮、黄芩、桃仁、杏仁、桔梗、生甘草、沙参、葛根、天花粉、黄连、金银花、连翘、鱼腥草）化裁；气阴虚损，经脉失养型，可用益气养阴通活汤（验方）化裁。

3. 糖尿病并发症期（消瘅期）

《类经》有云"消瘅者，三消之总称。"以"瘅"为"病"理解，即"消瘅"为"消之病"。从病机角度分析，"瘅"为"热"，此时五脏之精气皆虚，转而化热，热则耗津液、消肌肉，故为"消瘅"。糖尿病发展至并发症阶段，可出现心、脑、肾、眼底、足等多种血管神经并发症，吕仁和认为，脾瘅为"肥美之所发"，进一步可"转为消渴"，而脾瘅、消渴渐进发展，最终导致消瘅。针对糖尿病并发症，临床当根据具体情况，进一步分期分型辨证治疗。

（二）创立糖尿病微血管并发症"微型癥瘕"病机理论

糖尿病微血管并发症是糖尿病最常见最典型的慢性血管神经并发症，也是糖尿病患者致死、致残、致盲的常见原因。吕仁和在长期临床实践中，总结提出了糖尿病微血管并发症"微型癥瘕"形成理论与散结消聚治法。

"微型癥瘕"理论远承《内经》,《灵枢·五变》载有"血脉不行，转而为热，热则消肌肤，故为消瘅"，提出瘀血可致消瘅。唐容川《血证论》进一步论述"瘀血在里则渴，所以然者，血与气本不相离，内有瘀血，故气不得通，不能载水津上升，是以为渴"，是论血瘀致渴之理。周学海言"血如象舟，津如象水，水津充沛，舟始能行，若津液为火所灼竭，则血液为之瘀滞"，则论津亏血瘀之理。祝谌予教授最先提出糖尿病血瘀病机，认为血瘀是气阴两虚所致。其后，更多学者针对糖尿病患者进行血液动力学、血液流变学、甲皱微循环相关研究，发现糖尿病患者舌质暗，舌下静脉青紫、怒张，微观状态下存在高黏、高凝、高聚状态和微循环障碍。以上提示糖尿病血瘀证存在一定的理论基础，糖尿病微血管并发症与瘀血有极大的关联性。

吕仁和指出，糖尿病微血管并发症形成的机制不是简单的血瘀证，而是络脉之瘀，不在于单纯瘀血状态，而在于消渴病日久，治不得法，热伤气阴，久病入络，在气阴两虚或阴阳俱虚基础上的内热、痰湿、气滞、血瘀互结的复杂状态。络脉遍布周身，内络五脏六腑，外络四体百骸，所以络脉瘀结可导致心、脑、肾、眼底和足多种并发症，而发生胸痹心痛、中风痴呆、水肿关格、肢体麻木疼痛、视瞻昏渺等，这种复杂的病理产物、病变部位和病变过程，即"微型癥瘕"。

癥瘕为病，初则聚散无常，假物成形，尚属易治；聚久成积而不散，有形可征，难于治疗。吕仁和应用"微型癥瘕"理论指导糖尿病肾病的临床治疗，在重视活血化瘀的基础上，更强调软坚散结，常用莪术、鬼箭羽、夏枯草、山楂、大黄、牡蛎等药物，化瘀散结，以阻止微型癥瘕的形成，防止瘕聚不断发展成癥积，临床取得了很好的疗效。在肾脏疾病方面，吕仁和将络病理论与癥瘕理论进一步发展，认为肾络从某种意义上可以理解为肾脏的泌尿功能，并提出肾脏疾病的根本病机为外感六淫、内伤七情、饮食不节、起居无常、情志失调及禀赋不足等因素造成人体正气亏虚，邪气内着，或气结血瘀阻滞不通，或痰湿邪毒留而不去，久病入络，造成气滞、血瘀、毒留，结为癥瘕，聚积于肾络，即形成肾络微型癥瘕，损伤肾脏本身，进而影响肾脏的功能，从而导致各种肾脏疾病的形成。

肾脏纤维化是引起终末期肾衰竭的主要原因和病理基础之一。近年来对肾脏纤维化机制的研究已深入细胞分子学水平，对抗纤维化治疗在延缓慢性肾衰竭进展中的意义引起了广泛的重视。肾间质纤维化的机制可能与以下诸方面有关：①间质成纤维细胞增殖和表型变化。②细胞外基质（ECM）过度堆积。③促纤维因子的作用。④细胞凋亡。⑤细胞转分化或分化倒转的参与。中西医理论认识基本一致，络病的病理机制与毒、瘀、虚、痰有关。毒泛指对机体生理功能有不良影响的物质，包括外来之毒和内生之毒。外来之毒如细菌、病毒、各种污染等；内生之毒是指机体在病理状况下，脏腑功能和气血运行失常，使体内的生理或病理产物蕴积过多，以致邪气亢盛，败坏形体而转化为毒。毒邪侵淫人体，可产生众多危害，正所谓"无邪不有毒，热从毒化，变从毒起，瘀从毒结"。肾纤维化过程中，炎症介质及多种细胞因子等均可看成是中医的"毒邪"，是重要的促纤维因素，毒邪羁留，不断刺激肾脏，导致肾纤维化，肾脏功能被破坏。纤维化最终是由基质成分在细胞周围大量沉积而实现的。细胞外基质过度堆积与中医的痰瘀阻结类似，也是肾络微型癥瘕形成的关键因素。在毒邪影响下，气血运行失常，津液停聚为痰，血行失度为瘀。痰瘀互结，阻滞气机，气机不畅，更难以清除痰湿瘀血，导致痰瘀阻于肾络，胶结日久，微型癥瘕形成。肾间质纤维化过程中还存在虚的一面。虚主要指机体正气不足，所谓"邪之所凑，其气必虚"，正气先虚是疾病发生的前提和依据；而病久气血津液耗损，正气更虚，正不胜邪，邪气留恋，又是导致疾病缠绵难愈的内在因素。以上几种因素互相影响，最后导致肾间质纤维化的发生。肾脏疾病虽然肉眼不能见到有形而坚著不移的"癥瘕"，但利用现代科技的检查方法，借助光镜、电镜等观察到肾脏组织在病理状态下发生了形态学的改变。间质纤维化使小管间毛细血管狭窄，血管阻力增加，致肾小球血流量减少；肾小球萎缩，Bowman 囊壁层上皮细胞增殖，肾小球塌陷；肾小管，特别是近端肾小管萎缩，通过球管反馈机制影响肾小球的某些功能。肾脏纤维化形成涉及炎症细胞浸润、肾内固有细胞损伤、活化增殖及表型转化，促纤维化因子的分泌及细胞外基质（ECM）聚积与降解失衡等多个环节，从而造成大量细胞外基质在肾内沉积、肾小管及间质毛细血管减少、荒废，完整肾单位进行性减少，肾小球滤过率进行性下降，最终导致肾功能丧失。

三、临床特色

（一）运用"六对论治"思维诊治肾病经验

"六对论治"是吕仁和在长期诊治疾病的实践中逐渐形成的六种方法，是在"整体观念"和"辨证论治"思想指导下的具体体现，包括：对症论治、对症辨证论治、对症辨病与辨证论治相结合、对病论治、对病辨证论治、对病分期辨证论治。

1. 对症论治

对症论治即对症状进行治疗，需要具备快速、便捷两方面特点，使临床症状得到快速缓解或消除。如用云南白药、三七粉止血；用玄明粉治疗大便干结；用金银花、连翘、黄芩、山豆根治疗咽肿痛；用猪苓、茯苓、泽泻、泽兰、车前子利尿消肿；用天麻、钩藤、川牛膝、杜仲降压等；用狗脊、杜仲、续断、桑寄生来补肾强腰以治疗腰痛；用芍药甘草汤治疗小腿痉挛等。

2. 对症辨证论治

对症辨证论治是对不易解除的复杂症状或对无有效治疗办法的症状，进行精细化的辨证用药。如尿血是肾脏疾病中常见症状之一，但因尿血的病因、病位、病性、病程、病情之不同，需要对其进行精细化的辨证论治。若属风热伤肺，伤及肾络，则治宜疏风清热，凉血止血，常用桑叶、蝉蜕、金银花、连翘、黄芩、小蓟等；若属风寒化热，伤及肾络，则治宜疏风散寒，清热止血，常用荆芥、防风、蝉蜕、马勃、前胡、猪苓、三七粉等；若为热毒内盛，灼伤肾络，治宜清热解毒，凉血止血，常用金银花、连翘、黄芩、黄柏、石韦、牡丹皮、生大黄等；若心火移肾，脉络受伤，治宜滋阴养心，清热泻火，常用细生地黄、赤芍、丹参、麦冬、通草、黄连、竹叶等；若气滞血瘀，脉络受损，治宜行滞化瘀，养血止血，常用牛膝、赤芍、当归、生地黄、枳壳、柴胡、甘草等；若湿热内蕴，下注伤肾，治宜清热利湿，化瘀止血，常用石韦、瞿麦、萹蓄、金钱草、海金沙、鸡内金、车前草、大黄等；若脾不统血，气虚失摄，治宜补气摄血、养血止血，常用黄芪、太子参、当归、熟地黄、砂仁、血余炭、柴胡等。

3. 对症辨病与辨证论治相结合

对症辨病与辨证论治相结合，即将某个症状放置于疾病和证候进展的视角下看待，辨病与辨证相结合来进行治疗。症状是疾病的主客观表现，是疾病诊断的线索或主要依据，也是确定证型和证候的主要依据；而作为一种疾病，它具有特定的病因、病机、病性、症状、证型和（或）证候，有其自身的发生、发展、转化和预后规律。证型和证候，是疾病发展过程中不同阶段和层次上所表现的综合性特征。一种症状或一种证型可以出现在若干种疾病中，而各种不同疾病的预后相差甚大，所以在治疗中，对症辨病为首要，辨证是为了指导立法处方，所以需要对症状进行辨病与辨证相结合的治疗。如血尿可出现于狼疮肾炎、紫癜性肾炎、IgA 肾病、急性肾盂肾炎、多囊肾、乳糜尿、肾结核等多种不同疾病中，每种疾病也各有其演化规律和常见证候，因此治法也应从辨病辨证综合入手，用药必然有所差别。如狼疮肾炎血尿多为热毒内蕴，气阴俱伤，治宜清热解毒，兼顾气阴，常用柴胡、赤芍、丹参、白花蛇舌草、猪苓、金银花、连翘、石韦等；如紫癜性肾炎血尿多属风热入血，损及肾络，治宜散风清热，凉血止血，常用荆芥、防风、蝉蜕、牡丹皮、紫草、茜草、石韦、猪苓等；如 IgA 肾病血尿多属风寒化热，气阴两伤，拟疏风清热，兼顾气阴，常用荆芥、防风、蝉蜕、金银花、连翘、黄芩、猪苓、白花蛇舌草等；如急性肾盂肾炎血尿多为肾中蕴热，化毒伤络，治宜清热解毒，常用柴胡、枳壳、枳实、赤芍、白芍、连翘、生地榆、黄柏、鱼腥草、石韦、白头翁等。

4. 对病论治

对病论治是较高层次的治疗，主要是针对病因或病机，直击病所，适用于对病因或病机比较明确的疾病且有良好疗效的方法。诚如《内经》"谨守病机"之言，对病论治即重点解决贯穿疾病始终的基本矛盾。如糖尿病热伤气阴病机贯穿始终，治疗就应该重视清热益气养阴之法，吕仁和常用白虎汤、大柴胡汤、芩连平胃散、茵陈蒿汤、四妙丸、银翘散等为主方，酌情加用黄芪、生地黄、沙参、知母、葛根、天花粉等药。糖尿病肾病存在"微型癥瘕形成"的病机，治疗应重视化瘀散结消聚之法，常用止消通脉宁、止消温肾宁、止消保肾宁等系列经验方，擅用鬼箭羽、莪术、夏枯草、海藻、牡蛎、瓦楞子等化瘀散结药物。又如急性肾炎常用方：金银花20g，连翘20g，黄芩10g，蝉蜕10g，荆芥10g，防风10g，栀子10g，猪苓30g，牡丹皮10g，丹参20g，板蓝根20g，生甘草6g；肾病综合征激素依赖型，除用激素的时间适当延长外，常用羌活20g，益智仁10g，白花蛇舌草30g，猪苓30g，白茅根30g，芦根20g等，常获良效；慢性肾盂肾炎，用抗生素效果差者，加用狗脊10g，续断10g，牛膝20g，杜仲10g，柴胡10g，赤芍、白芍各20g，枳壳、枳实各6g，生甘草6g，鱼腥草30g，白头翁30g，香附6g，乌药6g，常获良效。

5.对病辨证论治

对病辨证论治，即将疾病进行辨证分型、分证候，按照不同的证型和证候进行论治。需要指出的是，所谓证型相对固定成形，而证候是随时而变，因此临床上，吕仁和主张以正虚辨证型、标实辨证候。如肾风病，即慢性肾炎之类，可根据本虚分为气阴虚证、气阳虚证、气阴阳俱虚证；针对标实，可分为湿热、气滞、血瘀、水湿等兼夹证候。脾肾阳虚用益气固肾汤（验方）：黄芪、淫羊藿、金樱子、芡实、猪苓、炒白术、炒山楂、川芎、石韦；肝肾气阴两虚用养阴固肾汤（验方）：太子参、生地黄、白芍、女贞子、旱莲草、猪苓、黄柏、牡丹皮、石韦、地龙；肾阴阳俱虚用调补肾元汤（验方）：杜仲、续断、生地黄、枸杞子、猪苓、白芍、山药、丹参、山楂、淫羊藿。兼夹证候治疗：瘀血属血热证选加牡丹皮、赤芍、紫草、茜草根、生蒲黄、泽兰、丹参等；瘀血属寒证选用川芎、桃仁、红花、当归、山楂等；瘀血属气郁选加郁金、延胡索、降香等；瘀血属气虚选加三七、王不留行；瘀血日久不化选用穿山甲、水蛭等；痰湿属寒者选用半夏、生姜、白芥子等；痰湿属热者常用天竺黄、竹茹、竹沥、胆南星等；痰气互结者选用石菖蒲、远志、陈皮、郁金等；痰饮选用苓桂术甘汤或五苓散；肝郁气结者选加柴胡、枳壳、香附、乌药等；腹胀便秘者选加枳实、厚朴；气逆不降者选用沉香、降香；脘腹胀痛者选用木香、檀香；湿热者选用金银花、连翘、紫花地丁、黄芩、栀子、黄柏、虎杖、白花蛇舌草、木香、佩兰、草豆蔻；食积者选加保和丸。

6. 对病分期辨证论治

对病分期辨证论治多用于对慢性、复杂性疾病的诊治，即借鉴现代理化检查指标，将慢性、复杂性疾病划分明确阶段，在各阶段基础上采用中医传统四诊合参的方法，进行辨证论治。分期，一般多以现代理化检查指标为依据，用以明确疾病的阶段性；辨证，则用中医的辨证法则进行。如慢性肾衰竭分期辨证论治，常用现代理化指标分期，以虚定型，以实定候，临床常分为四期四型十证候辨治。

四期：Ⅰ期（慢性肾功能不全代偿期，GFR50～80mL/min）、Ⅱ期（慢性肾功能不全失代偿期，GFR50～20mL/min）、Ⅲ期（肾衰竭期，GFR20～10 mL/min）、Ⅳ期（尿毒症期，GFR<10mL/min）。

四型：①脾肾气血（阳）虚型，用助阳保肾汤（验方）：黄芪、当归、枸杞子、茯苓、桂枝、丹参、陈皮、淫羊藿、熟大黄。②脾肾气血（阴）虚型，用益气保肾汤（验方）：黄精、太子参、麦冬、五味子、茯苓、丹参、白芍、陈皮、牛膝、熟大黄。③肝肾气血阴虚型，用滋阴保肾汤（验方）：黄精、生地黄、女贞子、丹参、白芍、牛膝、陈皮、熟大黄。④气血阴阳俱虚型，用调补保肾汤（验方）：黄芪、黄精、当归、太子参、茯苓、丹参、白芍、陈皮、半夏、牛膝、熟大黄。

十证候：①肝郁气滞：选加柴胡、赤白芍、枳壳、香附等；②血脉瘀阻：选加丹参、赤芍、川芎等；③湿热阻滞：选加茯苓、猪苓、泽泻、茵陈等；④痰湿不化：选加陈皮、半夏、茯苓、竹茹等；⑤外感热毒：选加金银花、连翘、黄芩等；⑥胃肠结滞：选加生大黄、厚朴、枳实等；⑦浊毒伤血：选加水牛角、生地黄、牡丹皮、三七、白及等；⑧水凌心肺：选加太子参、五味子、葶苈子、桑白皮、大枣、甘遂、五加皮等；⑨肝风内动：选加天麻、钩藤、白芍、生龙牡等；⑩毒入心包：选加远志、石菖蒲等，或用清开灵注射液 40mL 静脉注射。

（二）慢性肾脏病防治的"二五八"方案

"二五八"方案是国医大师吕仁和防治糖尿病的三件宝之一，用于慢性肾脏病的防治，同样可以收到良好的疗效。

1."二"指患者需要终身追求的两个目标

"二"即"健康"和"长寿"。"健康"是指有生活质量，不因身患肾病而丧失生活的信心；"长寿"是指积极寻求中西医诊治方案，延缓疾病的发展，延长寿命。

2."五"指五项监测指标

（1）尿蛋白：包括尿常规、24小时尿蛋白定量。

（2）肾功能：包括血肌酐、尿素氮，有条件者可以行肾动态显像检查，肾小球滤过率可以更准确地评估肾功能。

（3）血压：无论是否合并糖尿病，尿白蛋白肌酐比值（UACR）$\leq$ 30mg/g时，维持血压$\leq$ 140/90mmHg，UACR>30mg，控制血压$\leq$ 130/80mmHg。

（4）体重：维持 BMI 18.5 $\sim$ 24.0 kg/m^2。

（5）症状：即患者的主观感受，如下肢水肿、眼睑水肿、肉眼血尿、泡沫尿、腰酸腰痛、皮肤紫癜、皮肤瘙痒、恶心、肢体颤动等，如果出现这些症状，应该及时到肾病科就诊。

3."八"指八项治疗措施

包括三项基本措施和五项选择措施。

（1）三项基本措施：①饮食适宜：低盐、低脂、低蛋白饮食，如脱脂奶、鸡蛋清、淡水鱼等。②调畅情志：心态保持平和，正确面对自己的病情。③劳逸得当：运动要适当，活动量以不感觉劳累为目标，不可过度锻炼，否则会导致横纹肌溶解，加重肾脏病。

（2）五项选择措施：①辨证论治口服中药。②中药灌肠治疗和中医超声透药。③针灸、推拿。④西医激素、免疫抑制剂及对症降糖、降压等治疗。⑤血液透析、腹膜透析及肾移植。

（三）散结消聚是慢性肾脏病的基本治法

吕仁和基于肾络微型癥瘕理论，提出了慢性肾脏病的散结消聚治法。应当指出的是，肾脏疾病发生过程中，虽然存在瘀血情况，但其并不同于一般的血瘀证，而是肾脏微型癥瘕形成的过程。癥瘕已成，宜消宜散，非仅用活血之法可疗。络脉治疗有其独特之处，前人多强调应用虫蚁之品入络搜剔。而对于癥瘕的治法，前人也颇有发明。吕仁和在结合历代医家经验的基础上，自拟经验方补血二丹汤，药物组成：生黄芪 30 ~ 60g，当归 10g，川芎 10 ~ 15g，丹参 30g，牡丹皮 10 ~ 30g，赤芍或白芍 10 ~ 60g。此方有益气扶正、通活血脉、散结消癥之效。其中生黄芪、当归二者同用即当归补血汤。生黄芪甘温，善入脾胃，为补气健脾之要药。吕仁和认为，生黄芪有多方面作用：一能大补元气；二可益气生血；三可助脾胃气血生化之源；四是有补后天以助先天之效。因周身脉络之气血皆来源于脾胃之运化，故肾络之气血充盛顺畅亦赖脾胃之运化。当归为补血养血生血之圣药，可补益虚损之阴血；生黄芪、当归相须相使，则脾胃运化之功畅、化源之气足，自能资补先天之肾精，从而充盛肾络之气血。临床中，吕仁和常根据气血亏虚的偏重，病情的轻重缓急来决定生黄芪、当归的剂量比例。气血亏虚较轻，生黄芪与当归的用量分别为30g、10g；若阴血大亏，阳气浮越，"有形之血不能速生，无形之气当所急固"则重用生黄芪，生黄芪、当归用量分别为50g甚或60g、10g，以急固扶阳。而当归、川芎合用，即佛手散之意，可活血养血，祛邪而不伤正。一味丹参功同四物，丹参有凉血活血、养血补血之功。《神农本草经》更言其有益气之效，可治肠鸣幽幽，能调理胃肠气机以助脾胃运化，畅后天生生之气。赤芍、白芍同用，除可活血养血、清热凉血外，更能通利二便，以治肾病小大不利之标。黄芪、当归、川芎、赤芍等药合用，更是有补阳还五汤之意，有益气行血、通活血脉、活血散结之效，有助微型癥瘕之消除。此外，丹参、芍药、牡丹皮等药，《神农本草经》明言其除癥瘕积聚之功。此外，吕仁和接受现代理念，借助现代中药临床药理知识，多方面、多层次认识中药。黄芪有改善肾小球滤过屏障、调节免疫系统等药理作用。当归除了造血功能以外，当归多糖还可用于防治骨髓造血功能衰竭，可保护 D- 半乳糖所致衰老大鼠肾组织的氧化损伤，从而起到保护肾脏、延缓衰老的作用。加味当归补血汤具有减少蛋白尿和血尿的作用，从而延缓了肾脏纤维化进程，减轻了肾功能恶化程度，保护了肾功能。

（四）壮督疏带法治疗肾脏病经验

吕仁和在长期临床实践中总结出许多治疗慢性肾脏病行之有效的方法，壮督益肾、疏理带脉的治疗方法便是其中之一。吕仁和认为，部分疾病在发生发展过程中常殃及奇经八脉，特别是与肾、肝关系密切的督脉及带脉，如在慢性肾脏病中，多种因素都可能导致督脉不足、带脉不畅，进而出现腰酸肢重，倦乏神萎，或腰腹重坠感、胁腹满闷，或腰腹冷痛等症状。因此从奇经八脉论治，特别是壮督益肾、疏理带脉治疗慢性肾脏病，临床屡有效验。

《灵枢·经脉》谓足厥阴肝之脉"与督脉会于颠"，而带脉又起于肝经之章门穴。督脉从上而下，纵行于身，与任脉相环，而带脉横行环绕于人身之中央，两者纵横相贯，使经气流畅、充实，益气而固丹田，形成托护内脏、循行气血的重要结构。两者相协，是维持人体脏腑功能的重要基础。因此，脏腑功能的病变常会波及督、带等奇经八脉，而督脉、带脉的异常也会反过来影响脏腑功能，或加重原有病变。

根据督脉、带脉与肾肝的密切关系，吕仁和临床上常通过调治肾、肝来调理督、带两脉。吕仁和主张督脉病变宜温宜补，带脉以调养为主，尤以疏理为重。吕仁和临床常选用狗脊、川续断、杜仲、肉桂、牛膝、木瓜等壮督益肾、通补督脉；五味子、山药、芡实、金樱子等药固摄下焦；熟地黄、枸杞子等入肝肾、填精髓。并以鹿角胶等"有情之属"直通督脉，亦常根据阳气虚衰之轻重选用附子、细辛、肉桂、鹿衔草、黄芪等温通督脉之品。对于带脉用药，吕仁和喜用枳壳、香橼、佛手、香附、厚朴、柴胡等疏理带脉，使其通畅为上。《十四经发挥》指出："盖以人之气血，常行于十二经脉，其诸经满溢，则流入奇经焉……譬犹圣人，图设沟渠，以备水潦，斯无滥溢之患。人有奇经，亦若是也。"吕仁和认为肾脏病变可因人体十二经脉、五脏六腑之气血阴阳失于温煦濡润而发，而奇经八脉之虚损亦可影响正经脏腑之功能，此时若单独益肾则不如壮督益肾，治从脏腑与奇经合治方可事半功倍，这也正是壮督疏带法所体现出的积极意义。

（五）肾小球疾病"从风论治"思想

《内经》提出了"肾风""风水"等一系列肾脏病相关中医病名。吕仁和学崇《内经》，在临床上习惯将急性肾炎称为"急肾风"，慢性肾炎称为"慢肾风"，治疗方面更是提出了肾小球疾病"从风论治"的思路。临床上，许多肾脏疾病具有风邪致病的特点，如急性链球菌感染后的肾炎及 IgA 肾病，多在发病前有明确的外感史及咽喉痒痛等症状，具有风邪外袭之特点；而糖尿病肾病等进入显性蛋白尿期病情进展迅速，临床表现复杂，则是风邪善行数变的体现。风为百病之始，是百病之长，其善行而数变，常与"热"相合成为"风热"、与"寒"相合成为"风寒"、与"湿"相合成为"风湿"、与"湿热"相合成为"风湿热"、与"寒湿"相合成为"风寒湿"、与"毒"相合成为"风毒"等。因风邪"善行而数变"，故风邪可化毒，且风热、风湿热等亦可化毒，风寒、风寒湿等也可化热而生毒，一旦形成"热毒"则可乘虚而伤及脏腑。肾司二便，主水而司气化，与肺金水相生，故易受风邪热毒之害而受损。因为原发性肾小球疾病的发病与风邪外袭具有密切关系，故古人将病位在肾，病因为感受风邪而导致肾体受损，肾用失司，以水肿、尿浊、尿血、眩晕、腰痛等为主要临床表现的一类疾病命名为肾风。肾风类似于西医学的肾小球肾炎。肾虚感受风邪或风邪夹寒、夹湿、夹热邪侵袭，正邪相搏，则发为急性肾风。而急性肾风在发病后调治不当，或虽未急性发作，但因反复感受风邪，导致肾体受损，疾病迁延不愈，则转为慢性肾风，病情发展至最后直至肾衰竭。

1. 风邪伤肾的病因

《素问·评热病论》曰："邪之所凑，其气必虚。"故肾风病的形成，以肾虚为先，其次是受风邪侵袭。肾虚又可由禀赋不足、年老体衰、劳累过度、气机阻滞等多种原因而引起，而风邪常以风寒或风寒夹湿、风热或风热夹湿等形式侵袭人体。在急性期主要表现为表实证，转为慢性后，除有风邪及兼夹他邪所致的证候外，因肾虚较重，由虚至损，肾用失司，渐渐损及他脏。故肾风病是本虚标实之病，其本虚是肾虚，标实是风邪或风邪夹他邪侵袭。

2. 风邪伤肾的病机

风为阳邪，伤人之后，先"藏于皮肤之间"（《素问·风论》），此风可从玄府发散而解，也可随络脉内侵，或化他邪，或化热生毒伤及脏腑，因其邪气强弱有别，所伤脏腑不同，临床表现也不同，基本转化机制论述如下。

（1）"风毒"伤肾。风毒所伤，先见皮肤瘙痒，如眼、鼻、咽喉痒痛等类似过敏反应的表现，也可有颜面、眼睑浮肿，继而伤及肾体，尿检出现蛋白和（或）潜血、红细胞，并出现发热等症状。

（2）"风热毒邪"伤肾。风热毒邪侵袭，从表和相合脏腑而来，常有发热、汗出、口渴、恶风、喷嚏、咽痒、咳嗽、大便溏泄等肺与大肠的表现，继而出现尿血或尿蛋白，或因邪盛上攻而见头晕，热毒伤肾而见尿少。

（3）"风湿热毒"伤肾。风湿热毒之邪常伤及肾、脾、肺，除见风热毒邪所伤之症状外，浮肿较为明显，并有脘腹胀满、纳谷不馨等脾气受损，运化失职，水液代谢失司之象，另外，尿中蛋白较多，血压亦常常增高。

（4）"风寒化热生毒"伤肾。风寒之邪侵袭人体，病久即可化热，但热象不重，然其邪直沉于北方寒水而伤肾，起病缓慢，身体功能逐渐减退，日久则面目虚浮，尿检出现蛋白，血压逐渐增高。

（5）"风热寒湿杂至化燥生毒"伤肾。风热寒湿之邪合至，化燥生毒，伤阴迅速，肝阳易亢，直伤神明，阴损及阳，阴阳俱伤，肾元衰败，气血大亏，常出现恶性高血压、肾衰竭贫血等失代偿期表现。

（6）"风湿化毒"伤肾。风湿化毒侵袭，其性重着，伤肾及脾，水湿运化不畅，大量蛋白排出，体内水湿停聚，出现高度水肿。若加燥热之邪，则阴伤阳亢，可有尿中见血、头晕目眩等症。

（7）"风寒湿邪化毒"伤肾。风寒湿化毒侵袭，其毒凝滞，伤肾较慢，发病于隐匿之中，偶在尿检中发现蛋白。若风寒化热伤及血络，则尿中见血，并见腰酸腿软。化热甚者尿血明显，风寒湿甚者尿中蛋白明显，风寒湿热俱甚者，尿血和尿中蛋白同时可见。

总之，风邪为百病之长，其为阳邪，其性开泄，易袭阳位，善行而数变，常夹他邪而致病。风邪与肾脏病的发病有密切关系，是肾风病发生的主要原因。因此在治疗上需重视"从风论治"，祛风则用荆芥、防风之属，偏寒则加麻黄、桂枝，偏热则用金银花、蝉蜕，热毒则选连翘、板蓝根，夹湿则用藿香、薏苡仁。

（六）糖尿病肾脏病治疗经验

糖尿病肾脏病是糖尿病继发的肾脏损害，可表现为微量白蛋白排泄增加与肾小球滤过率降低，是糖尿病主要微血管并发症之一，在世界范围内现已成为导致终末期肾功能衰竭的首要原因。糖尿病肾病属于中医学"消渴病"继发的"水肿""胀满""肾劳""关格"等，临床表现与中医古籍文献记载"肾消""消肾"密切相关。吕仁和习惯称之为"消渴病肾病"，其认为"消渴病肾病"是消渴病日久，失治误治，病情发展的结果，当属于"消渴病"之"消瘅期"，即糖尿病并发症阶段。其发病原因与体质因素（禀赋不足，素体肾虚）、饮食失节（过食肥甘厚味、醇酒辛辣之品，或偏食豆制品，或嗜咸味）、情志失调（郁怒不解，思虑过度）等密切相关。

治疗方面，吕仁和主张在分为早、中、晚三期的基础上辨证治疗。早期：主要分为阴虚血瘀证、阳虚血瘀证、阴阳俱虚血瘀证三个主要类型，其中阴虚血瘀证最为多见。兼夹证可见气滞、痰湿、热结、郁热、湿热等。①阴虚血瘀证（气虚、阴虚、血瘀同见），使用止消通脉宁（验方），组成：黄芪、葛根、玄参、生地黄、夏枯草、山楂、枳实、丹参、桃仁、大黄。②阳虚血瘀证（气虚、阳虚、血瘀同见），选用止消温肾宁（验方），组成：黄芪、当归、川芎、淫羊藿、鬼箭羽、瓦楞子、熟大黄。治疗当在益气温阳的基础上，重视化瘀散结，以保护肾功能为要务，故以黄芪益气扶正，当归、川芎活血化瘀，淫羊藿温补肾阳，鬼箭羽、瓦楞子祛瘀、化痰、散结，大黄活血消癥，推陈致新。临床上也可用黄芪汤、参苓白术散、水陆二仙丹、补阳还五汤等方化裁。③阴阳俱虚血瘀证（气虚、阴虚、阳虚、血瘀同见），选用止消保肾宁（验方），组成：黄芪、当归、川芎、山茱萸、鬼箭羽、姜黄、熟大黄。吕仁和认为糖尿病肾病乃消渴病治不得法，日久伤阴耗气、阴损及阳，所以阴阳俱虚证比较多见。中期分型与早期类似，但除了早中期普遍存在的血瘀证及气滞、痰湿、结热、郁热、湿热等兼夹证外，还可见水湿证、停饮证。晚期（包括气阴虚血瘀湿浊证、阳虚血瘀湿浊证、气血阴阳俱虚血瘀湿浊证，共三型）：①阴虚型（气阴虚血瘀湿浊证，气虚、血虚、阴虚、血瘀、湿浊证同见），选用止消通脉宁（吕仁和经验方）配合当归补血汤、八珍汤、六味地黄汤、麦味地黄汤、归芍地黄汤等方化裁。②阳虚型（阳虚血瘀湿浊证，气虚、血虚、阳虚、血瘀、湿浊证同见），选用止消温肾宁（吕仁和经验方）配合当归补血汤、十全大补汤、济生肾气丸、人参汤、温脾汤、大黄附子汤等方化裁。③阴阳俱虚型（气血阴阳俱虚血瘀湿浊证，气虚、血虚、阴虚、阳虚、血瘀、湿浊证同见），选用止消保肾宁配合当归补血汤、人参养荣汤、金匮肾气丸、右归丸、大补元煎等方化裁。

（七）血尿分型辨证与辨病治疗经验

血尿是肾脏疾病最常见的临床表现之一，可分为镜下血尿、肉眼血尿，可见于多种原发性肾小球疾病和继发性肾小球疾病，更可见于泌尿系结石、泌尿系结核、泌尿系肿瘤等。

1. 血尿分型辨证论治经验

血尿可见于多种病证。临床诊治中，需结合其伴随症状及诱发和加重因素，辨病因之外感内伤，别病性之寒热虚实，析病变所累及脏腑进行综合辨治。一般而言，血尿颜色鲜红者，多属热迫血行而成；色淡红者，多由气不摄血而发；尿中夹有血丝、血块者，常因瘀血内阻。若起病急骤，或伴尿道灼热，或有发热恶寒，口苦咽干而舌红脉数者多属实证；若病程日久，尿色淡红，神疲气短，或伴潮热盗汗，腰膝酸软，舌淡脉弱者多属虚证。其中又有阴虚、气虚、肾虚、脾虚之分。感外邪而发者多以邪热之证为主，因内伤而致者常伴阴阳偏盛、气血亏虚之全身症状。吕仁和临床上习惯把血尿分为十型进行辨证论治。

（1）风热伤肺，移损肾络。本型多于恶风发热、眼睑浮肿之后出现肉眼或镜下血尿，伴咽喉疼痛，汗出口渴，苔薄而黄，脉浮或浮数。治宜疏风清热，凉血止血。常用桑叶、蝉蜕、黄芩、牡丹皮、生蒲黄（包煎）各10g，金银花、连翘、赤芍各20g，野菊花15g，小蓟、白茅根各20g。

（2）风寒化热，伤及肾络。症见小便带血或镜下血尿，伴头痛身痛，骨节酸痛，咳嗽咳痰，舌淡红，苔黄，脉沉紧偏数。治宜疏风散寒，清热止血。常用荆芥、蝉蜕、马勃（包煎）、前胡各10g，猪苓、桑枝各30g，防风炭6g，三七粉（冲服）3g。

（3）热毒内盛，灼伤肾络。症见发热恶寒，口渴多饮，大便秘结，尿频急热痛，色黄赤，尿血色鲜红，舌质红，苔黄，脉弦紧数。治宜清热解毒，凉血止血。常用金银花、连翘、石韦、生地榆各30g，黄芩、黄柏、生大黄各10g，牡丹皮15g，生甘草梢6g。

（4）心火移肾，脉络受伤。症见小便热赤，尿中带血，血色鲜红，心烦易怒，少寐多梦，口干欲饮，口舌生疮，舌尖红，苔薄黄，脉细数。治宜滋阴养心，清热泻火。常用细生地黄、白茅根、小蓟各30g，山茱萸、丹参、车前草各15g，麦冬、竹叶各10g，黄连6g。

（5）气滞血瘀，脉络受损。症见尿血色暗，或有血丝、血块，少腹刺痛，时有低热，舌质紫暗或有瘀点，脉沉细或细涩。治宜行滞化瘀，养血止血。常用桃仁、红花、牛膝、当归、枳壳、柴胡各10g，生地黄、川芎各30g，赤芍20g，甘草6g。

（6）郁瘀化毒，肾络受损。症见面唇色暗，周身紧胀，甚则低热羸瘦、脱发，月经色暗或有瘀块，大便干结，尿中反复见血，舌暗，脉沉细或涩。治宜疏郁活血，泻火解毒。常用柴胡、枳壳、枳实、赤芍、白芍各10g，白花蛇舌草、半边莲、石韦、猪苓各30g，生甘草6g，云南白药（冲服）0.5g。

（7）湿热内蕴，下注伤肾。症见小便带血，血色鲜红，或伴砂石，腰腹拘急疼痛，脘腹痞胀，大便秘结或黏滞不爽，舌质红，苔黄腻，脉弦滑数。治宜清热利湿，化石止血。常用石韦、金钱草各30g，萹蓄、车前草、白芍各15g，海金沙、鸡内金、甘草梢各10g，大黄6g。

（8）脾不统血，气虚失摄。症见尿血日久不愈，尿色淡红，气短声怯，面色萎黄，纳呆便溏，或兼齿衄、肌衄，舌胖淡暗，脉细弱。治宜补气摄血，养血止血。常用黄芪、太子参各30g，当归、熟地黄各15g，红花炭10g，柴胡、陈皮、升麻炭各6g，三七粉（冲服）3g。

（9）肾气不固，血渗脉外。症见尿血颜色淡红，迁延日久，腰膝酸软，神疲乏力，或夜尿频多，男子阳痿早泄、女子带下清稀，舌胖淡暗，苔薄白，脉沉细弱。治宜补肾固摄，益气止血。常用黄精10g，芡实、金樱子、桑螵蛸各15g，党参、旱莲草、生地黄炭各30g，三七粉（冲服）3g。

（10）阴虚火旺，灼伤肾络。症见尿血颜色鲜红，口咽干燥，心烦失眠，头晕耳鸣，腰膝酸软，舌瘦红，苔薄黄或薄少，脉弦细数。治宜滋阴降火，凉血止血。常用生地黄60g，玄参30g，麦冬15g，牡丹皮、炒栀子、黄芩、大黄、青黛（包煎）各10g，龙胆草6g。

2. 血尿辨病治疗经验

血尿可见于多种原发性或继发性肾脏疾病，不同疾病引起的血尿，存在着不同的病因病机，故而治疗也有所不同。

（1）IgA肾病血尿常因风热邪毒，气阴两伤而成。故治宜疏风清热，凉血止血，兼顾气阴。常用荆芥、防风炭各6g，蝉蜕、黄芩、血余炭（包煎）各10g，金银花、连翘、沙参、猪苓各30g，生地黄炭20g。

（2）紫癜性肾炎血尿多为风热入血，损及肾络。治宜散风清热，凉血止血，补肾活络。常用羌活15g，荆芥、防风、蝉蜕、牡丹皮、紫草、茜草、生蒲黄（包煎）各10g，赤芍20g，石韦、猪苓、生地黄各30g。

（3）多囊肾血尿多为肾体胀大，肾用失司，肾失固摄，兼有瘀血。治宜补肾固摄，益气止血。常用黄精、党参、旱莲草各30g，当归、血余炭（包煎）各10g，云南白药（冲服）0.5g。

（4）狼疮肾炎血尿多为血中热毒不除，伤及肾络。治宜行气活血，清热解毒，兼顾气阴。常用柴胡10g，枳壳、枳实各6g，丹参、赤芍、金银花、连翘各20g，石韦、生地黄炭、白花蛇舌草、猪苓各30g，三七粉（冲服）3g。

（5）急性肾盂肾炎血尿多为肾中蕴热，化火伤络，常有肝经郁滞。治宜舒郁清热，通淋泻火。常用柴胡15g，枳壳、枳实、陈皮各10g，白芍、连翘、生地榆、金钱草、石韦各30g，生大黄6g。

（6）肾结核血尿多为阴虚火旺，肾络灼伤。治宜滋阴泻火，同时配合抗结核治疗。常用生地黄、玄参、黄精、地骨皮各30g，大黄炭20g，山茱萸、血余炭（包煎）各10g。

（7）乳糜尿血尿多由丝虫病引起，气机阻滞，肾失固摄。治宜调理气机，补肾固摄。常用柴胡、枳壳、枳实、生甘草各6g，丹参、白芍各30g，芡实、金樱子各15g，鹿角霜20g，桑螵蛸10g，三七粉（冲服）3g。

（8）肾癌血尿不适宜手术的患者，可采取中药治疗。多由毒热内蕴，气阴俱伤而成。治宜清热解毒，兼顾气阴。常用半枝莲、草河车、猪苓、玄参、黄精各30g，云南白药（冲服）0.5g。

（八）慢性肾炎蛋白尿治疗经验

1. 吕仁和对慢性肾炎蛋白尿形成机制的认识

蛋白质为人身之精，由脾化生，由肾封藏。脾为运化之枢，主升清，精气血津液皆由脾胃运化水谷而生，脾气亏虚，则精微生化无源，清气当升而反降，则精微亦随之下泄而成蛋白尿。《素问·上古天真论》指出："肾者主水，受五脏六腑之精而藏之。"肾气亏虚，则气化无权，进而封藏失司，则精微下泄，蛋白质随小便漏出而形成蛋白尿。故脾肾两虚，尤其是脾肾气虚是蛋白尿形成的重要原因，治疗需以补肾健脾为主。但临床病情错综复杂，在整个病程的不同阶段中，常兼夹气滞、痰饮、水湿、瘀血、湿浊、浊毒等多种实邪。此外，慢性肾脏病肾络微型癥瘕形成，损伤肾体，影响肾用，造成肾脏的功能失常，从而导致肾脏疾病的形成。

2. 吕仁和治疗慢性肾炎蛋白尿选方用药经验

吕仁和治疗慢性肾炎蛋白尿，既重视健脾补肾，又重视活血化瘀、通活血脉、利水渗湿等。临床常用基本方为补血二丹汤（验方）及益气固肾汤，益气固肾汤药物组成为黄芪、当归、金樱子、芡实、丹参、猪苓等。临床上，吕仁和常依据患者气虚的程度，灵活调整剂量，常用量为30g、60g、90g，甚至120g。他强调正虚辨证型，邪实辨证候。在重视气虚的基础上，将慢性肾炎分为气阴虚、气阳虚、气阴阳俱虚三型。若脾肾气阳虚者，治以健脾补肾，常用基本方配合健脾汤加减；若属肝肾气阴虚者，治以滋补肝肾，常用基本方配合二至丸或杞菊地黄汤加减；若属肾阴阳俱虚者，则阴阳双补，常用基本方加杜仲、续断、生地黄、枸杞子、白芍、淫羊藿等以调补阴阳。若兼气郁者加柴胡、枳壳、厚朴等；血瘀较重者者加川芎、红花、桃仁、丹参等；兼痰湿者加陈皮、半夏、茯苓、竹茹等；兼湿热者加茵陈、苍术、黄柏、牛膝、车前子等；兼热毒者加金银花、连翘、黄芩、牛蒡子、板蓝根等。另外，吕仁和十分注重慢性肾炎患者的饮食调护，认为合理的饮食调养与药物治疗具有同等重要的作用，如对于水、盐、蛋白质等的控制，避免暴饮暴食，不能过食辛辣肥甘之品。同时，应该注意保暖防潮，避免劳累过度和感染。对于气虚较重者，吕仁和亦常嘱其用黄芪60g与母鸡同炖，然后去黄芪吃鸡肉，喝鸡汤，或用鲫鱼或鲤鱼加入米醋蒸食，有利于水肿消退。

四、验案精选

（一）气虚血瘀，水湿内阻案

王某，女，36岁。2016年4月8日初诊。主诉：发现尿潜血6年，尿蛋白5年。现病史：患者于6年前体检时发现尿潜血（++），未予重视，2011年6月产后出现尿蛋白（+），无双下肢水肿，血压未见增高，患者亦未予重视。4年前化脓性扁桃体炎后复查尿常规，尿蛋白（+++），红细胞20～30/HPF。尿色深，自觉乏力，疲倦，腰困重，就诊于某医院住院治疗，行肾穿刺示局灶增生性IgA肾病，予黄葵胶囊及福辛普利降尿蛋白治疗，百令胶囊益肾，双嘧达莫抗凝，碳酸氢钠碱化尿液治疗。2015年10月22日感冒后发现肉眼血尿，于当地医院住院治疗，予雷公藤、黄葵、金水宝等药治疗后血尿缓解，尿蛋白（+），予以出院。2016 年 3 月于当地医院就诊，查尿蛋白定量 1.1g/d，予以住院治疗，效果不佳，建议予激素治疗，患者拒绝。现为求进一步治疗，于我院门诊就诊。刻下症：疲乏无力，腰酸沉困，口干口渴，畏寒，喜热饮，汗出正常，无心慌、胸闷，无腹胀，纳眠可，大便可，小便有泡沫，双足轻度浮肿。舌质暗，苔薄白而水滑，边有齿痕，脉细滑稍浮。西医诊断：IgA 肾病。中医诊断：慢肾风（气虚血瘀、水湿内阻）。治法：益气祛湿，通活血脉。处方：生黄芪 30g，当归 10g，丹参 30g，赤芍 20g，莪术 10g，猪苓 30g，川牛膝 30g，牡丹皮 20g，桂枝 10g，红花 10g，桃仁 10g，茯苓 30g，灵芝 30g，红景天 20g。28 剂，每日 1 剂，水煎，早晚分服。医嘱：少食肉类，每日牛奶 500mL 分早晚服，低盐饮食，轻巧活动，规律作息，保持情绪稳定。

二诊（2016 年 5 月 3 日）：服药后疲劳、乏力较前好转，已无口干口渴。仍有畏寒，偶有汗出，患者诉近来月经量少，色可，少量血块，无痛经，纳眠可，大便日 1 次，成形，小便色淡黄，有泡沫。舌质暗红，苔薄白，边有齿痕，脉细滑。效不更方，28 剂，每日 1 剂，水煎，早晚分服。

三诊（2016 年 6 月 3 日）：服药后尿中泡沫明显减少，1 周前因感冒出现肉眼血尿，现感冒痊愈，疲劳、乏力较前好转，仍略有怕冷，双足已无浮肿。本次月经提前，经量较前增加，纳可，眠差多梦，大便 1～2 日 1 次，质黏，小便可，有泡沫。舌质暗，苔薄黄，边有齿痕，脉细略弦。处方：生黄芪 30g，当归 10g，丹参 30g，刘寄奴 10g，赤芍 20g，牡丹皮 20g，川芎 10g，三七粉（冲服）6g。28 剂，每日 1 剂，水煎，早晚分服。

四诊（2016 年 7 月 8 日）：服药后尿中泡沫较前进一步减少，疲倦乏力较前改善，近日因工作繁忙，加班次数较多，进而出现双足肿胀，纳可，眠差多梦，大便 1～2 日 1 次，质黏，偶便溏，小便有泡沫。舌暗红，苔白腻略黄，边有齿痕，脉细弦。处方：生黄芪 30g，当归 10g，丹参 30g，刘寄奴 10g，赤芍 20g，牡丹皮 20g，川芎 10g，三七粉（冲服）6g，猪苓 30g，白花蛇舌草30g，茯苓30g，泽兰20g。28剂，每日1剂，水煎，早晚分服。

五诊（2016年10月27日）：服药后复查24小时尿蛋白定量0.23g，尿潜血（±）。现无明显疲劳乏力，仅久坐后腰部酸困，纳可，眠稍差，睡眠梦多，小便可，大便质黏。舌暗红，苔薄白略黄，边有齿痕，脉弦滑略数。处方：丹参30g，川芎15g，赤芍20g，牡丹皮20g，莪术10g，猪苓30g，白花蛇舌草30g，28剂，每日1剂，水煎，早晚分服。

按： IgA肾病的临床表现具有多样性，可见血尿、腰痛、乏力，也可有蛋白尿、水肿，晚期会出现肾衰竭的表现。IgA肾病多由风热邪毒乘虚侵袭人体而成，造成肾体受损，肾络微型癥瘕形成，肾用失司，风热邪毒伤及肾之络脉，则热迫血溢而成血尿，肾之封藏失司则精微下泄而成蛋白尿。本案患者初诊时有气虚、阳虚、血瘀、水湿等多种表现，故当益气扶元以补肾体而畅肾用，利水渗湿以祛湿阻而调气机，通活血脉以散结聚而消癥瘕，温阳化气以护卫表而祛风邪。故初诊时以补血二丹汤加减化裁，因患者气短乏力明显，故加灵芝、红景天以增益气培元之用。此外，添莪术以益散结消聚之功，益猪苓以增利水渗湿之效，配川牛膝、桃仁、红花既增活血化瘀、通活血脉之力，又有气血并治、活血利水之能。配桂枝一味，是一药多用，既能甘温以益阳气之弱，又可辛散以祛风邪之害，合黄芪、灵芝等有辛甘化气之妙，伍桃仁、红花等有温通血脉之功，与黄芪、赤芍同用更有黄芪桂枝五物汤之意，益气固表与解肌和营并举。二诊时诸症悉减，舌脉亦渐复其正，故效不更方。三诊时突遇外感而现肉眼血尿，是风热邪毒而成，与湿相合则成湿热，与血相合则迫血妄行，故有便黏、眠差、苔黄、脉数等症，畏寒及浮肿俱不明显，故急则治其标，去桃仁、红花、川牛膝等活血化瘀之品，而增三七粉以化瘀止血，刘寄奴有活血疗伤之效，祛瘀而无伤正之弊。因脉象见弦，眠差多梦，恐久病气机不畅，又遇风热邪气而致肝气不和，故稍佐川芎以理气，同时亦有祛风之效。四诊已无肉眼血尿及畏寒之象，但因劳累而现双足肿胀，舌苔白腻略黄，是湿郁化热之证，故加猪苓、茯苓、白花蛇舌草等利水渗湿清热之品。五诊时诸症明显好转，脉已不细，体力已复，畏寒已无，是已无气虚及阳虚之象，但仍眠差多梦，便黏苔黄，脉弦而数，人卧则血归于肝，肝经有热则夜寐多梦，故去黄芪、当归等益气扶正之品，而专以牡丹皮、赤芍等清肝之热，配合丹参、川芎、莪术以通活血脉、散结消癥，猪苓以利水渗湿，白花蛇舌草以清热解毒。

本案患者是一位中青年女性，患病之初并未在意自身健康状况，至蛋白尿明显增加后才进行治疗。吕老在经过详细询问后，除开具汤药外，更对患者饮食、运动及作息时间进行针对性的指导。后续因外感而出现血尿后，患者眠差多梦，吕老除针对性调整用药外，更是将自己多年总结的助眠功法教予患者，如梳理心经、叩击心经穴位等。

在本案的治疗中，吕老以补血二丹汤为基础进行加减，补血二丹汤是吕老常用验方之一，除用于慢性肾脏病外，亦多用于糖尿病并发症期。元气虚损明显者，吕老每用黄芪30～60g，亦常合用灵芝、红景天、人参等补益元气；若络脉瘀结较重者，赤芍常用30g，甚至60g，亦常合用莪术、桃仁、红花等，甚者可用乌梢蛇、蕲蛇等；若兼水湿，则常用猪苓、茯苓30～60g；若兼热毒，常加金银花、连翘、白花蛇舌草；若有脾胃失和，则每合用香橼、佛手以辛润开胃；若肾精不足，常用龟甲、鹿角以通补任督而益精。在临床应用中，吕老强调要重视辨病辨证的有机结合，重视疾病的不同阶段和患者的临床症状，灵活加减使用。本案中，吕老精析四诊，从舌脉及症状的细微变化中分析患者的正邪关系，灵活调整药味、药量。吕老处方药味不多，常一药多用，配合精当，且性味平和，每于平淡中见功。

（张耀夫　整理）

（二）肾气亏虚，血脉瘀阻案

裴某，女，44岁。2015年11月27日初诊。主诉：发现血尿2年。现病史：2年前因发现小便色红，就诊于某医院，无双下肢水肿，无血压升高，无恶心呕吐，无心慌心悸，无胸闷喘憋。检查尿常规：红细胞（+++），尿蛋白（++）。住院行肾脏穿刺诊断为IgA肾病，口服黄葵胶囊，每次5粒，每日 3 次，氯沙坦钾片每日 1 次，每次 50mg，出院后持续服药两月余，自行复查尿蛋白转阴后，未复诊，自行停药。2015 年 9 月，因腹泻再次出现血尿，伴乏力，左侧腰部酸困，疼痛，自行口服黄葵胶囊、氯沙坦钾片，剂量同前，服药两天后肉眼血尿消失，于北京怀柔某医院检查 24 小时尿蛋白 >600mg，未予进一步诊治。2015 年 10 月，再次因腹泻出现血尿，查 24 小时尿蛋白 324mg，现为求进一步治疗，求诊于我院门诊。刻下症：劳累后左侧腰部酸困，刺痛，无下肢水肿，无心慌心悸，无恶心呕吐，无小便色红，乏力，眠差，夜尿 1 次，醒后不易入睡，口干渴，喜温饮，纳可，小便色淡黄，大便日行 1 次，质稀，无腹痛。平素性情较急躁。辅助检查：2015 年 11 月 21 日，尿常规：红细胞（+++），尿蛋白（−）。舌淡暗，水滑苔，脉弦滑。中医诊断：慢肾风（脾肾亏虚，水饮内停）。治法：益气健脾，温肾化饮。处方：狗脊 10g，川续断 10g，川牛膝 30g，山萸肉 15g，生黄芪 30g，红景天 10g，猪苓 30g，白花蛇舌草 30g。14 剂，每日 1 剂，水煎，早晚分服。医嘱：规律作息，保持情绪稳定。

二诊（2015 年 12 月 11 日）：服药后腰背酸痛减轻，乏力稍有好转。近日因饮食不节再次出现腹泻，每日 3 ～ 4 次，偶有腹部胀痛，大便不成形，无便血，无恶心呕吐。纳眠可，口干，喜温饮，小便色淡黄。舌淡暗，水滑苔，脉弦滑。处方：狗脊 10g，川续断 10g，川牛膝 30g，山萸肉 15g，生黄芪 30g，红景天 10g，猪苓 30g，白花蛇舌草 30g，木香 10g，黄连 10g。28 剂，水煎，早晚分服。

三诊（2016 年 1 月 8 日）：服药后仍有腰背酸痛之感，程度有所缓解，无腹痛腹泻，纳眠可，口干喜温饮，小便色淡黄，大便日行 1 次，质稀。舌淡暗，苔水滑，脉弦滑。处方：狗脊 10g，川续断 10g，川牛膝 30g，山萸肉 15g，生黄芪 30g，红景天 10g，猪苓 30g，白花蛇舌草 30g，木香 10g，黄连 10g，生杜仲 10g。28 剂，水煎，早晚分服。

四诊（2016 年 2 月 2 日）：久坐之后仍有腰痛感，以左侧为甚，左侧下肢发凉，夜尿 0 ～ 1 次，眠差，早醒，乏力好转，余无特殊不适，纳佳，大便成形，日 1 次，小便正常。舌淡暗，水滑苔，脉弦滑。辅助检查：2016 年

1月31日，24小时尿蛋白定量182.60mg，尿常规：红细胞（+++），尿蛋白（−）。2014年1月7日肾组织病理报告：符合轻度系膜增生型IgA肾病。诊断：慢性肾炎IgA肾病。免疫荧光IgA系膜区呈团块状沉积，系膜区嗜酸血红蛋白沉积，肾小管上皮细胞颗粒变性（15%肾小管萎缩，20%肾间质纤维化小灶，淋巴细胞和单核细胞浸润小动脉壁增厚）。处方：狗脊10g，川续断10g，川牛膝30g，桃仁10g，红花10g，川芎10g，水红花子10g，泽兰10g，枸杞子10g，女贞子10g，五味子10g，丹参30g。28剂，每日1剂，水煎，早晚分服。

按： IgA肾病是最为常见的一种原发性肾小球疾病，多数患者在起病前数日内可有上呼吸道或消化道感染的前驱症状，随后出现易反复发作的肉眼血尿。其病理机制为循环免疫复合物在肾脏沉积，激活补体而导致肾脏损害。目前西医对于本病治疗以ACEI/ARB类药物降压，降低尿蛋白为主。IgA肾病与中医血尿、肾风病等相关。一方面，本病多有感受风寒暑湿等邪气的病因，邪气内侵，阻于肾络，闭阻血脉，形成微型癥瘕，导致肾体受损，肾用失司，精血不固，血溢脉外，导致血尿的出现。另一方面，脾主统血，脾肾气虚，脾不摄血，也可以导致血溢脉外而出现尿血。同时，脾主水液运化，肾主水液代谢。脾肾亏虚，水液代谢失司，也会出现水饮内停之证，易出现四肢水肿，甚至胸水、腹水的出现。因此，IgA肾病的治疗中，首先针对其外感邪气的病机，常用清热解毒之法清解外感邪毒。该患者经常出现腹泻的症状，每次发病前均有腹泻的前驱症状，表明患者素体脾气不足。因此，在治法上，应补益脾肾以扶正培本，利水渗湿以清化水饮，调畅气机，清热解毒以清解外感毒邪。因此，在诊疗中采用脊瓜汤加减，采用狗脊、川续断、牛膝以补肝肾强筋骨，针对肾病患者伴有腰背酸痛等症状，加用山萸肉以敛气固脱，增强补益肝肾之力。黄芪、红景天既能起到益气扶正的功效，又可以活血化瘀，改善肾络癥瘕之证。猪苓可以利水渗湿，改善水饮内停之证。同时，现代研究发现，猪苓具有抑菌、调节免疫等作用，对于改善IgA肾病免疫复合物沉积具有一定的作用。白花蛇舌草可以解毒利湿，可以治疗外感邪毒，现代研究发现对于各种感染性疾病及免疫相关性疾病具有良好的治疗作用。二诊时患者出现了腹泻，大便不成形且伴有腹痛，因此加用黄连以厚肠止泻，木香以行气化湿止痛，患者腹泻明显好转。三诊时，患者腰痛症状仍持续存在，考虑增加补肾强筋之力，故加用生杜仲补益肾阳。该患者四诊时提供了肾穿刺结果以供参考，可见肾脏有明显的 IgA 免疫复合物沉积，并出现了肾小管萎缩、肾间质纤维化小灶等表现。这些表现均是肾脏微型癥瘕存在的重要表现，因此在治疗上加用桃仁、红花、川芎、丹参等活血化瘀药物，加用水红花子以消癥破积。将利水渗湿的药物猪苓改为既能活血，又能利水的泽兰。枸杞子、女贞子、五味子同用以补益肝肾。患者食欲佳，乏力明显好转，无腹泻腹痛之症，提示患者脾虚气陷之证已不明显，故去黄芪、红景天等益气之品。

本案患者是一位中年女性，患病之初服药后即可好转，因此对于疾病未予重视。但后续反复因为腹泻出现尿血、尿蛋白的情况，这点符合 IgA 肾病的特点。肾功能代表过去，尿蛋白代表未来。治疗慢性肾脏病应重视对患者尿蛋白的控制，防止慢性肾脏病持续加重，出现肾病综合征等危重情况。患者前期采用降压、降低尿蛋白的治疗方法，虽然短期内可以起到控制病情的作用，但病情容易反复发作，难以控制。中药在这方面具有独特的优势。中医学强调"治病求本"，我们发现该患者反复感受外邪的原因为脾肾气虚，外邪反复侵袭，日久瘀毒阻于肾络，形成微型癥瘕，进而导致肾病的发生。因此，采用补益脾肾、活血消癥治法治疗后，不仅可以改善目前尿蛋白的状态，也可以防止疾病复发，对于患者将有长期获益。

四诊和前三诊处方有明显的不同，除了因为患者症状有所好转外，更重要的在于患者提供了其肾穿刺的病理检查结果。吕老作为中西汇通的肾病专家，临床中十分重视西医检查的结果。他经常强调"西医的检查就是我们手和眼睛的延伸"。因此，在分析肾穿结果时强调，萎缩、纤维化的肾小球相比其他肾小球颜色较暗，血液循环不畅，这种表现也是中医癥瘕积聚的表现，肾小球的微血管中形成了癥瘕，导致肾小球失去了其本身的功能，进而导致肾脏病的发生。因此，在治疗中应重视活血消癥治法的应用。在选药方面，中药的药理研究也是吕老在选药中参考的重要因素。吕老常用白花蛇舌草、猪苓等证实对于免疫炎症有作用的药物治疗 IgA 肾病、糖尿病肾病等。

（倪博然　整理）

（三）肝郁肾虚，水湿内阻案

刘某，男，50 岁。2016 年 3 月 8 日初诊。主诉：发现尿潜血、尿蛋白 6 年。现病史：患者于 6 年前因腰部不适就诊于当地医院，查尿常规：尿蛋白（＋），尿潜血（＋），予金水宝胶囊口服治疗，后因影响睡眠停药。2 个月后于某医院复查，尿常规：尿蛋白（＋＋＋），尿潜血（＋＋＋），24 小时尿蛋白定量 1.93g；肾功能：肌酐 151μmol/L，尿素氮 6.07mmol/L，肾穿刺检查结果：局灶增生性 IgA 肾病（FSGS 样病变局灶节段硬化），予注射用甲强龙 40mg，日 1 次，强的松 30mg，日 1 次，赛可平 0.75g，日 2 次治疗，出院后未继续服用激素。2012～2016 年规律复诊于湖北某医院，予安博维降低尿蛋白，百令胶囊益肾、安多明改善血液循环，尿毒清颗粒排毒泄浊治疗。尿蛋白波动在（－）～（＋＋），尿潜血波动在（－）～（＋＋＋），肌酐波动在 180～206μmol/L，尿素氮波动在 6～8mmol/L，血尿酸波动在 400μmol/L 左右，现患者为求进一步治疗，于门诊就诊。刻下症：腰酸胀，疲乏无力，耳鸣，性格急躁，睡眠差，入睡困难，眠浅多梦易醒，小便泡沫多，大便每日 2～3 次，质偏稀。舌瘦，舌质暗，苔白腻，脉弦细数。西医诊断：IgA 肾病（Lee 分级 II 级）。中医诊断：肾水（肝郁肾虚、水湿内阻）。治法：疏肝行气，补肾活血，利水渗湿。处方：柴胡 10g，赤芍 20g，牡丹皮 20g，丹参 30g，川芎 10g，猪苓 30g，泽兰 10g，茯苓 30g。14 剂，每日 1 剂，水煎，早晚分服。医嘱：低盐低脂优质低蛋白饮食，少食鸡、鸭、鱼肉与海鲜，戒烟限酒，规律作息，保持快乐心情。

二诊（2016 年 4 月 18 日）：服药后腰酸较前好转，仍有乏力感，眠浅易醒，食纳正常，大便每日 1～2 次，小便泡沫多，无夜尿。舌质暗，苔白腻，脉沉细。（2016 年 4 月 6 日）生化：白蛋白 42.83g/L，血尿酸 424μmol/L，尿素 14.66mmol/L，肌酐 282.4μmol/L，尿素/肌酐 0.05，胱抑素 C 2.23mg/L。

尿常规：尿蛋白（++）。处方：狗脊 10g，续断 10g，川牛膝 30g，山萸肉 15g，猪苓 30g，泽兰 20g，白花蛇舌草 30g，土茯苓 30g，赤芍 30g，丹参 60g，牡丹皮 30g，生甘草 10g。28 剂，每日 1 剂，水煎，早晚分服。

三诊（2016 年 6 月 7 日）：服药 28 剂后停药 1 个月，腰部仍有酸胀感，精神较前好转，易乏力，睡前耳鸣，"吱吱"作响，纳可，眠欠佳，醒后难复睡，怕冷，无汗出，手足心热，喜凉饮，大便每日 1 次，成形，小便泡沫多，无夜尿，昨日测血压 120/90mmHg。舌质暗，苔白腻，脉沉细。（2016 年 6 月 6 日）生化：肌酐 312.3μmol/L，尿素 13.34mmol/L，尿酸 463μmol/L，尿素 / 肌酐 0.04，胱抑素 C 2.7mg/L，高密度脂蛋白 0.89mmol/L。尿常规：尿蛋（+++），尿潜血阴性。（2016 年 6 月 7 日）血常规：白细胞 $4.26×10^9$/L，红细胞 $4.23×10^{12}$/L，血红蛋白 131g/L，血小板 $221×10^9$/L。处方：太子参 30g，丹参 60g，赤芍 30g，牡丹皮 30g，生地黄 30g，玄参 30g，枳实 15g，泽兰 20g，猪苓 30g。28 剂，每日 1 剂，水煎，早晚分服。

按： 局灶增生性 IgA 肾病（FSGS 样病变局灶节段硬化）是 IgA 肾病的一种病理表现，属于 IgA 肾病（Lee 分级 Ⅱ 级）。此期患者属于第二期虚劳期：久损不复转为劳，或由风热邪毒侵袭人体形成肾风，或由脾肾不足、水湿内停形成肾水，造成肾体受损，肾用失司，肾络瘢痕形成则血液不循常道、血液外溢而致血尿，肾封藏功能失职则泄露精微而成蛋白尿，腰为肾府，肾体受损则腰部酸胀。其病理有小中型瘢痕形成，肾脏受损，日久迁延不愈，影响到肾小球、肾小管等相关的肾脏组织发生病变。患者常有疲乏无力、腰酸腿软、头晕眼花、面色少华，尿血或有尿蛋白，血压升高等症状，严重者可出现肾功能进行性减退、肾萎缩的表现。若治疗得法可延缓病情，但难以完全康复。此期治疗以益气养血、活血通脉、兼顾肝脾肾为主。本案患者初诊时有肝郁、肾虚、血瘀、湿阻等多种表现，故当疏肝行气以养肝体、畅气机，活血化瘀以消结聚、通血脉，利水渗湿以除湿阻、调水道。故初诊时以二丹汤加减化裁，因患者睡眠差、阵发性耳鸣，故加柴胡以增疏肝解郁之功，加猪苓、茯苓以增利水祛湿之效，加泽兰以增活血利水之用，又有气血并治之能。二诊时患者诉腰酸改善，仍有眠差多梦、乏力等症状，结合脉沉细，考虑患者久病体虚，肝肾不足，气机不畅，故在原方基础上合脊瓜汤化裁，着重通督脉，补肝肾，益气血。另加山萸肉以助补肝肾、固精气、暖腰膝之功，改茯苓为土茯苓，加白花蛇舌草以增清热解毒、渗湿泄浊之用，加生甘草是为使药，调和诸药。三诊时患者自行停药1个月，再次出现耳鸣、眠差等症状，故在二丹汤的基础上加太子参以增益气培元固本之用，加生地黄、玄参滋阴潜阳兼清热以制耳鸣，枳实疏肝行气兼散结以增解郁之功。脉沉滑是水湿内停之征，故仍以初诊方中的猪苓、泽泻利水渗湿、行气利水以助保肾培元之力。

本案患者是一位中年男性，患者因腰酸症状就诊，后诊断为IgA肾病，曾使用激素治疗，效果不明显。患者对自身健康状况较为重视，规律复诊于西医院，但腰酸、乏力等症状仍无改善。吕老在接诊过程中，根据患者腰酸、眠差等临床表现结合舌脉，辨证为肝郁肾虚、水湿内阻证，故以二丹汤为基础方进行加减。二丹汤由吕老经验方补血二丹汤化裁而来，因本案患者肝郁表现较为突出，恐加黄芪、当归等补气养血药助热生风，故以柴胡疏肝气，以二丹汤中丹参、牡丹皮、赤芍活血通脉，散结消聚，佐川芎理气祛风。吕老每用牡丹皮、赤芍20～30g，丹参30～60g，川芎10～12g，亦常用水红花子、泽兰等活血利水药佐助通脉活血之功。二诊患者仍以腰酸、乏力为主症，故方药以二丹汤合脊瓜汤为主，通督脉、补肝肾、益气血。狗脊、续断、川牛膝三味药是吕老常用补肾强腰之效药，其中狗脊常用10g，续断常用10g，川牛膝常用30g。三诊仍以二丹汤为基础方佐益气活血利水药加减化裁。吕老十分重视辨病分期辨证论治，结合患者的临床表现酌加药对、经验药以起到药简效宏的效果。

吕老常强调三个轻巧，即"轻巧用膳、轻巧用药和轻巧运动"。为此，吕老总是十分细心地向患者讲解饮食、运动和心态调整的方式、方法，强调要少吃、多动、保持轻松愉快的生活节奏，以期延缓病情，达到健康和长寿的目的。吕老处方药味不多，药量不大，药性平和。由于考虑到慢性病患者长期服药，经济负担较大，故吕老更倾向于选用平价、高效的药物，由此更可窥见一位医者的仁心。

（周婧雅　整理）

（四）肝胃不和，气滞湿阻案

靳某，女，69岁。2019年5月27日初诊。主诉：口渴多饮伴尿蛋白肌酐比值升高1个月余。现病史：患者于2019年4月无明显诱因出现口渴多饮、乏力，时有皮肤瘙痒，体重未见明显减轻，于当地医院就诊。查随机血糖20mmol/L，糖化血红蛋白8.5%，血肌酐60.4μmol/L，尿白蛋白肌酐比值40.32mg/g，尿常规：潜血（–），酮体（±），尿蛋白（–），葡萄糖（+++），白细胞（–），红细胞（–），眼底检查示糖尿病视网膜病变，诊断为2型糖尿病、糖尿病肾病、糖尿病视网膜病变，予甘精胰岛素睡前12单位皮下注射。患者规律监测血糖及注射胰岛素，配合饮食控制及运动，空腹血糖控制在5～6mmol/L，餐后血糖控制在7～10mmol/L，仍有多饮、多尿、乏力等症状。现为求进一步治疗，于门诊就诊。刻下症：口渴多饮，偶有口苦、咽痛，乏力，纳差，胃脘胀满，时有疼痛，食后加重，无烧心反酸，无恶心呕吐，平素情绪不佳，视物模糊，时有头痛，咳嗽，脱发，腰酸痛，左足偶有麻木，双下肢无水肿，眠差，小便不黄，夜尿1～2次，大便日1～2次，质黏。舌质暗，舌苔薄白腻，脉沉弦略滑。既往否认高血压、冠心病病史，否认药物、食物过敏史。家族史：父亲高血压病史，母亲糖尿病病史。西医诊断：2型糖尿病，糖尿病肾病Ⅲ期，糖尿病视网膜病变。中医诊断：消渴病肾病（气滞血瘀，湿邪内阻）。治法：调气活血，利水渗湿。处方：苏梗10g，香橼10g，佛手10g，丹参30g，川芎10g，木香10g，猪苓30g，生甘草10g。14剂，每日1剂，水煎，早晚饭后温服。医嘱：少吃肉类和煎炸油腻食物，多活动，少生气。

二诊（2019年10月20日）：患者服5月27日方后，胃脘胀满较前好转，口干口苦改善，自行照原方服用2个月余后停药。近日由于家庭关系不和睦，与人争吵后再次出现胃脘胀满，食后易腹胀，偶有腹部隐痛，呃逆，偶反酸烧心，自觉咽部有痰，不易咯出，咳嗽，痰白质黏，口黏，头晕，头部胀痛，视物模糊，腰酸腰痛，偶有双下肢水肿，大便每日 2 次，不成形，小便色黄有泡沫，夜尿 2 次。舌暗红，苔薄黄腻，脉沉弦滑。测空腹血糖 5.6mmol/L。处方：黄芩 10g，炒山栀 10g，葛根 15g，升麻 10g，红景天 15g，猪苓 30g，黄柏 15g，生甘草 10g，炒山药 15g。28 剂，每日 1 剂，水煎，早晚饭后温服。

三诊（2019 年 12 月 8 日）：服上方 1 个月余，胃脘部胀满已愈，食欲较前改善，仍有头痛，左侧明显，左眼眶疼痛，视力模糊，晨起喉间有痰，痰量较前减少，双小腿偶有抽筋，双腿酸沉，双下肢偶有水肿，睡眠欠佳，入睡困难，多梦，小便量可，偶有泡沫，夜尿 1 ～ 2 次，大便日 1 行，质黏不成形。舌质暗，舌边尖红，苔薄黄腻，舌边有浊沫，脉弦略数。处方：菊花 10g，桑叶 10g，川芎 15g，栀子 10g，丹参 30g，当归 10g，泽兰 15g，白芷 10g，白芍 30g，生甘草 10g。28 剂，每日 1 剂，水煎，早晚饭后温服。

按：糖尿病肾病是由糖尿病所致的慢性肾脏病。近年来，随着糖尿病患病率的不断上升，由糖尿病引起的终末期肾病的患者数显著增加。糖尿病肾病，中医称为消渴病肾病，主要由消渴病失治误治而成，临床表现多样。其病机为正气亏虚，久病入络，痰热郁瘀等病理产物互相交结，在肾之络脉形成"微型癥瘕"，损伤肾体，肾用失司，致肾元虚衰，湿浊邪毒内停，阻滞气机升降出入，即为关格危候。本患者初诊时症状繁多，标实证候表现突出，气滞、血瘀、湿邪互结，涉及肝、肺、胃、肾多脏腑病变。治疗时应调肝和胃、活血通脉、利水渗湿诸法并用，以达到肝气舒、胃气和、血脉通、癥瘕散、湿气除、气机调之目的。由于气具有推动津血运行和输布的作用，气机畅达则瘀血自散、湿邪自除，故初诊以调气药物为主，辅以活血化瘀、利水渗湿之品。方中香橼，味辛性温，主入肝、脾、肺经，功专疏肝理气，宽中化痰；佛手味辛性温，主入肝、脾、胃、肺经，长于疏肝理气，和胃燥湿。二药相须为用，既能治疗肝胃气滞之证候，又能消除胃脘胀满之症状，有肝胃同治、气水同治之意，可为方中之君药。此外，加木香以增行气止痛之效，且三者均具芳香之性，理气之外兼可祛湿；添苏梗以奏疏肝和胃之功，且四药合用，有香苏散之旨趣，所谓师其法而不用其方。活血通络之品选用川芎，为血中之气药，既能活血行气，又兼具风药之特性，有胜湿、散结之功；配伍丹参，味苦性微寒，活血化瘀之中尚能防止实邪郁久化热，有未病先防之意。"利水渗湿之品独选猪苓，以其功效专一也。"患者服药后诸症悉减，足见辨证用药之精确。二诊时，患者因情绪问题而症状反复，是肝郁化热所致。肝热犯胃，故见烧心反酸；湿与热合，故见口黏；湿热下注，故见小便泡沫、下肢水肿。故重新处方，以黄芩、炒山栀清化肝经之热，且二者皆有祛湿之功。伍猪苓以增利水渗湿之效，合黄柏以奏清热利湿之功。然考虑消渴病肾病正虚为本、邪实为标，且大便日行 2 次而不成形，已显露出正虚之征，故配合红景天益气扶正，炒山药健脾止泻，葛根、升麻升提阳气，使清肝利湿而不伤正，益气扶正而不敛邪。三诊时胃脘胀满已愈，肝热犯胃之证已除。然头痛明显，左侧为甚，视力模糊，眠差梦多，舌边尖红，脉弦略数，肝经之热仍未除尽。故急则治其标，以桑叶、菊花疏散肝经之热，同时具明目止痛之功；栀子清泄肝热，且通利三焦，引热邪从小便而出；芍药、甘草并施称"芍药甘草汤"，具柔肝、解痉、止痛之效；当归、川芎合用称"佛手散"，活血止痛之效宏；更佐丹参，功同四物，化瘀止痛。方中用白芷者，以其疏风止痛，入阳明经络，治疗其眼眶疼痛；泽兰活血兼能利水，血水同治，治其下肢水肿。

本案患者是一位老年女性，有糖尿病家族史，发现血糖升高时即伴有糖尿病视网膜病变、尿蛋白肌酐比值升高，糖尿病肾病Ⅲ期诊断明确。所幸肾功能尚未出现明显损伤，若坚持治疗，则能带病延年，达到健康和长寿的目标。糖尿病肾病吕老习惯称之为消渴病肾病。其病因病机乃消渴病失治误治，迁延未愈，热伤气阴，致气虚、阴虚、气阴两虚甚至阴阳俱虚。在此基础上，久病入络，痰热郁瘀多种病理产物互相交结，在肾之络脉形成"微型癥瘕"，使肾体受损，肾用失司。肾脏虚损劳衰不断加重，以致肾元虚衰，气化不行，湿浊邪毒内生，日久阻滞气机升降出入，变生关格危候。

吕老在治疗消渴病肾病时，提出了分期辨证治疗方案，早期即尿微量白蛋白期，中期即临床显性蛋白尿阶段，晚期即肾衰阶段，体现分期辨证、综合治疗的精神。本案患者无显性蛋白尿，尿蛋白肌酐比值为40.32，尚处消渴病肾病早期。初诊时肝郁气滞证明显，治当理气开郁为主，方药可用四逆散、大七气汤、五磨饮子、柴胡疏肝散等方化裁。吕老临证多年，对药性有充分的认识，临床上不拘泥于原方药味，所选之药物常兼多重功效，药简效宏。针对肝郁气滞证，吕老常选香橼、佛手、香附、乌药、枳实、枳壳、赤芍、白芍等药。若气郁化火，症见急躁易怒、头晕目眩、双目干涩、口苦咽干者，常加黄芩、菊花、龙胆草，以加强清肝明目之用；若湿热内盛者，常加茵陈、炒栀子清利湿热；若水湿内停，下肢水肿者，常加茯苓、猪苓以利水渗湿。

从患者三次用药的不同可以看出，吕老临证时对患者的疾病、证候、症状三者并重，根据患者当下的证候结合疾病的基本病机处方用药，既体现了治病求本的思想，又将整体观念和个体化治疗蕴含其中，动态地解决患者的证候变化，故能取得较好的疗效。此外，吕老非常重视其他特色疗法。如嘱咐患者以低盐低脂、优质低蛋白饮食为原则，指导患者练习自创十八段锦，稳定患者情绪，减轻患者心理负担，对疾病的恢复起到了较好的促进作用。

（蒋里 整理）

（五）气虚血瘀，湿浊内停案

李某，女，45岁。2016年10月22日初诊。主因：血肌酐升高15个月。现病史：患者2015年初无明显诱因出现头晕、乏力，未予重视。2015年7月因头晕、乏力加重就诊于承德某医院，查血压173/112mmHg，血肌酐186.9μmol/L，尿蛋白（+++），红细胞46.89/HPF，24小时尿蛋白定量12.45g，总蛋白57.90g/L，白蛋白27.6g/L。当月行肾穿刺病理活检示硬化性肾炎，符合IgA肾病Ⅴ级。诊断：①慢性肾炎IgA肾病Ⅴ级，慢性肾衰竭失代偿期。②高血压3级（很高危）。③胆囊炎。住院予贝那普利10mg口服，每日 1 次，降压、降尿蛋白治疗。2015 年 8 月出院后就诊于北京某医院，予泼尼松 60mg 口服治疗，每日 1 次，3 个月后逐渐减药至停服，改服雷公藤多苷 20～60mg 至今，用药期间肌酐持续、缓慢增长。2016 年 10 月 21 日于某医院查血肌酐 223μmol/L，尿素氮 11.57mmol/L，24 小时尿蛋白 5.34g，尿常规见尿蛋白 1.0g/L，尿潜血（±）。刻下症：双下肢轻度指凹性水肿，眼睑浮肿，小便无力，泡沫量多，夜尿 1～2 次；畏热多汗，手足畏寒；头晕恶心，胸闷心悸，双下肢沉重无力、颤抖，受凉后疼痛麻木；纳少，时有反酸；眠差，卧不安；大便日行 1 次，质可成形。舌淡，苔薄，脉滑细。西医诊断：慢性肾炎 IgA 肾病 V 级，慢性肾衰竭失代偿期。中医诊断：慢肾风（气虚血瘀、湿浊内阻）。治法：益气养血，化瘀活血，利水化浊。处方：生黄芪 30g，当归 10g，太子参 30g，丹参 30g，牡丹皮 20g，赤芍 20g，猪苓 30g，泽兰 15g。28 剂，每日 1 剂，水煎服，早晚分服。医嘱：清淡饮食，少食肉类，忌食辛辣，心情愉快，轻缓运动。

二诊（2016 年 11 月 19 日）：服前方 28 剂后，双下肢及眼睑水肿较前减轻，已无恶心、反酸，畏热多汗及小便无力症状有所改善，夜尿 1 次，色黄；复查指标见血肌酐 197μmol/L，尿素氮 13.87mmol/L，24 小时尿蛋白 10.3g/L，尿常规尿蛋白 0.3g/L，尿潜血阴性。现患者双下肢久行后仍有水肿，沉重无力，偶有震颤，潮热时头晕心烦，腹胀，大便日 1 次，质不干。纳可，眠差，入睡难。诉末次月经为 7 个月前，平素月经周期为 40 日。血压 138/90mmHg，舌红，苔白腻，脉弦滑。处方：前方加白花蛇舌草 30g，茵陈 30g，炒山栀 10g。28 剂，每日 1 剂，水煎服，早晚分服。

三诊（2016 年 12 月 31 日）：服前方 28 剂后，双眼睑及下肢水肿减轻，小便调，夜尿已无，手足畏寒较前减轻；复查指标见血肌酐 188μmol/L，尿素氮 12.22mmol/L，白蛋白 33.0g/L。现患者稍有疲乏，畏热多汗，心烦失眠，难以入睡，手足偶有麻木，纳可，大便日行 1 次，质稀，不成形。舌红，苔薄白，脉细无力。处方：生黄芪 30g，当归 10g，丹参 30g，赤芍 15g，牡丹皮 15g，泽兰 15g，川芎 10g，茵陈 30g。28 剂，每日 1 剂，水煎服，早晚分服。

按：IgA 肾病进展至慢性肾功能不全阶段，基本病机为肾脏络脉病变"微型癥瘕"形成。所谓"癥瘕"，气、血、水湿痰饮，诸邪皆可积聚内结而成，初起为无形之"瘕"，日久则有形成"癥"。《灵枢·终始》中有"久病者，邪气入深"的记载，清代叶天士明确提出"久病入络，久瘀入络""初为气结在经，久则血伤入络"的学术观点。"微型癥瘕"在肾络中形成，阻碍气血运行，影响肾用的发挥；瘀结不利，肾用失司，浊毒内停，进一步损害肾体，耗伤气血，故本患者初诊时即有疲乏无力、舌淡脉细等气血亏损之象，又有恶心等浊毒内停的表现。肾主水，肾用失司则为气化及开阖失司，津液不化，水湿内停，漫溢肌肤为眼睑及下肢水肿，气不化水则夜尿频多。故处方时以补血二丹汤加减，"补血"即宗李东垣当归补血汤，以生黄芪、当归益气补血，气血相生，气载血行，气血充则运行通畅，扶正以祛邪。"二丹"为丹参及牡丹皮，二者均有解毒凉血活血之效，浊毒伤及血分，微型癥瘕阻于肾之血络中，二药相伍，作用于血分，祛邪以扶正。辅以太子参清补不燥，赤芍养阴活血，猪苓、泽兰均可利水，前者利湿，后者活血，同时以芳香之气化浊。全方切合病机，标本兼顾，共奏益气养血、化瘀活血、利水化浊之功。二诊时主症缓解明显，复查血肌酐、尿素氮及尿蛋白等重要指标均下降，患者出现心烦、腹胀、舌苔腻等浊毒化热之象，故加白花蛇舌草清热解毒，炒山栀清心除烦，茵陈利湿泄浊。三诊时，患者主症继续缓解，指标仍在改善，且白蛋白较初诊时上升。患者仍心烦而便溏，方中去白花蛇舌草及栀子等大苦大寒、清热解毒之品，虚象减轻故去太子参，茵陈气平微寒，还可行滞气、散瘀热，加川芎"血中气药"通达气血，又与当归配伍为佛手散，增强活血化瘀之力。

本案患者为一中年女性，正处于更年期，且发病后月经已7月未至，叙述病情时十分焦虑。因已行肾穿刺检查，并就诊规范治疗1年多，患者对IgA 肾病比较了解，且对血肌酐的上涨担忧恐惧，反复询问肌酐是否还能下降。吕老详细察色按脉后，嘱咐患者"要多笑，保持心情愉快，轻缓运动，不要熬夜，少吃肉多吃菜"。患者每次复诊前均会完整复查相关指标，看到血肌酐、尿素氮和 24 小时尿蛋白指标下降，情绪逐渐稳定并且对治疗更有信心、更加配合。

本患者起病即为头晕乏力，症状不典型，就诊时为大量蛋白尿、低蛋白血症，水肿也并不重，诊断时要辨病与辨证相结合，谨守病机，处方时明确气血亏虚、浊毒内停的基本病机，据证与症加减用药，益气、养血、活血、解毒，实则均有利水之能，同时标本兼治，祛邪扶正，方能取得良好疗效。

（朱荔炜　整理）

（六）湿热血瘀，肾元亏虚案

徐某，女，53 岁。2015 年 9 月 19 日初诊。主因：发现血肌酐升高 2 年。现病史：患者 2 年前体检时发现肌酐 92μmol/L，尿常规：尿蛋白（－），红细胞阴性，无肉眼血尿及泡沫尿，无尿频尿急尿痛，无腰痛，无其他不适，未予重视，未行诊治。2015 年 8 月体检查尿常规：尿蛋白（＋＋），红细胞 4.3/HPF；生化：谷丙转氨酶 49U/L，甘油三酯 2.67mmol/L，总胆固醇 6.59mmol/L，肌酐 150μmol/L，钾 4.24mmol/L，钙 2.34mmol/L；血常规：血红蛋白 142g/L。2015 年 9 月 7 日就诊于某医院，行肾穿刺示增生硬化型 IgA 肾病；B 超示双肾偏小，左肾 8.9cm×4.2cm，右肾 8.5cm×4.2cm。刻下症：偶有腰酸，余无特殊不适，纳眠可，大便一日 1 次，质可，小便调，已绝经 2 年，平素饮食喜油腻。舌暗，苔黄腻，脉沉。西医诊断：①增生硬化型 IgA 肾病。②高血压。③脂肪肝（轻度）。④动脉粥样硬化斑块形成。中医诊断：慢肾风（湿热血瘀，肝肾不足）。治法：活血化湿，补益肝肾。处方：茵陈 30g，炒山栀 10g，丹参 60g，赤芍 20g，牡丹皮 20g，三七粉（冲服）6g，川牛膝 20g，猪苓 30g，红景天 15g，黄芩 10g，泽兰 20g，生甘草 10g，水红花子 10g。60 剂，每日 1 剂，水煎，早晚分服。

二诊（2015 年 11 月 21 日）：服上方后，偶有腰酸，纳差，音哑，咳嗽，无痰，无发热，无汗，无恶寒，眠可，大便日 3 次，不成形，小便可。2015 年 10 月 12 日复查尿常规：pH 5.5，尿蛋白（＋＋），尿潜血（＋）；生化：24

小时尿蛋白定量 758.40mg，尿总蛋白肌酐比值 581.21mg/g。2015 年 11 月 17 日复查肾功能：尿素 8.6mmol/L，肌酐 142μmol/L，胱抑素 C 2.11mg/L，电解质（－）。舌暗红，边尖有红点，苔腻，脉沉。处方：太子参 30g，丹参 60g，赤芍 20g，牡丹皮 20g，猪苓 30g，茯苓 30g，泽兰 15g，莪术 10g，生黄芪 30g，当归 10g，灵芝 30g，红景天 20g，水红花子 10g。90 剂，每日 1 剂，水煎，早晚分服。

三诊（2016 年 2 月 20 日）：服上方 2 个月余，久立后腰酸，无其他特殊不适，纳眠可，大便日 2 次，不成形，较服一诊方时减轻，小便可，夜尿 1 次。2016 年 1 月 18 日复查生化：肌酐 124μmol/L，尿素 10.7mmol/L，尿酸 423.6μmol/L；尿常规：细菌 12881.1/UI，尿比重 1.009，pH5.5，白蛋白 132.2mg/L，总蛋白 164.5mg/L，尿白蛋白肌酐比值 420.23mg/g，尿总蛋白肌酐比值 522.90mg/g。舌暗红，苔略腻，脉沉。处方：太子参 30g，丹参 60g，赤芍 20g，牡丹皮 20g，猪苓 30g，茯苓 30g，泽兰 15g，莪术 10g，生黄芪 30g，当归 10g，灵芝 30g，红景天 20g，水红花子 10g，三七粉（冲服）6g。28 剂，每日 1 剂，水煎，早晚分服。

按：IgA 肾病为临床常见肾脏病，其临床表现主要为血尿、腰痛、乏力等，也可见蛋白尿、水肿等症状，属中医学"慢肾风"范畴。IgA 肾病的治疗，吕老重视"微型癥瘕"形成学说，认为痰、湿、瘀、浊等邪交结于肾之络脉，可形成"微型癥瘕"，从而出现肾小球硬化等临床表现，故临床治疗肾病，重视化湿、清热、活血、消癥等治法。

本案患者初诊时肌酐 150μmol/L，为肾功能失代偿期。患者病程较长，其间未予重视，久病血瘀。而患者平素饮食喜油腻，湿热蕴结，则血脂偏高。湿、热、瘀等邪互结于肾络，形成"微型癥瘕"。肾气化失司，湿浊邪毒不能外泄，停于体内，进一步更伤肾元。肾元亏虚，肾失封藏，则可见血尿、蛋白尿；腰为肾之府，湿热蕴结下焦，肾元亏虚，则可见腰酸。舌暗为瘀血指征，苔黄腻为湿热内蕴之征，脉沉亦为肾虚之象。故方用茵陈、栀子、猪苓以清利湿热，又以黄芩清热燥湿，共同助湿浊邪毒排出。又用丹参、赤芍、牡丹皮以活血化瘀，消除"微型癥瘕"。又以三七粉冲服，活血止血以消除血尿。川牛膝在活血的同时，引药下行，直达病所，同时又兼能强腰膝，对于患者腰痛症状可起到缓解作用。泽兰、水红花子活血利水，水红花子又可活血消癥，对于消除微型癥瘕、保护肾功能具有较好疗效。证候虽以邪实为主，但其本仍为肾元亏虚，故于祛邪之外，仍当佐以扶正治本之法，以红景天益气养血，补益肾元。二诊湿热之邪已去，肌酐亦较前降低，但出现纳差、大便不成形等症，考虑与使用茵陈、栀子等药清利湿热时间较长，药性寒凉，伤及胃气有关。故二诊在活血化瘀、清利湿热的同时加用扶正之药，以补血二丹汤为基本方加减，药用生黄芪、太子参益气健脾，当归养血和血，红景天、灵芝益气养血。生黄芪具有降低尿蛋白之用，常在肾病出现蛋白尿时酌情选用，该患者 24 小时尿总蛋白 758.40mg，故药用生黄芪 30g，以降低尿蛋白。仍效上方予活血利湿治法，以丹参、牡丹皮、赤芍、水红花子等药活血化瘀，猪苓、茯苓、泽兰活血利水，并加用莪术以增强活血消癥之力。三诊诸症皆有所好转，肌酐、尿蛋白较前明显降低，效不更方，在二诊原方的基础上加用三七粉活血止血，疏通血络。辨证得法，故疗效较佳。

本案患者为中年女性，患病初期未见明显血尿、蛋白尿，症状不明显，未予重视，两年后体检时发现肌酐明显升高，出现血尿、蛋白尿，方就诊于我门诊。患者初诊证属湿热血瘀，吕老治疗以清利湿热为主。二诊邪实已去，正虚之象较为突出，故改用益气活血之法。用药得当，故患者肌酐降低，肾功能得以恢复。吕老认为，湿邪在肾脏病的发生发展过程中有重要作用，外感风湿之邪可作为肾脏病加重的诱因，而肾元虚衰，水液气化失司，又可内生湿浊邪毒，进一步导致肾脏病的发展。因此，在肾脏病的治疗中应始终重视祛湿，具体则根据不同证候，应用淡渗利湿、芳香化湿、温化水湿、清利湿热等多种治法。如淡渗利湿法，常用猪苓、茯苓、泽兰等药；芳香化湿法，常用佩兰、藿香、砂仁等药；温化水湿，常用干姜、苍术、附子等药；清热利湿法，常用茵陈、栀子等药。在本案中，一诊患者以湿热为主，故以茵陈、栀子、黄芩、猪苓等药清利湿热。二诊患者热象已去，湿象亦较前减轻，故以猪苓、茯苓、泽兰、水红花子活血利湿。湿浊邪毒得以去除，则诸症减轻，有利于保护肾功能，防止病情进一步发展。

（沃晓哲　整理）

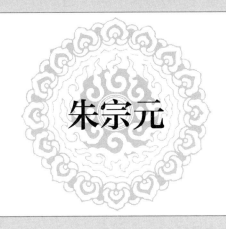

朱宗元

一、医家简介

朱宗元（1937— ），男，教授，主任医师，第四批全国老中医药专家学术经验继承工作指导老师。1962年从上海中医药大学毕业后，作为首批支援边疆少数民族地区医学事业的知识分子，到内蒙古医学院中蒙医系（现为内蒙古医科大学中医学院）任教；先后担任内蒙古医学院中蒙医系主任、内蒙古中医药学会副秘书长、内蒙古政协委员、全国中医药高等教育学会委员等职务，1993年始享受国务院政府特殊津贴。在60余年的临证中，朱宗元坚持中西医优势互补，针对肾系疾病，总结出"培本、澄源、截流"的辨治法则，取得较好疗效。

二、学术思想

（一）"辨病－辨证－辨症"临证诊疗模式

辨证论治是中医理论体系的主要特点，是根据"有诸内必形于外"的理论，应用司外揣内认识思维模式，针对临床患者表现出的症状进行阴阳、脏腑、经络、气血津液等不同分类，按照相应症状群总结出一定规律，提出治则治法加以处方施治，通常无须明确诊断也可进行治疗，实质上是一种"模糊"治疗，对于诊断不明确的疑难病有着显著优势。但在具体操作过程中，由于受到医者的知识结构、地域环境、患者体质等因素影响，证型辨别总是众说纷纭，治疗方案因人而异，有效临床经验的可重复性较低，不利于临床经验的传承发展。同时，由于许多疾病的病因、病位复杂，如水肿，病因常涉及外感、饮食、劳倦、邪毒等，病位涉及在脾、在肺、在肾、在心等的不同，辨证仅是对其发展过程中某一阶段综合情况的概括，不能反映疾病的全貌，对于疾病的预后判断、治疗难易程度的判定存在一定盲目性，临床应用存在一定局限性。因此，朱教授在多年的临证过程中常以辨病为主，兼以辨证。清代徐灵胎《兰台轨范》提道："欲治病者，必先识病之名。能识病名，而后求其病之所由生。知其所由生，又当辨其生之因各不同，而病状所由异，然后考其治之之法。一病必有主方，一方必有主药。"对于疾病的治疗，要识病之名，察病之因，明治之法，方可确定治疗的主方主药，强调了要先识病，后施治。而中医学对于疾病的认识常以一系列的症状、体征进行概括描述，对于疾病的本质特征认识存在一定模糊性。朱教授认为西医对于疾病认识在病因、发病机制、进展情况等方面较为清晰准确，有助于整体把握疾病特征和转归预后。因此，在辨病过程中常以西医学对于疾病的认识为主，在此基础上确定疾病的整体治疗思路，明确总体治疗法则，再根据患者的个体差异及兼证不同进行辨证加减，使辨病与辨证相统一，事半功倍。正如现代名医赵锡武所说："有疾病而后有症状，病者，为本，为体；证者，为标，为象。病不变而证常变，病有定而证无定，故辨证不能离开病之本质。"同时，在临床中，朱教授把握疾病整体特征的同时，注重抓主症，认为主症是疾病某一阶段在患者体表的主要表现，也是患者求治的核心问题、亟待解决的困扰，因此在辨病、辨证的同时注重辨症，如慢性肾小球肾炎在治疗过程中注意区分蛋白尿、血尿进行有针对性的治疗，在临床中逐渐形成"辨病－辨证－辨症"临证诊疗模式，实现在临证过程中首先明确疾病诊断，了解疾病的整体特点，确定治疗大法，然后再进行辨证，抓主症进行辨症，制订具有动态时空特征的个体化诊疗方案，获得较好的临床疗效。

（二）"中西贯通"认识慢性肾小球肾炎

慢性肾脏病（chronic kidney disease，CKD）是各种原因引起大于 3 个月的肾脏结构和功能异常，临床表现为肾小球滤过率正常和不正常的病理损伤，血、尿成分异常，影像学检查异常，多种多样，可以从无症状实验室检查异常到尿毒症。引起 CKD 的疾病包括各种原发的、继发的肾小球肾炎、隐匿性肾炎、肾盂肾炎、过敏性紫癜性肾炎、肾病综合征等。其中，慢性肾小球肾炎是以血尿、蛋白尿、水肿、高血压为主要临床表现，起病方式各异，病情缠绵难愈，病变进展较为缓慢，部分患者伴有不同程度的肾功能衰退，并最终进展为慢性肾功能衰竭的一类肾小球病变。朱教授在临床诊治慢性肾小球肾炎过程中，认为该病西医学诊断明确、病理认识清晰，主张采用执西用中的临床思维，即以西医学病理诊断为切入点，应用取象比类的中医传统认识思维模式加以合理诠释，再予以中医治法，从而方随法出。慢性肾小球肾炎的现代病理学机制主要责之免疫异常，致病微生物进入人体产生抗原，抗原刺激机体产生抗体，抗原与抗体结合形成免疫复合物。在免疫功能失调的状态下，一方面，一部分免疫复合物在肾小球系膜区沉着，引起一系列的炎症反应，导致基底膜机械屏障及电荷屏障受损，使得血管的通透性增加，导致血液成分渗出，形成蛋白尿、血尿；另一方面，抗原抗体复合物沉积于肾间质，随之引发血管炎，形成微血栓，导致肾小球滤过率下降，肾血流量降低可使尿量减少引起水肿，又使肾素分泌增加引起高血压。其中，蛋白、红细胞是现代科技直接观察的"象"，是人体血液的重要组成部分，可归属于中医学"精"的范畴，蛋白尿、血尿即是精微流失的外在表现；循环免疫复合物在肾脏沉积导致微循环障碍引起血管炎症，这一"象"比类为血瘀，形成的病理产物即为瘀血。肾为先天之本，脾为后天之本，久病多可损及脾肾。对慢性肾小球肾炎，朱教授认为其属本虚标实之证，本虚主要责之脾肾二脏。脾肾功能不足，导致土不制水，肾不主水，水湿泛滥，发为水肿；"脾具坤静之德，而有乾健之运，故能使心肺之阳降，肾肝之阴升，而成天地交之泰"，脾肾功能失调又可间接导致人体气机升降失调，肺气闭阻，宣发功能失调，三焦为水液运行的通路，三焦水道不利，进一步加重水液停聚。脾主运化水谷精微、主升清统血，脾气不足，"清气在下，则生飧泄"，无法固摄人体中的精微物质；肾藏精，司开阖，肾气不足，精微不固，故临床可出现蛋白尿、血尿，出现精微外泄之症。人体免疫功能失调是导致慢性肾小球肾炎的根本原因，朱教授认为免疫功能失调相当于中医的开阖功能失调，此中的开阖并不是指单纯的汗孔开合，其中开是指把人体的代谢物排出，吸入外界对人体有益的物质；阖是指人体的津液物质不被排出，即保护作用，并阻止外界有害因素侵入人体。此外，对于本病之标实，朱教授主要责之水湿、湿热、瘀血、痰浊、寒湿、积滞、热毒、燥结等，常相互搏结，伤及人体导致病情反复，迁延难治。不同性质的邪气往往侵袭人体的不同部位，形成不同部位的隐形病灶，而这些隐形病灶与脾肾亏虚互为影响，实者益实，虚者益虚，使本虚标实之证更加显著。

（三）"治病求本"明辨慢性肾小球肾炎诱因

朱宗元长期致力于"中医基础理论"教学，对于中医学整体观念理解深刻。人体是以五脏为核心的有机整体，通过经脉使人体体表的形体官窍与体内五脏之间产生紧密联系；《素问·刺禁论》提道"肝生于左，肺藏于右，心部于表，肾治于里，脾为之使，胃为之市"，五脏之间气机升降协调，生命活动才能得以继续，五脏之间也紧密联系。朱教授认为，临床中人体体表的各种隐性病灶是导致慢性肾小球肾炎反复发作的重要诱因，可通过多种途径影响人体脾肾功能、导致气机升降失调，开阖失司。如果不能及时消除诱因，病情则缠绵难愈，而且认为首次发病也常由各种感染诱发，成为病情发展的催化剂。因此，朱教授根据多年临床经验，总结出以下几种常见的感染诱发因素：①慢性咽炎：患者常见咽干、咽痛、咽痒，时有咳嗽、咳痰；②生殖系统感染：妇女常伴发生妇科炎症，临床可见小腹痛、月经不调、白带增多、阴痒等，男性常伴发前列腺炎，临床可见尿频、夜尿增多、尿不尽感等；③胃肠道炎症：临床患者可有反复的腹痛、腹泻、纳差等；④皮肤感染：患者常见皮肤多发性疖、皮肤溃疡、痤疮等。

（四）"调养并重"预防慢性肾小球肾炎复发

1. 忌劳累，且气候适宜时当散步

劳累导致体力消耗过度，产生代谢与内分泌紊乱，增加精神压力，出现失眠等一系列症状，可使病情反复。而气候适宜时适当散步可增强大脑皮层的兴奋作用，加快全身及脑部血液循环，从而达到放松心情，消除疲劳的目的，可以充分调节精神，且散步时由于腹肌收缩，呼吸加深，局部肌肉运动增强，增强胃肠蠕动能力，有助于食物的消化吸收，从而形成良性循环，提升消化能力，进而可增进食欲，散步时肺通气量增加，增强呼吸系统功能。

散步可以调动全身大部分的肌肉和骨骼肌，增强肌肉耗氧量和代谢，增强血管壁弹性，防止动脉硬化发生，从而增强机体免疫力。

2. 注意饮食调养与禁忌

应适当食用肉类，但淡水鱼中的无鳞鱼不可食用，海产品需禁食，包括海带、紫菜等，不可饮酒，应低盐饮食，少食或不食凉食。肾功能受损者，除上述禁忌外，豆制品应禁食，肉、牛奶不可多食用。

3. 调畅情志

心情抑郁、情志不畅也是导致肾炎病情反复的重要原因。患者应保持乐观心态，树立战胜疾病的信心，对于疾病预后有非常大的作用，同时培养适当的兴趣爱好，亦可愉悦心情，促进疾病恢复和身体健康。

4. 重视居住环境，注意睡眠卫生

患者居室宜避免阴暗、潮湿、闭塞的环境，尽量宽敞、明亮，经常开窗通风换气，保持空气洁净。睡眠时需注意盖住腹部，以护卫胃阳，预防感冒。

三、临床特色

（一）提出"培本、澄源、截流"的治疗法则

在临床上，朱教授基于"辨病－辨证－辨症"诊治慢性肾小球肾炎，提出"培本、澄源、截流"的治疗法则，取得了较好疗效。

1. 培本

朱教授认为慢性肾小球肾炎主要机制在于开阖失司，封藏不固；因慢性肾病多病情迁延，多为本虚标实之证；同时久病入络，血不归经，肾络瘀阻成为该病的重要病理变化。在 20 世纪 90 年代初期，名老中医祝谌予应用过敏煎治疗过敏性疾病的经验令朱教授治疗肾病的思路茅塞顿开，认为慢性肾小球肾炎与过敏性疾病均存在免疫功能失调，从中医角度看认为均存在气机开阖失司的问题，病机上具有异曲同工之妙，治疗上当然也可异病同治。因

此，朱教授以过敏煎为主方形成慢性肾炎方之第一组药物（防风、乌梅、柴胡、五味子、金钱草、白花蛇舌草）。同时，他认为慢性肾病大多病程缠绵，久病虚损、脾肾不足、精微不固是导致出现蛋白尿、血尿的主要原因，临证需健脾固堤、补肾摄精，形成治疗的第二组核心药物（黄芪、党参、炒白术、升麻、甘草、熟地黄、巴戟天、淫羊藿、菟丝子、灵芝、桑螵蛸）。此外，肾络瘀阻是肾系病证重要的病理变化，也是导致肾功能损伤的重要原因，活血化瘀改善肾脏血液循环尤为重要，形成治疗的第三组核心药物（桃仁、红花、益母草、川芎、水蛭、土鳖虫等）。通过以上三组药物实现调理开阖、培补脾肾、活血化瘀，以纠正机体调节免疫功能紊乱，恢复脾肾气化，调畅气血，达到"培本"的目的。

2. 澄源

澄源是指消除导致慢性肾小球肾炎的诱因。朱教授针对不同的隐性病灶，在培本的基础上辨证加减治疗。其中，针对咽干、咽痛、咽痒等症之慢性咽炎经验方，药用：生地黄、玄参、麦冬、桔梗、山豆根、马勃、僵蚕、蝉蜕、诃子、木蝴蝶、石韦、车前子、甘草等；针对女性的妇科炎症，加用薏苡附子败酱散为主方，药用：制附子、薏苡仁、败酱草、土茯苓、红藤等；针对男性的前列腺炎，临床用药常酌加以滋肾通关丸为主方的经验方，药用：肉桂、黄柏、知母、败酱草、土茯苓、苦参、淫羊藿、韭菜子、蛇床子、小茴香、荔枝核、乌药等；针对胃肠道炎症，常用香连丸、升阳益胃汤为主方的经验方，药用：黄连、木香、白芍、吴茱萸、荜茇、黄芪、党参、炒白术等；针对皮肤炎症，常用药中加入五味消毒饮、清胃散、泻白散等。通过对各种急慢性炎症进行积极治疗，消除诱发因素，使标实之证得到控制，起到"澄源"的作用。

此外，临床许多慢性肾小球肾炎的患者，由于失治、误治，最终发展成为慢性肾功能衰竭。到此程度时患者肾功能损害极其严重，肾脏不能正常排泄人体代谢的产物，导致肌酐、尿素氮等蓄积于血液中，中医称之为"浊毒"。浊毒日久亦会加重肾脏负担，加速肾功能损害，从而形成恶性循环。朱教授认为，肾络瘀阻，肾阳虚衰，浊毒不化是慢性肾功能衰竭的主要病机，常在补益脾肾、纠正开阖失司、活血化瘀基础上，加用当归四逆汤，合大剂量的制附子、大黄等以疏通肾络、补肾助阳、清热解毒。其中，当归四逆汤养血活血通脉，能够改善肾脏血循环，增加肾脏血容量，促进体内浊毒排出，而附子为补阳药，可振奋阳气，激活肾小球细胞，恢复肾功能，大黄可抑制肠道对含氮物的吸收，排泄尿素氮，降低血肌酐，对氮质血症有效。上药共用可温肾振阳，化浊泄毒，延缓肾衰，寒热攻补兼施，在邪毒较重时，还配合灌肠法外治，以内外同施，标本兼顾，尽快导邪毒从下而出，保存正气。如果患者能够坚持治疗，可以有效阻止病情进展，保持理化指标基本稳定，从而改善生活质量。

3. 截流

截流主要是针对蛋白尿、血尿采取的治疗措施。蛋白尿明显时通常要加大补肾固精等药物的用量，如巴戟天、桑螵蛸、僵蚕、淫羊藿、菟丝子、紫河车等；血尿明显时加入赤芍、牡丹皮、水牛角、生地黄、龙眼肉、炒酸枣仁、仙鹤草、旱莲草、茜草、紫草等以加强凉血止血、养血之功效，及时控制体内精微物质流失，恢复脾肾正常封藏、固摄、升清作用。

（二）方药分析

朱宗元治疗肾病的主方出自名医祝谌予治疗过敏性疾病的经验方——过敏煎。常用药物为乌梅、防风、柴胡、五味子、金钱草、白花蛇舌草、黄芪、桃仁、红花、益母草、熟地黄、巴戟天、桑螵蛸、党参、炒白术、升麻、川芎、灵芝、水蛭、土鳖虫、紫河车、白茅根和甘草。第一组药物：乌梅、防风、柴胡、五味子和甘草，原方中用的是银柴胡，因柴胡的主要成分柴胡皂苷的抗炎作用与强的松龙相近，并有降低血浆胆固醇的作用，朱教授根据现代药理研究和临床经验的对比观察结果将银柴胡改为柴胡。方中柴胡、防风主升、主出、主开，乌梅、五味子主降、主入、主合，甘草调和诸药，全方可调节气机升降出入，司人体之开阖，以应天地之气，内能激发人体生命功能，外可驱入侵之邪，达到扶正祛邪的目的；另加白花蛇舌草与金钱草二者共同调节免疫功能，白花蛇舌草提高免疫功能，金钱草抑制免疫功能，同时可消蛋白尿。第二组药物：黄芪、党参、炒白术健脾益气，加用升麻升阳举陷，取补中益气汤之意，用以补中益气，健脾以固摄；熟地黄、巴戟天、桑螵蛸、紫河车及灵芝共用，可达补精益髓、温肾补精之效。药理研究表明黄芪可以减少尿蛋白的排泄，这与黄芪的摄精作用相吻合，所以，朱教授运用黄芪时常根据病情加大用量。紫河车是血肉有情之品，味甘性温，入肾经，可益气养血，此药禀父母精气而成，故能大补气血，与黄芪合用，加强益气生血之功，使精微生化有源，对肾性贫血有一定疗效。第三组药物：桃仁、红花、益母草、川芎活血化瘀。水蛭、土鳖虫加强活血化瘀的功效，用胶囊剂量可以增强疗效，一般选用 0 号胶囊，每粒大概 0.3g，目前发现用到 5 粒出现皮下出血的病例，故临床应用时应予以注意。白茅根利水消肿，利湿不伤阴，且可治疗血尿。

（三）用药特点

1. 量小味多，繁而不杂

在临证用药时朱教授一贯秉承"用量宁小勿大"的原则，多为 3～5g，认为小剂量用药并不等于药效减少，中药在煎煮过程中是有一定溶解度的，要更加注重方剂中君、臣、佐、使的合理配伍、剂量配比，这也体现了"轻灵疏调"的用药优势，体现了《素问》"无代化，无违时，必养必和，待其来复""疏其血气，令其条达，而致和平"之意，轻滋其味、扶正固本，激发人体自我修复能力，使顽疾渐消缓散，量小灵动而效捷。尤其是对于慢性肾小球肾炎，小剂量用药不仅可以减轻患者经济压力，还可以避免单味药物大量使用可能造成的肾脏毒性危害，减轻肾脏负担。同时，朱教授临证抓住临床辨证要解决的重点，把功效相似相佐的药物组成三三两两的药组，在此基础上再予二次配伍组方，这样治疗时的药味虽多，但繁而不杂，层次清晰，主次分明，并且具有较强的针对性。

2. 汤、丸调剂合用，主病兼证合治

在临证中，针对慢性肾小球肾炎，朱教授根据"辨病－辨证－辨症"诊疗模式，区分主病、诱因、主症，分不同层次用药治疗。具体而言，即采用

不同剂型的药物予以合治。元代王海藏在《汤液本草》中提道"汤者，荡也，去大病用之""丸者，缓也，舒缓而治之"，认为汤剂功效相对峻猛，形同流水，能够疏涤五脏，取其速效，丸剂渐消缓散，功效相对缓和。慢性肾小球肾炎常病因复杂，治疗用药时间较长，临床中常针对主病、主要诱因、主症治疗选用汤剂，对于其他兼证或兼病选用丸剂兼顾。汤、丸等多种剂型药物可能在一位患者身上同时使用，可以起到多方位调控、减轻身体不适、提高临床疗效的作用。

四、验案精选

（一）脾肾亏虚，热毒瘀血案

冯某，男，42岁。2017年9月30日初诊。主诉：血尿1月余。现病史：患者于1个月前，因肉眼血尿就诊于某医院，确诊为"慢性肾小球肾炎"，予相应治疗（具体不详）。欲求中药治疗，经人介绍来诊。刻下症：血尿，乏力，腰困痛，头晕，脱发，咽喉有痰，大便不调，饮食可，睡眠一般。舌暗红，苔白，脉沉。尿常规：尿潜血（++），尿蛋白（++）。24小时尿蛋白定量1.29g。西医诊断：慢性肾小球肾炎。中医诊断：血尿，虚劳（脾肾亏虚，瘀血阻络，热毒炎上）。治法：健脾益肾，活血化瘀，调理开阖，清热利咽。处方：乌梅4g，防风3g，柴胡5g，五味子4g，夏枯草7g，白花蛇舌草7g，黄芪15g，桃仁7g，红花7g，益母草7g，生地黄8g，熟地黄8g，巴戟天6g，桑螵蛸6g，党参10g，炒白术7g，升麻5g，川芎7g，僵蚕6g，玄参6g，麦冬6g，桔梗4g，山豆根10g，马勃10g，诃子6g，木蝴蝶6g，辛夷7g，苍耳子6g，蜂房10g，当归6g，桂枝7g，赤芍7g，地龙6g，细辛4g，通草4g，黄芩10g，吴茱萸6g，荜茇6g，灵芝5g，土鳖虫5g，紫河车4g，葛根10g，甘草3g，水蛭4g。14剂，每日1剂，水煎，早晚分服。医嘱：饮食宜清淡，忌食肥甘厚味，控制盐的摄入，避免劳累，避免重体力劳动，注意休养，保持心情愉悦。

二诊（2017年12月9日）：未见血尿，乏力较前改善，腰困痛，头晕，脱发，咽喉有痰，大便不调。饮食可，睡眠一般。尿常规（－）。处方：上方去细辛。14剂。

三诊（2018年2月17日）：无肉眼血尿，诸症较前缓解，偶有头晕，仍脱发，大便不调。饮食可，睡眠一般。尿常规（－）。处方：守上方继续治疗。14剂。

四诊（2018年3月10日）：无血尿，偶有乏力、头晕，大便无明显改善，小便正常。处方，守上方继续治疗。14剂。

五诊（2018年4月1日）：诸症明显好转。处方：守上方继续治疗。14剂。

按：慢性肾小球肾炎以血尿、蛋白尿、水肿等为主要临床表现，病情进展较慢，往往缠绵难愈。本案所病在中医辨证属"虚劳"范畴，证属脾肾亏虚、瘀血阻络、热毒炎上。蛋白尿、血尿的产生主要是因患者脾肾亏虚，气化不利，失于封藏固摄所致。因此在治疗上，调理开阖的同时注重温补脾肾。以肾炎方为主进行加减，方中柴胡、防风、乌梅、五味子取自祝谌予的过敏煎，柴胡疏肝解郁，解表退热，防风祛风解表，抗菌止痒，乌梅酸平，五味子酸温，二药均能敛肺、涩肠、固肾，该方寒热同调，有收有散，改善机体体质，调节免疫功能。另外，方中朱教授配伍使用补中益气汤以健脾益气，熟地黄、巴戟天、桑螵蛸、紫河车、灵芝以填精益髓，温肾补精。这些药物以培补脾肾为主，达到固本培元之功，进一步增加机体抗病能力，改善免疫功能。本病发生后因气血运行障碍形成血瘀等病理产物，故朱教授在治疗中加入桃仁、红花、益母草、川芎、土鳖虫、水蛭等活血化瘀通络之品以破瘀行血，恢复气血的正常运行。临床中感染因素是慢性肾小球肾炎复发及加重的重要因素，诊察本例患者时，咽炎是本病反复发作的病因，因此，临证中加入惯用于咽炎的方药，如僵蚕、桔梗、木蝴蝶、玄参、麦冬、桔梗、山豆根、马勃、诃子、辛夷、苍耳子、黄芩、蜂房等清肺利咽、润肺化痰以清除病因。此患者在上述诊疗思路的指导下，经过5诊70剂的治疗后症状好转，未复发，故停药。另外，应嘱患者在日常生活中注意休息，适当锻炼，避免感染使病情反复。

现代药理研究证实，乌梅汁浓缩液通过抑制血管紧张素Ⅱ、抑制醛固酮的合成与释放，调节肾脏水钠代谢；五味子具有抗肾病变的作用，可抑制尿蛋白排泄，这与二药收敛固涩功效相合，亦说明二药作为本方的君药有保护肾脏的功能；黄芪水煎液除能保护肾脏外，还有消除尿蛋白和利尿的作用，这与黄芪的摄精作用相吻合，所以，朱教授运用黄芪时常根据病情加大用量。方中桃仁、红花、生地黄、熟地黄、川芎、当归、赤芍等药物合用具有养血生血、祛瘀活血的功效，能改善肾脏的血液循环。其中，桃仁、红花除能保护血管，改善微循环外，还有促纤溶、抗菌、抗炎、抗过敏的作用。抗炎、抗菌药物与白花蛇舌草、夏枯草这类调节免疫功能的药物合用，有利于预防及控制肾小球肾炎的复发及进一步发展。

患者青年男性，为慢性肾炎好发年龄。肾小球肾炎的发病常常是在体内有炎症的情况下，导致免疫系统紊乱，治疗中应时刻注重炎症的防治。在中医理论中是没有"炎症"这一概念的，治疗依据是根据西医理论基础得来的。朱教授在日常诊疗后总是跟学生们说："虽然我们是学习中医的，除了学习本专业知识外，更要好好学习西医的知识，要学会两条腿走路。"朱教授是全国中医院校第一批招生时就读于上海中医学院的学生，毕业后到内蒙古工作，不管教学还是临床，他都很重视中西医基础知识的学习。他常常告诫学生们基础知识就像盖房子打地基，只有基础打坚实才能建成牢固的房屋。除了要求基础外，朱教授对于现代先进的医疗技术发展及前沿的医学研究也非常关注。他认为先进的医疗技术有助于临床医生更准确更快速全面地掌握疾病，前沿的医学研究能够对疾病有进一步的认识，这些为治疗疾病提供了科学理论依据，更方便指导临床用药。朱教授每年都订购最新最前沿的肾病杂志来阅读，以便掌握现代肾病最新研究方向及动态。现在有很多医学专家和学者已经证实感染因素与慢性肾小球肾炎的发生有密切联系，因此，朱教授以这些发现为依托非常重视治疗免疫应答的源头。以本案为例，他认为咽部炎症引起本病的可能性大，因此在治疗中除遵循基本治疗方法外，还配伍应用玄参、麦冬、桔梗、山豆根、马勃、诃子、木蝴蝶等滋阴润肺，利咽化痰，以改善咽部症状。朱教授结合西医最新临床研究，利用中医药优势有针对性地对病因进行治疗，临床疗效突出。这不仅反映了他治疗肾病"澄源"的学术观点，临床实例也印证了这一理论的可靠性及可行性。

（秦铭一　整理）

（二）脾肾阳虚，瘀血内阻，邪毒内蕴案

马某，男，47岁。2018年8月29日初诊。主诉：乏力20余日。现病史：患者20余日前，因身软乏力、眼睑浮肿就诊于某医院，确诊为"慢性肾小球肾炎"，予相应治疗手段（具体不详）。现眼睑浮肿消失，仍觉周身乏力，欲求中药治疗，经人介绍来朱老门诊求诊。刻下症：乏力，腰困痛、酸软不适，小便稍有不畅，小便有泡沫，尿不尽感，夜尿4～5次，目干，颈困，饮食可，睡眠差。舌暗苔白，脉沉。尿常规：尿潜血（+），尿蛋白（+），红细胞69.4/μL。西医诊断：慢性肾小球肾炎。中医诊断：虚劳（脾肾阳虚，瘀血内阻，邪毒内蕴）。治法：温补脾肾，活血化瘀，攻下邪毒。处方：乌梅4g，防风3g，柴胡5g，五味子4g，金钱草7g，白花蛇舌草7g，黄芪15g，桃仁7g，红花7g，益母草7g，生地黄8g，熟地黄8g，巴戟天6g，桑螵蛸6g，党参10g，炒白术7g，升麻5g，川芎7g，僵蚕6g，薏苡仁4g，制附子4g，败酱草7g，土茯苓7g，大血藤7g，淫羊藿5g，韭菜子5g，蛇床子5g，九香虫5g，刺猬皮5g，雄蚕蛾5g，小茴香4g，乌药3g，赤芍5g，竹叶4g，通草4g，吴茱萸4g，萆薢4g，当归6g，桂枝7g，地龙6g，细辛4g，灵芝5g，水蛭4g，土鳖虫5g，紫河车5g，茅根10g，甘草3g。7剂，每日1剂，水煎，早晚分服。医嘱：饮食宜清淡，忌食肥甘厚味，控制盐的摄入，避免劳累，避免重体力劳动，注意休养，保持心情愉悦。

二诊（2018年9月5日）：乏力，腰困痛、酸软不适，小便不畅，小便有泡沫，尿不尽，夜尿4～5次，目干，颈困。饮食可，睡眠差。尿常规：尿潜血（++），尿蛋白（±），红细胞69.4/μL。处方：上方去萆薢。14剂。

三诊（2018年9月26日）：乏力，腰困痛、酸软不适，小便通畅，小便有泡沫，夜尿4～5次，口干，颈困，饮食可，睡眠差。尿常规：尿潜血

（＋），尿蛋白（±）；红细胞计数：39.7/μL。处方：上方加萆薢6g，益智仁6g，覆盆子6g。14剂。

四诊（2018年10月17日）：乏力，腰困痛、酸软不适好转，后背困疼，稍尿不尽感，夜尿次数减少，口干，颈困，饮食可，睡眠差。尿常规（－）。处方：上方去萆薢、益智仁、覆盆子。14剂。

按：本案所病考虑为正虚邪恋，新病引动宿疾所致，脾肾亏虚为本，瘀血阻滞为标，加上外邪侵扰而共同致病。根据患者症状，本案属于中医"虚劳"范畴，参合患者舌脉辨为脾肾阳虚，瘀血内阻，邪毒内蕴证。患者脾阳虚衰，病久累及肾阳，脾失健运，肾失封藏。机体免疫功能紊乱，脏腑功能失调，气血津液运行不畅，瘀血内阻，水液代谢失调，精血外泄。肾小球肾炎的发病常常是在体内有炎症的情况下，导致免疫系统紊乱。结合患者所表现的症状，考虑泌尿系感染为诱发本病之因。"邪之所凑，其气必虚"，本案患者由于本身脾肾亏虚，导致外邪容易侵袭，患者出现泌尿系统、生殖系统炎症等多种病证，治疗应在肾炎方的基础上加用治泌尿生殖系统炎症的薏苡附子败酱散加减（薏苡仁、制附子、败酱草、土茯苓、大血藤、淫羊藿、韭菜子、蛇床子、九香虫、刺猬皮、雄蚕蛾、小茴香、乌药等）。另外，诱发慢性肾病的感染性疾病与一般感染性疾病不同的是，这些感染多属慢性隐性感染，在临床上症状不明显，不易发现，西药抗感染多难奏效，而中医药通过整体观，结合辨证论治却有突出疗效。

此患者除慢性肾炎相关病证外，颈部不适症状明显。颈部是人体全身经脉的重要枢纽，根据《灵枢·经脉》记载，手阳明大肠经、足阳明胃经、手少阴心经、手太阳小肠经、足少阴肾经、手足少阳经、足厥阴肝经、任脉、阴维脉、阴跷脉等均循行经过颈部。现代人由于生活、工作方式如长期从事伏案工作、计算机操作等，多坐少动，使颈椎长期保持在一定的屈曲位，日久可耗伤局部经络气血，络脉空虚，使颈部的皮肤、肌肉、筋骨得不到充足滋养。肝主筋，肾主骨，脾主肌肉，日久可累及内脏。正如薛己《正体类要》云："肢体损于外，则气血伤于内，营卫有所不贯，脏腑由之不和。"针对这一情况，治疗时常配伍当归四逆散。当归入肝经，养血和血以补虚；桂枝辛温，温经散寒以通脉，细辛温经散寒，增桂枝温通之力；赤芍既可柔肝止痛、养血敛阴，又可活血散瘀通脉，补虚散邪；通草通利经脉以畅血行；川芎并桂枝引药上行，走太阳之经；地龙、水蛭、土鳖虫三味虫类药入肝肾经，功擅破血逐瘀、搜风通络，可改善颈椎病筋骨受损、脉络瘀阻的病理变化。以上与桃仁、红花合用加强活血化瘀、理气止痛的功效。

患者复诊时诸症及尿常规结果较前改善，原方去萆薢后继续治疗。三诊时患者症状持续好转，泌尿系感染症状改善不明显，故在方中加覆盆子、益智仁温脾补肾，固精缩尿。四诊时根据患者病情进行加减治疗。

慢性肾小球肾炎是顽固性难治性疾病，朱教授平时在与弟子们闲谈时会跟学生们分享他的一些亲身经历，他说在他上学的时候肾小球肾炎就是难治性疾病，而在20世纪60年代初期，上海曙光医院（当时也是中医院）是全国最早研究肾小球肾炎的医院，他在曙光医院实习跟随的带教老师擅长治疗肾炎。进入工作岗位后，他以全科诊治为主。朱教授曾提及一位狼疮肾（系统性红斑狼疮）的患者是他诊治的第一位肾病患者，随着经验的积累，肾炎的患者也逐渐增加，他逐渐摸索出治疗肾脏疾病的经验。临床上肾小球肾炎主要以血尿、蛋白尿、水肿、高血压为主，他发现肾小球肾炎中医治疗大致可以分为两类：一类以血尿为主，经常见到尿中隐血或红细胞，蛋白很少，治疗时蛋白消退的也较快；另一类以蛋白尿为主，这类疾病中尿中隐血或红细胞较少，而且容易消退，但是蛋白难以消退。患者多表现脾肾阳虚，寒湿流注下焦，气化失司，肾不封藏，出现小便有泡沫、尿不尽等症状，朱教授治疗常以温补脾肾、活血化瘀、攻下邪毒为主，除确定基本治法外，在方中加用附子温肾助阳，并加入当归、桂枝、地龙、吴茱萸、萆薢等药活血通经，行气散寒，诸药寒热并用、补泻兼施。全面治疗疾病，激活机体机能，促进疾病痊愈。

伴随尿不尽感患者多并发泌尿系感染，朱教授常配伍应用蛇床子、九香虫、刺猬皮、雄蚕蛾、大血藤、韭菜子等药物，这些药物或补肾助阳、固精缩尿，或祛风除湿、杀虫止痒。另外，现代药理研究亦发现这些药物对金黄色葡萄球菌、各种杆菌等有抑制作用。因此，朱教授常根据中医药物功效结合药理研究选方用药，这也突出了他中西医并重的治病理念。

（秦铭一　整理）

（三）阳虚水泛，瘀血阻络案

王某，男，78岁。2016年12月31日初诊。主诉：双下肢浮肿半年余。现病史：患者述2016年10月因双下肢反复水肿，就诊于内蒙古某医院，诊断为肾小球肾炎，患者欲求中医药治疗，经人介绍于2016年10月15日起开始服用中药，目前已服药2个月余，病情有所控制。刻下症：双下肢浮肿，乏力，多汗，腰困，胸闷，腹胀，颈项酸困，后背发凉，咳嗽，口干、口苦，容易感冒，纳差，大便不调，舌暗苔白，脉沉。尿常规：尿蛋白（++++），尿潜血（++）。既往史：冠状动脉支架术后半年。西医诊断：慢性肾小球肾炎。中医诊断：水肿（阳虚水泛，瘀血阻络）。治法：通阳利水，化瘀通络。处方：乌梅4g，防风3g，柴胡5g，五味子4g，金钱草7g，白花蛇舌草7g，黄芪15g，桃仁7g，红花7g，益母草7g，生地黄8g，熟地黄8g，巴戟天6g，桑螵蛸6g，党参10g，炒白术7g，升麻5g，川芎7g，僵蚕6g，玄参6g，麦冬6g，桔梗3g，山豆根7g，马勃7g，诃子4g，木蝴蝶4g，辛夷5g，苍耳子4g，蜂房7g，黄连6g，木香4g，白芍6g，吴茱萸6g，萆薢6g，秦皮10g，赤石脂10g，马齿苋10g，当归6g，桂枝7g，赤芍7g，地龙6g，细辛4g，通草4g，灵芝5g，水蛭5g，土鳖虫5g，紫河车4g，白茅根10g，甘草3g。14剂，每日1剂，水煎，早晚分服。医嘱：饮食宜清淡，忌食肥甘厚味，控制盐的摄入，避免劳累和重体力劳动，注意休养，保持心情愉悦。

二诊（2017年3月25日）：双下肢浮肿，乏力，爱出汗，腰困，胸闷，腹胀，颈项酸困，后背发凉，咳嗽，口十、口苦，容易感冒，纳差，大便干。尿常规：尿蛋白（++++），尿潜血（+++），红细胞69.4/μL。处方：上方去赤石脂，继续服用14剂。

三诊（2017年5月6日）：双下肢浮肿，乏力，爱出汗，腰困，胸闷腹胀减轻，颈项酸困，后背发凉，咳嗽，口干、口苦，容易感冒，纳差，大便不调。尿常规：尿蛋白（++），尿潜血（+），红细胞39.7/μL。处方：上诊方去辛夷、苍耳子、蜂房，加赤石脂10g，薏苡仁6g，赤小豆7g。14剂。

四诊（2017年10月28日）：诸症缓解，鼻咽干痛。尿常规：蛋白（-），潜血（-）。处方：上诊方去黄连、木香、白芍、秦皮、赤石脂、马齿苋、薏苡仁、赤小豆，加辛夷7g，苍耳子6g，蜂房10g，蒲公英10g，紫花地丁10g。14剂。

五诊（2017年11月10日）：诸症缓解，尿常规：尿蛋白（-），尿潜血（-）。红细胞29.7/μL。处方：守上方，继续服用14剂。

按：镜下血尿、蛋白尿、水肿是慢性肾小球肾炎的常见症状。镜下血尿及蛋白尿的出现为肾脏滤过功能受损的表现，长期、大量的蛋白尿造成血浆胶体渗透压降低，液体从血管内渗入到血管间隙，加之肾小管"球管失衡"水钠潴留，形成水肿。病情日久，血容量不足，激活肾素-血管紧张素-醛固酮系统，分泌抗利尿激素增加，肾小管重吸收水、纳增多，水肿进一步加重。而组织间隙内蛋白质减少，水肿多从下肢部位开始。中医认为水肿的发生为水液运化失常，与肺、脾、肾三脏关系密切，与肾关系最为密切。正常的水液代谢依赖阳气温运气化。《医宗必读》云："水虽制于脾，实则统于肾，肾本水脏，而元阳寓焉。命门火衰，既不能自制阴寒，又不能温养脾土，则阴不从阳而精化为水，故水肿之证多属火衰也。"如肾阳不足，命门火衰，不能温养脾阳，水液运行障碍，蓄积体内，泛滥于脏腑与躯体之间，成为水肿。因此，本病脾肾阳虚是本，水液泛溢肌肤为标。水邪为痰湿之物，若水邪不去，又会阻遏气机，气机不畅，又导致血液运行不畅而致血瘀，肾络瘀阻是基础病理变化，本病在治疗时注重温补脾肾之阳以达到通阳利水功效，配合使用活血、行气、化瘀药物，活血使瘀无以附，行气使瘀无以留，瘀化使水无以生。

上呼吸道感染是肾小球肾炎复发的常见诱因。上呼吸道感染可引起鼻腔及咽黏膜充血、水肿、上皮细胞破坏，少量单核细胞浸润，有浆液性及黏液性炎性渗出。继发细菌感染后，有中性粒细胞浸润，产生大量脓性分泌物，引起上呼吸道感染的细菌主要是口腔定植的溶血性链球菌。感染溶血性链球菌后溶血性链球菌细胞膜 M 蛋白与相应抗体结合形成的可溶性抗原抗体复合物随血流沉着在肾小球基底膜时，即可通过激活补体吸引中性粒细胞和血小板等引起局部炎症反应。

患者脾肾阳虚为本，瘀血阻滞为标，加上外邪侵扰，病情复杂，临床中治疗疾病时朱教授会叮嘱弟子对于病因复杂，临床表现多样的病例要分清标本虚实，审证求因，把握整体观进行针对性治疗。患者为老年男性，体质本虚，加之感受外邪。本病起病多为感冒诱发，每遇感冒即复发。参合患者症状，本病辨证为脾肾阳虚、瘀血阻络证。标本兼顾，调理开阖，活血化瘀，补益脾肾之阳的治法应贯穿疾病始终。二诊大便干，故去赤石脂，防止便秘留邪。三诊患者鼻炎症状缓解，去辛夷、苍耳子、蜂房，加赤石脂、生薏苡仁、赤小豆加强利水功效。四诊患者鼻咽干痛，加辛夷、苍耳子、蜂房、蒲公英、紫花地丁清热宣肺，通窍止痛，胃肠功能恢复正常，故方中去黄连、木香、白芍、秦皮、赤石脂、马齿苋、生薏苡仁、赤小豆。五诊患者病情稳定，疗效明显，但本病为顽疾，应继续坚持服用方药半年以上，巩固疗效。

从西医生理病理角度阐释本病病因，呼吸道具有生理防御功能，如鼻分泌物中含有溶菌酶，能破坏多种细菌细胞壁的黏肽层，起到灭菌作用，鼻咽部有丰富的淋巴组织，具有吞噬细菌、病毒的作用，多种栖息在鼻咽部的细菌和病毒，在正常情况下不会发病，当机体抵抗力降低，上呼吸道抵抗能力低下时，外界吸入的各种细菌、病毒，或上呼吸道原有的常驻菌类可以侵入黏膜纤毛细胞，使鼻咽部黏膜充血、水肿，单核细胞浸润，浆液性及黏液性炎性渗出；若为病毒感染可使纤毛细胞坏死、脱落，黏膜上皮防御机能被破坏，易诱发细菌感染。受凉、体质虚弱、过度疲劳、呼吸道慢性炎症均为上呼吸道感染的常见诱因。本例患者就诊时天气转凉，既往患有冠状动脉支架术后，体质虚弱，免疫力低下，不排除上呼吸道感染诱发本病的可能。

（秦铭一　整理）

（四）脾肾不足，水湿内停，气虚血瘀案

何某，女，33岁。2019年2月28日初诊。主诉：下肢反复水肿半年，伴月经量少。现病史：患者于2018年8月因下肢水肿就诊于某医院，确诊为慢性肾小球肾炎，予相应治疗（具体不详），病情虽得到控制，上述症状常反复发作。欲求中药治疗，经人介绍来朱教授门诊求诊。刻下症：双下肢水肿，乏力，后背、腰困痛，下肢无力麻木，月经不调、经量少。二便调，饮食可，睡眠一般，舌暗淡胖，苔白，脉沉。尿常规：尿潜血（＋），尿蛋白（±），尿酮体（±），黏液丝（＋＋），红细胞29.6/μL，尿红细胞形态：非均一性小红细胞。β微球蛋白定量（放射免疫血清）2.86mg/L，β微球蛋白定量（放免尿液）198.25mg/L，尿免疫球蛋白9.27mg/mL。B超示双肾皮质回声增强。西医诊断：慢性肾小球肾炎。中医诊断：水肿（脾肾不足，水湿内停，气虚血瘀）。治法：健脾益肾，调理开阖，活血调经。处方：乌梅4g，防风3g，柴胡5g，五味子4g，夏枯草7g，白花蛇舌草7g，黄芪15g，桃仁7g，红花7g，益母草7g，生地黄8g，熟地黄8g，巴戟天6g，桑螵蛸6g，党参10g，炒白术7g，升麻5g，川芎7g，僵蚕6g，黄柏4g，蒲黄炭4g，生薏苡仁4g，制附子4g，败酱草7g，土茯苓7g，大血藤7g，淫羊藿5g，韭菜子5g，蛇床子5g，乌贼骨5g，椿皮5g，鸡冠花5g，小茴香4g，乌药3g，当归6g，桂枝7g，赤芍7g，地龙6g，细辛4g，通草4g，灵芝5g，水蛭5g，土鳖虫5g，白茅根10g，紫河车5g，甘草3g。7剂，每日1剂，水煎，早晚分服。医嘱：饮食宜清淡，忌食肥甘厚味，控制盐的摄入，避免劳累，避免重体力劳动，注意休养，保持心情愉悦。

二诊（2019年3月7日）：双下肢水肿好转，下肢无力麻木减轻，轻微乏力，后背偶尔疼痛，最近胃痛，饥饿时加重，月经调，二便调，饮食可，睡眠一般。尿常规：尿潜血（＋）。处方：守上方7剂。

三诊（2019年3月14日）：双下肢水肿好转，下肢无力麻木减轻，轻微乏力，后背偶尔疼痛，胃痛好转，月经调。二便调，饮食可，睡眠一般。尿常规：尿潜血（＋）。处方：上方去败酱草、土茯苓、大血藤、淫羊藿、韭菜

子、蛇床子、乌贼骨、椿皮、鸡冠花、小茴香、乌药，加吴茱萸 6g，荜茇 6g。7 剂。

四诊（2019 年 4 月 18 日）：下肢无力麻木好转，轻微乏力，口干，晨起有痰，足汗，后背无疼痛，胃痛好转，月经调，二便调，饮食可，睡眠一般。尿常规：潜血（＋）。处方：上方去黄柏、蒲黄炭、仙鹤草、旱莲草；加玄参 6g，麦冬 6g，桔梗 4g，山豆根 10g，马勃 10g，诃子 6g，木蝴蝶 6g，败酱草 7g，椿皮 5g，鸡冠花 5g，小茴香 4g，乌药 3g，藕节 5g，小蓟 5g，莲子心 5g。7 剂。

五诊（2019 年 6 月 19 日）：下肢无力麻木好转，乏力好转，无口干，无足汗，后背困，胃痛好转，月经调，二便调，饮食可，睡眠一般。尿常规：尿潜血（＋）。处方：上方去玄参、麦冬、桔梗、山豆根、马勃、诃子、木蝴蝶、吴茱萸、荜茇，加山栀 7g，牡丹皮 7g。7 剂。

按：中医辨证该病例属"水肿""月经病"范畴。本病的发生多究之素体脾肾不足，肾虚气化不利，脾虚运化失司，机体水液代谢失调，泛溢肌肤而成水肿。脾肾功能不足，封藏固摄失司，病情迁延而使机体免疫功能紊乱，脏腑功能失调，气血津液运行不畅致血瘀或血瘀出现月经失调。现代女性家庭与社会压力增加引发的焦虑抑郁状态影响肝的疏泄功能，导致肝气郁滞，气机运行失调，冲任阻滞，血海虽满而无法自溢，或溢而不畅致量少。女性以血为本，从中医生理功能角度分析，脾统血，脾的运化有赖于肝气的条达，而肝的疏泄、藏血，又需脾胃化生精微来供养。肝藏血，肾藏精，肝肾同源，精血互生。肝血需要依赖肾精的滋养生化，肾精又需肝血化精不断地补充，两者相互依存，相互资生。女子以肝为先天，考虑本病的发生前提为肝失条达，影响脾胃气机通畅及肾精的充盛致脾肾不足，进而发展为水液代谢失常的肾性病证。治疗立法健脾益肾，调理开阖，活血通经。方以肾炎方补肾摄精，健脾固提，另配伍以薏苡附子败酱散为主方进行加减的月经病方以温肾健脾，疏肝理气，活血调经。

朱教授认为慢性肾脏病以脾肾亏虚、瘀血阻滞为病变之本，以湿热、热毒等外邪引动为病变之标。临证时应辨证与辨病相结合，详审病机。本例患者为育龄期妇女，脾肾不足，水液代谢失调，水湿内停，湿性趋下，湿邪流注下焦易致带下病、妇科炎症等疾病。女性尿道短、宽、直，距离阴道口和肛门比较近，细菌滋生容易导致泌尿系感染和妇科感染。朱教授在疾病治疗过程中考虑到泌尿系感染及妇科疾病均会引起慢性肾小球肾炎的复发及加重，故在治疗用药中加入治疗妇科炎症的药物。本例患者经治疗后月经恢复正常，在三诊中后背疼痛症状仍存在，因此在治疗中去除补肾调经的药物，加吴茱萸、萆薢加强祛风散寒、通络止痛之功。四诊中患者诉口干，咽部有痰，在上一诊方中去除收敛止血之品，加入清肺利咽的桔梗、马勃、山豆根、木蝴蝶及行气散结祛痰的败酱草、鸡冠花、乌药等药物改善症状。患者服药后症状消失，故在五诊中根据患者病情调整药物，去除清肺利咽之品，加入清热凉血的栀子、牡丹皮。全方体现辨病与辨证相结合，中西医融会贯通的组方思路，收到良效。

（五）脾肾不足，湿热内蕴案

张某，男，23岁。2018年8月20日初诊。主诉：肾小球肾炎3年余，尿中蛋白不消。现病史：患者2015年10月在外地时出现双下肢水肿，腰困，当地医院诊断为慢性肾小球肾炎，进行治疗（具体不详）后，症状有所缓解，病情时轻时重，尿中蛋白始终不退，经人介绍慕名求治。刻下症：乏力，腰困，腿酸软，鼻干，咽干，脱发，头油分泌多，阴囊潮湿，尿不尽。舌质暗红，苔黄，脉沉。尿常规：白细胞（±），蛋白（±），白细胞 89/μL。西医诊断：肾小球肾炎。中医诊断：水肿，虚劳（脾肾不足，湿热内蕴）。治法：健脾补肾，清热利湿。处方：乌梅4g，防风3g，柴胡5g，五味子4g，夏枯草7g，白花蛇舌草7g，黄芪15g，桃仁7g，红花7g，益母草7g，生地黄8g，熟地黄8g，巴戟天6g，桑螵蛸6g，党参10g，炒白术7g，升麻5g，川芎7g，僵蚕6g，玄参6g，麦冬6g，桔梗4g，山豆根10g，马勃10g，诃子6g，木蝴蝶6g，辛夷7g，苍耳子6g，蜂房10g，生石膏10g，知母6g，桑白皮7g，地骨皮7g，黄连6g，栀子7g，牡丹皮7g，桑叶7g，侧柏叶7g，蒲公英10g，紫花地丁10g，当归6g，桂枝7g，赤芍7g，地龙6g，细辛4g，通草 4g，吴茱萸 6g，萆薢 6g，灵芝 5g，水蛭 5g，土鳖虫 5g，紫河车 5g，白茅根 10g，甘草 3g。7 剂，每日 1 剂，水煎，早晚分服。医嘱：饮食宜清淡，忌食肥甘厚味，控制盐的摄入，避免劳累，避免重体力劳动，注意休养，保持心情愉悦。

二诊（2018 年 8 月 27 日）：乏力，腰困，鼻咽干，脱发，头油分泌多，阴囊潮湿，尿不尽等症状均有减轻，小腿酸软明显。尿常规（－）。守上方继续治疗。7 剂。

三诊（2018 年 9 月 3 日）：小腿酸软明显，小便无力，口苦干，晨起舌苔厚。尿常规（－）。处方：上方加鱼腥草 10g，黄芩 10g。7 剂。

四诊（2018 年 11 月 12 日）：诸症缓解，头皮油脂分泌旺盛。舌暗红，苔白，脉沉。尿常规（－）。处方：上方去桔梗、山豆根、马勃、诃子、木蝴蝶。7 剂。

按： 慢性肾炎可发生于任何年龄，但以中青年为主，男性多见。本病多数起病缓慢、隐匿。早期患者可无特殊症状，患者可有乏力、疲倦、腰部疼痛和食欲减退。蛋白尿是加剧肾小球恶化，加速肾功能损害的重要因素，治疗蛋白尿是治疗本病的关键环节。另外，感染特别是隐性感染是慢性肾炎复发及加重的重要因素，控制感染是治疗的关键。患者脱发、头皮油脂分泌多，为隐形病灶——皮肤炎症，多由湿热、热毒之外邪引发皮肤感染，临床亦见一些患者由皮肤的多发性疖肿、皮肤溃疡、痤疮等引起，且因疖肿的不断发生而使肾炎病情反复。

皮肤作为身体的天然屏障，皮肤和黏膜含有丰富的淋巴组织、定植菌群。皮肤在正常情况下维持内外环境的稳定，当这种稳态遭到破坏时，就会出现相应的炎症和免疫失调。而现在很多的皮肤问题可能不表现为炎症反应，如本例患者皮肤局部表现异常，可能引起皮肤定植菌分布异常，这也会影响人体免疫失调，诱发本病。

感染是肾小球肾炎诱发或病情反复发生的病因，有些感染相对明显，有些感染相对隐匿，易被忽视。在跟师过程中，曾遇见一个慢性肾小球肾炎的青年男性患者，经过数诊后症状和实验室检查指标改善都不太明显。朱教授当时对这个情况很疑惑,因为他对于治疗肾小球肾炎非常自信,出现这样的情况很少见,他当时反复询问患者的生活、发病过程等都没有发现问题。他又仔细观察了一下患者,发现该患者面部痤疮非常严重,进而考虑疗效不佳可能与此相关,于是在原方基础上配伍使用清胃散,嘱咐患者继续服药1周,后患者再次就诊时很高兴,表示"自己的症状明显减轻了,感觉自己有精神多了,身上有劲了,连脸上的痤疮都减轻了,最近也没有新发的了"。朱教授从这个病例上总结了经验,发现除了痤疮,也存在其他易忽视的因素会影响肾小球肾炎的康复预后。

本例患者肾小球肾炎的发生与感染密切相关,除了明显的鼻炎、咽炎外,还存在隐性感染。患者脱发、头皮油脂分泌多,可为隐形病灶——皮肤炎症。此患者为青年人,饮食不节,嗜食肥甘厚味、辛辣之品,长期饮酒,损伤脾胃,积湿蕴热,火毒内炽,发于肌肤见疖、痈之病;或起居不良,肾精亏虚,毛发不固,易发生脱发。脾胃运化失常,湿热内蕴,湿热之气上蒸颠顶侵蚀发根,引起头发黏腻、脱落。热为阳邪,其性炎上,易伤津液,常伴鼻、咽干燥,口渴等症;湿性黏滞,停滞于脏腑经络之间出现胸闷及肢体经络不适症状,湿热循经下注,发为阴囊潮湿。《诸病源候论》记载"大虚劳损,肾气不足,故阴冷,汗液自泄",肾主水,开窍于外阴,肾阳亏虚,水湿失于温煦而凝聚,津液不能固摄而外泄,亦发为阴囊潮湿。这些症状都是在治疗疾病中常被忽视的隐性感染。故在治疗时朱教授在肾炎方基础上加入消除炎症的药物,如针对鼻干、咽干加入辛夷、苍耳子宣通鼻窍,桔梗、山豆根、马勃、木蝴蝶等清肺热,润肺燥,利咽喉;加入清热解毒泻火的夏枯草、生地黄、石膏、知母,以及清热凉血的益母草、玄参、栀子、牡丹皮、紫花地丁以治疗皮肤病变。

这些药物经现代药理研究发现有抗炎、抗菌作用,从西医学角度分析朱教授治疗疾病中重视炎症因素对肾小球肾炎的影响,中西医并重,使机体达到阴平阳秘的状态。除此之外,对于这样病情较重,容易进展的疾病,朱教授常叮嘱患者注意饮食及生活习惯的调整,俗话说"三分治,七分养",调养对疾病的恢复至关重要。另外,患者罹患此类疾病后思想、心理负担重,易产生焦虑、恐惧的心理，朱教授常耐心地向患者讲解这类疾病的发生原因、发展因素，消除患者心理负担，增强对疾病治疗的信心。医患共同配合治疗疾病，这可能也是朱教授治疗肾小球肾炎疗效明显的原因之一。

（秦铭一 整理）

（六）脾不统血，肾气不固，瘀血阻络案

张某，男，50岁。2016年1月16日初诊。主诉：慢性肾小球肾炎4年余，尿中隐血反复出现。现病史：患者2012年因双下肢反复水肿，就诊于某医院，诊断为肾小球肾炎，给予相应治疗，病情反复，时轻时重，患者愿求中医药治疗，经人介绍于2012年10月13日起开始服用朱教授中药，目前已服药3年余，病情稳定。近日体检发现尿中隐血（＋），遂前来继续中药治疗调理。刻下症：乏力，腰困，腿软，面色晦暗，颈项强痛，足趾痛，手足不温，牙龈出血，纳差，大便不成形。舌质红略紫，苔白，脉沉。双肾B超示双肾大小正常，实质回声偏强，皮质变薄。肾功能：肌酐117μmol/L，尿酸484.6μmol/L。尿常规：尿潜血（＋）。舌质红略紫，苔白，脉沉。西医诊断：慢性肾小球肾炎。中医诊断：虚劳（脾不统血，肾气不固，瘀血阻络）。治法：健脾补肾，益气养血，通络止痛。处方：乌梅4g，防风3g，柴胡5g，五味子4g，金钱草7g，白花蛇舌草7g，黄芪10g，桃仁5g，红花5g，益母草5g，生地黄6g，熟地黄6g，巴戟天4g，桑螵蛸6g，党参7g，炒白术5g，升麻3g，川芎5g，僵蚕4g，紫草5g，赤芍5g，牡丹皮5g，败酱草7g，土茯苓7g，大血藤7g，淫羊藿3g，菟丝子5g，蛇床子5g，九香虫5g，刺猬皮7g，小茴香4g，荔枝核4g，乌药3g，木香4g，白芍6g，吴茱萸6g，萆薢6g，秦皮10g，赤石脂10g，马齿苋10g，石榴皮6g，伸筋草10g，茯苓10g，茯苓皮6g，车前草6g，当归6g，桂枝7g，地龙10g，细辛4g，通草4g，水蛭4g，土鳖虫5g，紫河车5g，白茅根10g，甘草2g，蚕蛾5g，灵芝6g。7剂，每日1剂，水煎，早晚分服。医嘱：饮食宜清淡，忌食肥甘厚味，控制盐的摄入，避免劳累，避免重体力劳动，注意休养，保持心情愉悦。

二诊（2016年3月5日）：感冒呕吐。尿常规：尿潜血（++）；肾功能：肌酐114μmol/L，尿酸496.9μmol/L，处方：上方去紫草、木香、白芍、赤石脂、马齿苋、石榴皮、茯苓、茯苓皮、大血藤，加玄参4g，麦冬4g，桔梗3g，山豆根7g，马勃7g，诃子4g，木蝴蝶4g，水牛角5g，仙鹤草7g，旱莲草4g，肉桂4g，苦参7g，紫河车4g。14剂。

三诊（2016年3月19日）：咽干，肾功能：肌酐105μmol/L，尿常规：蛋白（−），潜血（−）。处方：守上方继续治疗。30剂。

四诊（2016年4月16日）：口干，鼻塞，肾功能：尿酸468μmol/L。处方：上方去荔枝核、苦参、紫草，加大血藤7g，苍耳子4g，蜂房7g，土茯苓10g。14剂。

五诊（2016年6月11日）：腿软，余症状明显好转。处方：上方去玄参、麦冬、桔梗、山豆根、马勃、诃子、木蝴蝶、苍耳子、蜂房、土茯苓，加阿胶5g，茯苓皮10g。14剂。

按：肾藏先天之精，脾藏后天之精，后天之精经由脾肺等输送到各脏腑，化为各脏腑之精，并将部分输送于肾中，以充养肾所藏的先天之精。肾精化生肾气，肾气的固摄封藏作用，使精藏于肾中而不妄泄，保证肾精发挥其各种生理功能。先天之精与后天之精充盛，脏腑之精充盈，各种生理功能得以正常发挥。若先天禀赋不足，或后天之精化生乏源，脏腑之精亏虚，濡养、滋润功能减退，则脏腑功能减退。若脾气不足、肾气虚亏，封藏失职则出现潜血、水肿等症。从西医角度分析，血尿出现多因肾小球基底膜断裂，以及肾小管各阶段渗透压的异常。对于本病的预防除药物治疗外，平素调养也至关重要。首先，精神调养为治疗诸疾的重要手段，《素问·上古天真论》云："恬惔虚无，真气从之，精神内守，病安从来。"保持精神放松，遇事想得开，生活有规律，保持乐观的情绪可改善身体免疫功能，促进疾病的痊愈。除此之外，饮食调养对于疾病的转归也同样有着重要的作用。俗语称"病从口入"，反之，疾病也可以从饮食入手治疗。对于肾脏疾病，应严格控制蛋白质及水、钠的摄入。高蛋白饮食可使肾血流量及肾小球滤过率增高，使肾小球毛细血管处于高压状态，同时摄入大量蛋白质也使尿蛋白增加，可以加速肾小球的硬化。因此，对于慢性肾功能损害时，则应低蛋白饮食。对于水肿患者则应该限制水、钠的摄入，以防疾病进一步加重。

朱教授在诊疗中除了注重患者的药物治疗，还特别关心患者生活对疾病的影响。本例患者病情迁延4年之久，本次发病较上次间隔3年，朱教授特别关注患者的发病诱因，就诊时该患者精神状态很好，只是化验指标不正常，朱教授询问患者说："你这个病一直保持得都挺好，最近是发生了什么事？"患者与朱教授交代家里最近有喜事，比平时忙，而且亲戚朋友宴请也较多，应酬很多，所以病情就重了。在朱教授这里就诊的肾病患者对自己的病情都很了解，他们也关注肾病的相关知识及治疗，每当遇到病情反复的时候，他们也常知道这个时候就得来朱教授这里调理了。

中医学之尿血一般指肉眼血尿，而西医学则根据程度不同分为镜下血尿和肉眼血尿。患者镜下血尿、牙龈出血、舌红略紫，故用紫草、赤芍及牡丹皮凉血、清热、止血。生殖系统感染常易引起以血尿为主的肾炎，故在治疗时加入生殖系统感染经验方。此患者腹痛，大便不成形，一日四行，故加治疗肠炎的基础方以澄源。另配伍过敏煎及灵芝、水蛭、土鳖虫、紫河车调节免疫；熟地黄、巴戟、淫羊藿、菟丝子、灵芝、桑螵蛸以补肾摄精；黄芪、党参、炒白术、升麻、甘草补中益气健脾以固堤；而当归、桂枝、地龙、细辛、通草出自当归四逆汤，能够促进肾脏恢复。二诊时患者各项理化指标未见明显改善，患者出现感冒症状，隐形病灶不断发生而使肾炎病情反复，需要及时针对这些炎症病灶对症治疗。在原方基础上去除紫草、木香、白芍、赤石脂、马齿苋、石榴皮、茯苓、茯苓皮、大血藤，加治疗上呼吸道感染的药物，如麦冬、桔梗、山豆根、马勃、诃子等滋阴清热、利咽止咳之品。三诊至五诊患者症状随用药逐渐改善，朱教授在治疗这类疾病时常秉承基本大法不变，临证加减药物的原则。此病病程长，易反复，需长期坚持用药，并注重日常调护。

（秦铭一　整理）

（七）脾肾阳虚，瘀血内阻，湿热内蕴，热毒炎上案

李某，女，37岁。2013年1月29日初诊。主诉：慢性肾小球肾炎1年余。现病史：患者于2011年底，因眼睑、双下肢浮肿，在某医院确诊为慢性肾小球肾炎，予相应治疗（具体不详），症状反复发作，近日出现眼睑、双下肢轻度浮肿，腰困，欲求中药治疗，故来朱教授门诊求诊。刻下症：眼睑、双下肢轻度浮肿，腰困，头晕，胸闷，心慌，咳嗽，咽干鼻塞，右少腹憋胀，大便不调。饮食可，睡眠一般。舌暗红，苔白，脉沉。尿常规：潜血（＋）。西医诊断：慢性肾小球肾炎。中医诊断：水肿（脾肾阳虚，瘀血内阻，湿热内蕴，热毒炎上）。治法：温补脾肾，活血化瘀，清热利湿，养阴利咽。处方：乌梅4g，防风3g，柴胡5g，五味子4g，金钱草7g，白花蛇舌草7g，黄芪10g，桃仁5g，红花5g，益母草5g，生地黄6g，熟地黄6g，巴戟天4g，桑螵蛸4g，党参7g，炒白术5g，升麻3g，川芎5g，僵蚕4g，玄参4g，麦冬4g，桔梗3g，山豆根7g，马勃7g，诃子4g，木蝴蝶4g，辛夷5g，苍耳子4g，蜂房7g，黄连4g，木香3g，白芍4g，吴茱萸6g，荜茇6g，桑白皮10g，马齿苋10g，灵芝5g，水蛭4g，土鳖虫5g，紫河车4g，白茅根7g，甘草2g。7剂，每日1剂，水煎，早晚分服。医嘱：饮食宜清淡，忌食肥甘厚味，控制盐的摄入，避免劳累，避免重体力劳动，注意休养，保持心情愉悦。

二诊（2013年2月26日）：眼睑、双下肢轻度浮肿，腰困，头晕，胸闷，咽部异物感，咳嗽有痰，阴痒。饮食可，睡眠一般。尿常规（－）。处方：上方去桑白皮，加沙参4g，珍珠母7g，石决明7g，败酱草7g，土茯苓7g，大血藤7g，淫羊藿5g，韭菜子5g，蛇床子5g，乌贼骨5g，椿皮5g，鸡冠花5g，藿香5g，黄精5g，地肤子5g，小茴香4g，荔枝核4g，乌药4g，秦皮10g，赤石脂10g。14剂。

三诊（2013年3月12日）：腰困，皮肤痒，鼻塞，打嗝，腹胀，月经不断，阴痒，乳痛，饮食可，睡眠一般。尿常规（－）。B超：子宫内膜增厚。处方：上方去沙参。14剂。

按：本病病情迁延不愈，新病易引发宿疾，导致机体免疫功能紊乱，脏气失调，气行不畅，瘀血内阻。脾肾受损，肾失于温养故见腰酸痛，神疲乏力，现病聚于肾，肾气易损，瘀阻肾络，水道不通，故见浮肿；脾胃虚弱，升降失常，气机阻滞，则胸闷、腹胀、大便不调。脾不升清，肾失封藏，致使精血外泄，故见尿中有潜血。肝肾同源，精血外泄，阴精耗伤，阴虚阳亢，肝阳上扰，则见头晕，津不布散上乘则咽干，湿聚于肺，肺失宣发则鼻塞。久病失养，致气血阴阳亏虚，心失所养，而发心悸。由此可见，上热下寒、虚实错杂是其病机特点。故立法仍以健脾补肾、活血化瘀为主，针对患者头晕，施以平肝息风等治标之法，方中乌梅、防风、柴胡、五味子、甘草为现代名医祝谌予创制的过敏煎主要药物，防风、柴胡祛风散邪，乌梅、五味子酸涩收敛，开阖并施，加用金钱草、白花蛇舌草、僵蚕、蝉蜕进一步加强其祛邪扶正之功，以调节恢复机体免疫功能为主，熟地黄、桑螵蛸补肾摄精，黄芪、党参、白术、升麻健脾益气，取补益脾肾、治病求本之目的，桃仁、红花、川芎、益母草、水蛭活血化瘀通络，贯穿疾病始终，生地黄、玄参、麦冬、桔梗、山豆根、甘草养阴利咽解毒，白茅根、桑白皮清热凉血利尿，故亢阳得制，郁热得解，头晕、胸闷、心慌症解。二诊水肿渐消，去桑白皮，见咽部异物感，咳痰，阴痒，为湿邪为病；湿聚为痰，搏结于咽部则见咽部异物感，湿邪流注下焦，胞宫脉络不通则阴痒，因此，加沙参、小茴香、荔枝核、乌药行气化痰，珍珠母、石决明加强平肝息风之功，败酱草、淫羊藿、韭菜子、蛇床子温补下元，土茯苓、大血藤、乌贼骨、椿皮、鸡冠花利湿化浊；藿香、地肤子、黄精解毒祛湿，秦皮、赤石脂涩肠止带。三诊患者病已解十之八九，但终本病属顽疾，仍需巩固治疗。

朱教授在治疗疾病时秉持"量小味多，繁而不杂"的用药特点，他认为一味人剂量药物的堆砌并不是治疗疾病的关键，且大剂量药物的使用不仅增加患者的经济负担，也是对药物的浪费。在药物煎煮过程中，因器皿容积的限制，用水量是相对固定的，药物溶解也是一定的，大剂量药物与小剂量药物在同一容器中有效成分析出相差不大，因此，朱教授为减轻患者负担，节省药物资源而选用小剂量药物。另外，肾小球肾炎患者肾脏功能受损，小剂量用药可以避免肾脏受损，利于肾功能的恢复。

朱教授临证中在基础方外喜欢以药组进行配伍，他在处方中为方便跟师弟子抄方，常要把方药名说出来，虽然他在内蒙古生活了近60年，但作为生在南方的人，他的乡音未变多少，他会用南方人特有的口音、音调有高有低地将药物三味药或者两味药、一味药这样说出来，如"生地黄、玄参、麦冬""桔梗、山豆根""马勃、诃子"这样成组。一般朱教授说出某些药，跟师的弟子基本就知道他要配伍的其他药了。

（秦铭一 整理）

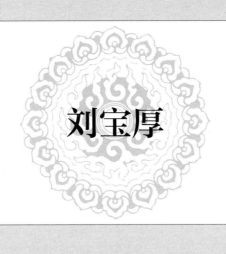

刘宝厚

一、医家简介

刘宝厚（1932—　），男，甘肃兰州人。中共党员，大学学历，兰州大学第二医院主任医师、教授。中国中医科学院博士研究生导师，甘肃中医药大学终身教授。首届"全国名中医"，首届"甘肃省名中医"。提出"中西医双重诊断，中西药有机结合"的临床医学模式；创立"病位病性辨证法"，提高了临床辨证的准确性、规范统一性及可操作性，是中医诊断学的一大创新与发展。提出了"标本兼治，祛邪安正；湿热不除，蛋白难消；瘀血不祛，肾气难复"三大肾脏病治疗原则，对提高疗效起到了指导作用。主持完成多项科研课题，分获国家和省级科学技术进步奖6项。发表核心期刊论文70余篇，其中"慢性肾小球肾炎中医辨证分型的研究"，1985年被中华中医药学会肾病分会采纳为全国试行方案，1993年由卫生部收入《中药新药临床研究指导原则》。在国内率先将血液流变学检测运用于肾脏病血瘀证的辨证及疗效评估上，为肾脏病血瘀证提供了一种简便的检测方法及微观辨证指标。

二、学术思想

（一）中西医双重诊断，中西药有机结合

刘宝厚认为，西医有"辨病论治"，中医也有"辨病论治"，从表面上看，两者都是根据患者的病史、临床表现所做出的临床诊断，有相似之处，但从实质上看，确有根本的不同。西医的"辨病论治"，是建立在现代科学的基础上，是以病因学、病理学、病理生理学、解剖组织学为基础，以实验室检查、影像学为依据，显得细致、深入、具体，特异性强，因而在指导治疗上针对性也就强。中医的"辨病论治"则是建立在经验医学的基础上，完全是以临床表现为依据，主观因素占很大成分，疾病的命名又大多以临床症

状或体征命名，显得肤浅而笼统，在指导治疗上针对性较差。两者对比来看，西医的"辨病"显得比中医的"辨病"科学性强。中医讲"辨证论治"，西医有"对症治疗"，从表面上看，亦有相似之处，但从实质上看，确有根本的差异。中医的"辨证论治"是建立在整体观的基础上，以中医学理论为指导，对疾病的病因、病性、病位和病机所做的全面概括。所以中医的辨证就比较全面、细致、深入、具体，特异性比较强。西医的"对症治疗"以某一症状或体征为对象，显得简单而机械，与中医的"辨证论治"存在较大差异。相比于西医的"对症治疗"，中医的"辨证论治"思想在治疗理念上独具优势。把西医"辨病论治"与中医"辨证论治"结合起来，取长补短，优势互补，实行"中西医双重诊断，中西药有机结合"，才是最佳的临床医学模式。中西医结合治疗疾病的方法不是千篇一律的，不是中西药物的堆砌，而是要根据当前中医、西医的最新进展，选择最有效的疗法和药物，取长补短，优化组合，确定最佳治疗方案。要做到这一点，关键在于找准"结合点"，正确结合会大大提高临床疗效。评价中西医结合的成败，也在于对疗效的判定，而对于疗效的判定也不能局限于实验室指标，而要全面评估，或缩短疗程，或延缓病情进展，或减少并发症的发生，或减轻西药的毒副反应，或减轻患者的痛苦，或提高患者的生活质量等，以上都是衡量中西医结合成败的标准。

（二）湿热不除，蛋白难消

刘宝厚认为，湿热是一种致病因素，属六淫中的两种邪气。湿为阴邪，有重浊、黏滞和趋下的特性。湿犯上焦，则胸闷、咳嗽；湿阻中焦，则脘腹胀满，食欲不振，口腻或口甜；湿滞下焦，则腹胀便溏，小便不利；水湿泛溢于肌肤，则发为水肿；湿邪留滞经脉之间，则见头重如裹，肢体重着。热为阳邪，有炎上、耗气伤津和生风动血的特性。湿与热合或湿郁久化热，便成湿热之邪，湿热致病引起的临床表现与西医学的炎症表现很相似。如西医诊断的上呼吸道感染，中医常辨证为湿热壅肺证；西医诊断为急性胆囊炎，中医常辨证为肝胆湿热证；西医诊断的尿路感染，中医辨证称膀胱湿热证等。通过对 574 例各种慢性肾脏病患者临床资料的回顾性分析，发现湿热证的比例占 57.26% ～ 70.33%。湿热有上焦湿热，常见的上呼吸道感染，这是引起急性肾炎、慢性肾炎急性发作、IgA 肾病的重要诱因。对于肾衰患者，更是一个沉重的打击，它可使肾衰的程度加重，乃致发生尿毒症。中焦湿热以胃肠道感染多见，下焦湿热以尿路感染为多见，常可使慢性肾脏病症状加重。因此，患者存在湿热证的情况下，必须采取有效措施，彻底清除湿热，才能收到好的疗效。

我们在临床上发现多种因素可形成湿浊或湿热交织，伤津耗气，使脾肾失于滋养，虚损更甚。脾虚则统摄失司，清浊不分，谷气下流，精微下注。湿为阴邪，其性重浊黏腻，不易去除，热为阳邪，性主开泄，肾受邪热熏灼而失统摄之能，致精关开多合少，使精微物质从小便漏出，形成蛋白尿，可见湿热会导致肾病蛋白尿的发生。湿热之邪黏滞，病势往往缠绵不愈，使尿蛋白不易消退，湿热未尽而蛋白尿迁延不愈或反复出现也是肾病的一大特点。

（三）瘀血不去，肾气难复

刘宝厚认为人体血液的正常运行，主要依赖于心、肺、肝、脾等脏的功能，与气的推动和固摄作用及脉道的通利密切相关。凡能影响血液正常运行的因素，如气虚、气滞、血黏等，使血液运行发生障碍，均会导致血瘀。通过对 184 例肾脏病患者的血液流变学测定观察，结果发现，血液黏度升高在肾脏病病程中，自始至终存在，只是程度不同。血液黏度升高，便会导致血流缓慢，进而产生血瘀。因此，在治疗上必须要在辨证论治的基础上加用活血化瘀药物，以改善肾脏微循环，恢复肾脏的血液循环正常功能，才能使慢性肾脏病的蛋白尿、肾功能减退得到改善。中医把肾脏的这种功能称为"肾气"，所以说"瘀血不去，肾气难复"。

（四）标本兼治，祛邪安正

刘宝厚认为疾病的发生、发展、变化与患病机体的体质强弱、致病邪气的性质有密切关系。正气不足是发病的内在因素，邪气是发病的重要条件。在疾病发生过程中，致病因素作用于人体，人体的正气奋力与邪气抗争，导致脏腑、经络的功能失调，气血功能紊乱。一般来说，邪胜则病进，正胜则病退。因此，治病的目的就是要改变正邪双方的力量对比，使邪去正复，向有利于疾病痊愈的方向转化。

慢性肾脏病的中医病机基本是本虚标实，本虚主要表现在肺、脾、肝、肾四脏不同程度的虚损，标实主要是指致病因素和病理产物，如风、湿热、血瘀和湿浊，它们往往是病变持续发展、迁延不愈或肾功能进行性减退的重要因素。因此，治疗的原则必须是标本兼治，在具体治法上究竟应"扶正祛邪"还是"祛邪安正"，刘宝厚认为应采取"祛邪安正"的方法。然而，扶助正气非一日之功，应循序渐进，过急则虚不受补。但病邪的存在也会不断损害正气，所以，祛邪务净，以达到"邪去正自安"的目的。

（五）中医诊断学的原创性理论创新——"病位病性辨证法"

刘宝厚通过对传统八种辨证方法的剖析、研究和反复临床验证，提出的"病位病性辨证法"，既体现了中医学理论体系的基本特点，又涵盖了中医传统八种辨证法的核心内容，达到了全面、准确、精炼、规范的目的和要求，是中医诊断学上的一大创新与发展。详细可参看2013年出版的《病位病性辨证精解》及2019年出版的《病位病性辨治心法》两本专著。

刘宝厚认为病位、病性的内容不宜过于繁杂，既要贯穿中医学理论体系，又能涵盖临床常见证候。中医藏象学说中明确提出五脏与人体形、窍、志、液等有密切的联系，如肺在体合皮，其华在毛，开窍于鼻，在志为忧（悲）；所以，凡属肺系功能失常所表现的症状（如咳嗽、气喘、咳痰、失音等），皮毛、口鼻病变（如出汗多、易感冒、皮毛枯槁、鼻塞流涕、嗅觉失灵等），以及情绪低落、悲伤忧愁者，都应归入于肺。脾在体合肌肉、主四肢，开窍于口，其华在唇，在志为思；所以，凡脾的功能失常所表现的症状（如腹胀、便溏、食欲不振、倦怠等），以及肌肉、四肢、口唇（如肌肉消瘦、四肢不举、口淡乏味、口唇淡白等），以及思虑过度、失眠健忘等病理变化，都应归入于脾。其他三脏也都如此。再如病性辨证中所列的暑，应与热相合并，因为暑邪为火热之气所化；再如痰和饮、水和湿，它们都是水液代谢障碍所形成的病理产物，其关系是湿聚为水，积水成饮，饮凝成痰，其区别仅在于稠浊者为痰，清稀者为饮。所以，痰和饮，水和湿，都应合二为一，不宜单列，以免重复。至于临床上少见的一些证候，如气陷（指气虚升举无力的重证）、气脱（指元气亏虚至极的危重证），亡阳（指阳气极度衰微的危重证）、亡阴（指阴津严重耗损的危重证）等，虽都属气虚、阴虚、阳虚至极的重危证，但其性质相同，只是病情程度轻重不等。对阴虚、阳虚、气虚、血虚、气滞可以采取分度的方法来表示，不宜再单例为病性辨证内容。总之，证的内容越少，医生越容易掌握，可操作性越强；证的组合越多，越能反映病情的多样性和辨证的灵活性。

病位病性辨证与传统八种辨证方法的关系，归纳如图所示。

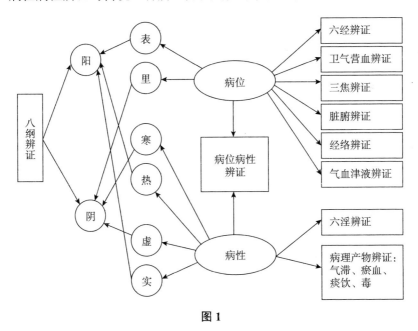

图 1

1.病位病性辨证的思路与方法

（1）病位病性辨证是在中医理论指导下，运用比较、归纳、类比、演绎等方法对四诊所收集的临床资料进行综合分析，以辨别疾病当前的病变部位和病变性质的一种方法。这种方法是在继承中医传统的八种辨证方法的基础上发展起来的，它既涵盖了传统辨证方法的核心内容，又起到了删繁就简、提纲挈领的效果，对提高辨证的准确性、规范性和可操作性有重大意义。如患者表现为黎明前腹痛、腹泻，完谷不化，畏寒肢冷，腰膝酸软，面色㿠白，舌质淡胖，苔白滑，脉沉迟无力。根据中医藏象学说，脾的生理功能是主运化、主统血；肾的生理功能是温煦、固摄、推动与化生，能促进人体的新陈代谢和气血津液的化生。根据这一理论可以确定本病的病位在脾、肾二脏，病性属阳虚，辨证为脾肾阳虚证。这种分析、归纳的方法都是建立在中医脏腑功能和八纲辨证的基础之上。又如一个人由于思虑过度，影响到脾的运化功能，出现不思饮食、脘腹胀满、头晕目眩等症，重则导致气血生化不足，出现消瘦倦怠，四肢无力，面黄肌瘦等症，这是由于"脾在志为思"，思虑过度伤脾所致。所以其病位在脾，治疗就应以健脾为主。足见病位病性辨证法是建立在中医学基本理论之上的一种辨证方法。

（2）病位病性辨证的思维过程，是对患者当前所表现的主要症状和体征，在中医学理论指导下，通过比较、归纳、类比、演绎等方法进行综合分析，对疾病当前的病理反应状态——病位、病性做出客观判断，提出完整的证名，为治疗提供可靠的依据。譬如患者主诉为腹泻、腹痛，按中医理论泄泻有虚实之分，外感、食滞泄泻，多属实证；脾肾亏虚泄泻，多属虚证；肝气乘脾导致的泄泻，一般属本虚标实证。这就要求医生围绕主诉进行全面、深入的了解和分析病情。如患者因感受风寒，突发腹痛、腹泻，伴有恶寒、发热、舌苔白厚者，则是寒湿内盛证；若因饮食不洁，引起的腹痛、腹泻，伴有脘腹胀满、嗳腐酸臭，舌苔厚腻者，则为食滞肠胃证；若泄泻日久，迁延不愈，伴有疲乏无力、不思饮食、面色萎黄，舌淡苔白者，则应考虑为脾胃虚弱证；若泄泻多发于黎明前，肠鸣即泻，泻后则安，伴有形寒肢冷，腰膝酸软者，则为肾阳虚衰证；若腹痛腹泻与精神情绪有关，伴有腹中雷鸣，攻窜作痛者，则应辨证为肝气乘脾证。

（3）证及辨证的核心内容。"证"是中医学特有的概念，是哲学、医理与临床实践的结合。中医辨证的思维方法是"审证求因""司外揣内"，即以疾病的临床表现为依据，进行综合分析和归纳，探求病因，明辨病位与病性，为确定相应的立法、处方、用药提供依据。譬如，自然界的"风"具有善行、动摇不定的特性，常兼夹寒、湿之邪为患，故临床上把全身关节游走性疼痛的病因概括为风、寒、湿邪。邪留滞经脉，痹阻气血，不通则痛，故其病位在气、血，病性属风、寒、湿，辨证为风寒湿痹（行痹），治法为祛风通络，散寒除湿。可见，病位与病性是组成证的两大要素，是辨证的核心和纲领。证是疾病在特定阶段内，机体的病理反应状态，任何复杂的证，都离不开病位、病性两大要素。如表、里、气、血、五脏（肝、心、脾、肺、肾）、六腑（胆、小肠、胃、大肠、膀胱、三焦）、脑、女子胞及十四经脉都是属于病位辨证的内容；寒、热（火、暑）、虚（不足、衰弱）、实（亢盛）、风、痰（饮）、燥、湿（水）、滞、瘀、毒等，都是属于病性辨证的范畴。所以，临证时只要抓住病位、病性两大要素，就不会迷惑不解。

（4）对虚证的评估方法，为了减少辨证的复杂性，对性质相同、程度不等的证，可以采取分度的方法进行表达。如虚证中的阳虚证、阴虚证、气虚证、血虚证，均可采取以下方法。①阳虚证可以阳虚Ⅰ度来代表，亡阳证可以阳虚Ⅱ度来代表。②阴虚证可以阴虚Ⅰ度来代表，亡阴证可以阴虚Ⅱ度来代表。③气虚证可以气虚Ⅰ度来代表，气不固证可以气虚Ⅱ度来代表，气陷证可以气虚Ⅲ度来代表，气脱证可以气虚Ⅳ度来代表。④气滞证可以气滞Ⅰ度来代表，气逆证可以气滞Ⅱ度来代表。⑤血虚证可以血虚Ⅰ度来代表，血脱证可以血虚Ⅱ度来代表。

2. 病位病性辨证法的内容及其临床意义

（1）病位病性辨证法的具体内容：病位病性辨证的核心是从不同角度、不同侧面、不同层次确定疾病的病变部位（病位）和辨明疾病的病变性质（病性）。如八纲辨证中的阴阳、表里；气血津液辨证中的气、血、津液；脏腑辨证中的肝、心、脾、肺、肾、胆、小肠、胃、大肠、膀胱、奇恒之腑中的脑、女子胞，以及经络辨证中的十四经脉等，都是属于辨明病变部位的内容，即病位辨证。寒、热（火、暑）、虚（不足、衰弱）、实（亢盛）、风、痰（饮）、燥、湿（水）、滞、瘀、毒等，都是属于辨别病变性质的内容，即病性辨证。阴、阳二纲既属病位辨证，又属病性辨证，两者兼容。将病位辨证与病性辨证结合起来，实行"病位病性辨证法"，是对中医传统八种辨证方法的高度整合和升华，起到了删繁就简、提纲挈领的效果，对提高中医辨证的准确性、规范性和可操作性具有重大意义，是中医诊断学的一大创新和发展。

（2）病位病性辨证的实用价值："病位病性辨证法"涵盖了中医传统八种辨证方法的核心内容，既体现了中医辨证思维方法，又有规律可循，临证时先辨病位，后辨病性，病位病性相参，就可得出辨证的结论，达到了简明扼要、操作方便的目的。其实用价值：提纲挈领，标准规范；一种方法，临床通用；易于掌握，便于交流。

①提纲挈领，标准规范：医生临诊时，通过望、闻、问、切四诊所得的临床资料，进行分析、归纳，首先要找出疾病的病位是在表，还是在里；在气分还是在血分，在哪一脏，哪一腑，哪一条经络，以确定疾病当前的病变部位。然后再辨明病变的性质，是属寒，还是属热；属虚，还是属实；有无风邪、燥邪，有无痰饮、水湿、气滞、血瘀、湿毒等病理产物存在。病位与病性明确之后，位性相参，便是辨证结论。譬如患者的主要症状是心悸，失眠，多梦，头晕眼花，面色萎黄，唇舌色淡，脉细无力。根据脏腑、气血的功能，其病机是血液亏虚，心失濡养，神不守舍。由此可以归纳为病位在心、在血，病性属虚，辨证结论为心血虚证。

②一种方法，临床通用：病位病性辨证法涵盖了中医内、外、妇、儿各科临床，不论哪一种证候，或多脏腑、多经络病证，均可适用。

③易于掌握，便于交流：病位病性辨证法涵盖了中医传统八种辨证方法的核心内容，避免了医生在诊疗疾病时，既要考虑脏腑辨证，又要结合八纲辨证，或六淫辨证，甚至还要考虑有无气滞、血瘀、痰湿、水饮、疫毒等等，非常繁杂，给学习中医造成了不少困惑，也严重阻碍了中医学的传承与发展。而病位病性辨证法，只要辨清、找准疾病的病位和病性，辨证一目了然。

3. 病位病性辨证的应用范围

"病位病性辨证法"适用于中医内、外、妇、儿、外感温病各科临床。目前中医证名虽不统一、不规范，但不论哪一种证候，或多病位、多病性病证，均可适用病位病性辨证法进行辨证。

（1）内科、儿科常见证候：气阴两虚证，即病位在气、在阴，病性属虚；肺脾肾阳虚证，即病位在肺、脾、肾三脏，病性属阳虚；肝胆湿热证，即病位在肝、胆，病性属湿＋热；心肾不交证，即病位在心、肾二脏，病性属阴虚（肾）火旺（心）的虚实夹杂证；肾阳虚水泛证，即病位在肾，病性属阳虚＋水泛的虚实夹杂证；风寒袭肺证，即病位在表、在肺，病性为风＋寒。风寒表虚证，即病位在表，病性属风＋寒＋虚；风寒表实证，即病位在表，病性属风＋寒＋实。小儿脾胃食滞证，即病位在脾、胃，病性属食滞。小儿风寒束表证，即病位在表，病性属风寒。

（2）外科常见证候：皮肤毒热证，即病位在皮肤（肺主皮毛），病性属湿热；毒热壅阻肌肤证，即病位在肺（肺主皮毛），病性属热＋毒；皮肤血虚风燥证，即病位在肺（肺主皮毛）、血分，病性属（血虚生风）虚＋风＋燥。

（3）妇科常见证候：冲任不固证，即病位在冲任二脉，病性属虚（不固）；胞宫虚寒证，即病位在女子胞，病性属虚＋寒；冲任瘀阻证，即病位在冲任二脉、血，病性属瘀。

（4）外感温热病证：①伤寒证候：如太阳表虚证，即病位在表，病性属风、寒、（表）虚；太阳表寒里热证，病位在表、里，病性属寒（表）、热（里）；少阳半表半里证，即病位在少阳（胆经），病性属寒（表）、热（里）；阳明腑实证，即病位在胃肠（阳明经），病性属实＋热；太阴虚寒证，即病位在脾（太阴经），病性属虚＋寒；太阴寒湿互结证，即病位在肝（胆）、脾（胃），病性属寒＋湿；少阴证，病位在心、肾，病性属虚寒；若病邪深入少阴，从阳化热，导致心肾阴虚，表现出虚热证候者，则病位在心、肾，病性属虚热；厥阴证，为虚热内陷，心包之火上炎，火不下达，肝失温养，故本证病位在心包、肝，病性属上热下寒之寒热错杂证。

②温病证候：上焦（肺、心）病证主要有虚热壅肺证，即病位在肺（卫），病性属风＋热；若邪热逆传心包，出现邪陷心包证，即病位在心包（心），病性属湿热。

③中焦（脾、胃）病证：脾胃燥热证，即病位在脾、胃，病性属燥＋热；脾胃湿热证，即病位在脾胃，病性属湿热。

④下焦（肝、肾）病证：肝肾阴虚（亏）证，即病位在肝肾，病性属阴虚。

三、临床特色

（一）分三焦论治湿热

湿热的产生大概有以下几种因素：①居处潮湿，或冒雨涉水，水湿之气内侵，或平素饮食不节，湿蕴于中，脾失健运，湿邪郁久化热，而成湿热。②劳倦过度，损伤脾气，加上饮饱失调，脾气亏损，累及肾气，水湿内生，郁而化热，酿成湿热。③素体阴虚，或病后体弱，复感风热之邪，外邪与内湿相合，郁而化热，亦成湿热。④长期服用大量激素，每致损真阴，抑真阳，使机体阴阳失调，水火失济，气化之机怫郁，水湿无以运行，内蕴为患，致使形成湿热之证。按病位病性辨证，分上、中、下三焦治疗湿热。

上焦湿热：上焦湿热者，主由肺受，以肺为华盖，其位最高，湿热上犯，肺必先受。肺为水之上源，司宣降，通调水道，下输膀胱。肺受邪则郁闭，通调水道失司，三焦气机不畅，则气化不利，湿邪留滞。主要表现为身热不扬，午后较甚，咽喉肿痛，或皮肤疮疡，口干不思饮。湿热之邪壅滞肌肤、咽喉，经络阻滞，故见咽喉红肿疼痛，或皮肤疮疡，口干不思饮；湿热蕴肺，肺气闭郁则身热不扬、午后较甚，咳嗽、咳痰不利。湿热邪气在肺，治宜先宣肺气，通畅三焦，轻扬宣化、开郁化湿，使肺得宣降，三焦通畅，湿自布散，肺宣湿开，则热随湿去，诸症亦可消除。如吴鞠通所言"肺主一身之气，气化则湿化"。采用刘宝厚经验方清热健肾方加减治疗。药用白花蛇舌草、半枝莲、青风藤、龙葵、蝉蜕、益母草等。如有蛋白尿者，加水蛭、地龙；有血尿者，加三七、琥珀。

中焦湿热：湿热羁留于中焦，其以脾胃受病为主，气机升降失司。胃为水谷之海，脾主运化水湿，脾胃失健，易生内湿。脾喜燥恶湿，湿盛则困脾；胃喜润恶燥，热盛则伤胃，故脾胃常为湿热病变的中心。主要表现为脘闷纳差，倦怠肢困，口干不欲饮，小便黄赤，舌质红，苔黄腻。湿热蕴蒸，气机阻滞，阻于中焦，脾胃运化失司，气机升降失常，肝胆疏泄失常，故脘闷纳差，倦怠肢困，口黏口苦，口干不欲饮，小便黄赤，舌质红，苔黄腻。其治法以治湿为主，因热为湿阻，湿不去则热不消。故以开湿郁而畅中焦，燥湿邪且不可增热，使气机条达、三焦通畅，给湿邪以去处，湿去而热清。药用藿香、半夏、茯苓、生薏苡仁、杏仁、白蔻仁、猪苓、泽泻、厚朴等。

下焦湿热：主要责之膀胱，大、小肠。主要表现为尿灼热或涩痛不利，肛门部灼热潮湿，脉滑数等。湿热下注膀胱，则小便黄赤、灼热或涩痛不利；湿热下注大肠，则肛门部灼热潮湿。湿为阴邪，湿热伤人，常表现为湿遏热伏、阳气郁闭不宣之象，若不深究病机，误用温药宣通阳气，势必助长湿热，加重病情。故本病早中期宜用利湿化气、分消宣化之法，使小便通利，三焦弥漫之湿，从膀胱得去，湿去则其热自透，阳气自然宣通。采用刘宝厚经验方通淋健肾方加减治疗。药用金银花、龙葵、石韦、地榆、海金沙、滑石、甘草等。如有恶寒、发热者，加柴胡、黄芩、连翘；血尿加小蓟、生藕节。

（二）化瘀血以复肾气

刘宝厚认为慢性肾衰竭病机有以下几点：①"瘀血阻络，肾气失衡"，通过血液流变学实验研究发现慢性肾功能衰竭患者体内存在高凝状态和血液中血小板聚集性增强、纤维蛋白原含量升高等病理改变。从而得出结论，血瘀证与慢肾衰竭肾组织病理有密切相关性，血瘀存在于整个肾衰竭病变过程中，是慢性肾衰竭肾功能恶化的主要致病因素。②"辨证论治活血化瘀"，瘀血是脏腑功能失调的病理产物，原因不外虚实两端，因虚致瘀者，有气虚、阳虚、气阴两虚；因实致瘀者，以湿热、水阻、痰浊为主。刘宝厚采用辨证论治活血化瘀的治法，既可以断血瘀之本，又可祛血瘀之标，标本同治。因虚致瘀者宜扶正化瘀，多采用益气化瘀、温阳化瘀、益气养阴化瘀等治法；因实致瘀者须清利湿热、利水消肿、祛痰化浊等与活血化瘀相结合。③"活血化瘀贯穿治疗始终"，慢性肾衰竭自始至终存在血瘀，血瘀是本病发展和肾功能进行性减退的重要原因。因此，活血化瘀贯穿于慢性肾衰竭治疗始末。治疗该病应全程使用活血化瘀药以改善肾脏微循环，从而延缓病情的进展，恢复肾脏生理功能。治疗应遵循急则治标，缓则治本的原则，其中，扶正固本是治疗的根本，活血化瘀、祛邪利水是治疗的基本方法。常用的活血化瘀药有赤芍、当归、川芎、红花、桃仁、丹参、益母草、泽兰、水蛭、三七、莪术等，尤以三七、水蛭、莪术、川芎、益母草、泽兰最为常用，该类药物既能化瘀又可利水，符合肾小球疾病之病理，几乎为慢性肾小球疾病治疗中的必备之品。其次，为了澄清血瘀之源流，消除相关因素，必须兼顾本虚病机，配伍用药。如气虚者，配以黄芪、党参；阳虚者，配以锁阳、巴戟天；阴虚者，配以生地黄、知母、牡丹皮、地骨皮；血虚者，配以当归、鸡血藤。

（三）祛诸邪以保肾功

刘宝厚认为，慢性肾脏病的发生发展是正邪进退的动态变化过程。肾气虚是慢性肾脏病的基本病机，邪气盛是肾脏病进展的主要推动因素。在慢性肾脏病的发展过程中，邪气由湿热血瘀为主发展为湿浊血瘀，最终成为浊毒血瘀，在此过程中，肾气逐渐虚损。临床观察发现即使使用了补益气血阴阳的药物，仍然不同程度地朝着肾功能损伤进展，究其原因主要是邪盛的趋势没有得到遏制，故而刘宝厚提出"有一分邪则正不得安，祛邪务尽，邪去则正安"。另外，在慢性肾脏病由 2 期向 4 期发展的过程中，肾气逐渐亏虚，也要注意在祛邪的基础上逐渐加大扶正的力度。慢性肾脏病（CKD）3b 期是肾衰进展的关键时期，3b 期到 4 期更要加重祛邪的力度，这一阶段的主要矛盾是邪气盛。故而应加大祛邪的力量，使正复邪退，病情向好的方向发展。

纵观目前各家观点，均认为此时当以扶正为主，反而错失祛邪良机，导致病情加重。这一阶段的患者，脉象多有滑、数、弦、涩等表现，且多见于左手，右手脉象偶有上述表现，而多沉、细或弱。舌象多表现为舌体淡，苔白或白腻。此时为湿浊内蕴，血瘀气虚，治疗当以利湿化浊、活血化瘀为主，佐以扶正益气。

（四）中西药有机结合

刘宝厚教授治疗膜性肾病患者，通常是在糖皮质激素常规使用的基础上，加环孢素A，具体使用方法：成人4～5mg/kg·d，儿童1.5mg/kg·d，每12小时服1次，待服药6个月或者24小时尿蛋白定量开始下降时，减少环孢素A的量，减量时从下午开始。配合中药以益气养阴，大剂量黄芪（60～90g）配合太子参（15g）作为药对为君药。桃仁、红花药对作为使药。益气健肾胶囊（6粒，口服，一日3次）、蛭龙通络胶囊（6粒，口服，一日3次）则贯穿治疗的始终。系膜增生性肾病中医辨证病位在肾，病性属湿热血瘀。此类患者的治疗应十分重视血管紧张素Ⅱ受体阻滞剂（ARB）类降压药的使用，首选缬沙坦（80mg，口服，一日1次），如血压控制不佳，10天后改为缬沙坦（80mg，口服，一日2次）。中药处方多有青风藤、白花蛇舌草、半枝莲、藕节、白茅根、玉米须等药，制剂清热健肾胶囊（6粒，口服，一日3次）、蛭龙通络胶囊（6粒，口服，一日3次）、活血止血胶囊（6粒，口服，一日3次）。局灶阶段硬化性肾病对糖皮质激素和免疫抑制剂多不敏感，多数患者伴有肾功能的损害，治疗困难。此类患者中医辨证病位在肾，病性以湿浊血瘀为主，兼有阴阳两虚。在西药免疫抑制剂（如他克莫司）的基础上，中药治疗多用大黄、桃仁、黄柏、泽泻、牡丹皮、黄芪、黑附子、山药等药物，制剂蛭龙通络胶囊（6粒，口服，一口3次）、活血止血胶囊（6粒，口服，一日3次）、补阳健肾胶囊（6粒，口服，一日3次）或者益气健肾胶囊（6粒，口服，一日3次）。经治疗后，大部分患者尿检蛋白潜血可转阴，24小时尿蛋白定量也可降至0.5g以下，或者转为正常。肾功能的损伤也可以缓解，病情已经得到临床控制的患者复发率小。

四、验案精选

（一）气阴两虚，肾络瘀阻案

王某，男，14岁，学生，住甘肃省白银市。2004年6月16日初诊。患者于半年前，因双下肢皮下出血点，伴关节疼痛，无腹痛，1周后尿中出现泡沫，就诊于兰州某医院，住院检查：尿蛋白（+++），潜血（+++），诊断为过敏性紫癜性肾炎，肾穿刺检查病理诊断为节段性系膜增生性肾炎，采用泼尼松30mg+环磷酰胺200mg冲击治疗，皮疹吸收，病情缓解出院。尿蛋白减至（++），24小时尿蛋白定量（Utp）1.53g/24h时一直不消，出院要求中西医结合治疗，就诊于我门诊。患者晨起眼睑微肿，精神、食欲尚好，平日易感冒。查体：血压（BP）120/75mmHg，舌质暗红，舌体胖嫩，苔薄白，脉弦细数。化验检查：尿蛋白（+++），Utp 1.53g/24h，肌酐（Cr）75μmol/L，尿素氮（BUN）3.2mmol/L，总蛋白（Tp）40.3g/L，血清白蛋白（ALB）21.6g/L，球蛋白（GLO）18.7g/L，白球比（A/G）1.15，总胆固醇（TC）9.31mmol/L，甘油三酯（TG）4.66mmol/L，高密度脂蛋白（HDL）0.84mmol/L，低密度脂蛋白（LDL）5.67mmol/L，补体C_3（C_3）0.51g/L，C_4 0.03g/L。西医诊断：过敏性紫癜性肾炎（节段性系膜增生性肾炎）。中医辨证：气阴两虚，脉络瘀阻。治法：益气养阴，活血通络。处方：生黄芪30g，太子参15g，当归15g，生地黄20g，女贞子15g，旱莲草15g，山药30g，茯苓15g，泽兰15g，地榆15g，莪术15g，丹参20g，水蛭粉（冲服）1.5g。水煎2次兑匀，分3次服，14剂。泼尼松30mg，晨顿服；双嘧达莫50mg，1日3次，碳酸钙D_3片600mg，1日1次；替米沙坦20mg，1日1次，患者继续上学。

二诊：浮肿减轻，精神、食欲增加，无明显不适，尿常规：尿蛋白（++），舌质暗红，胖嫩，苔薄白，脉弦微数。原方去太子参，加石韦30g。水煎2次兑匀，分3次服，14剂。火把花根片，每次5片，1日3次；肝泰乐 0.2g，1 日 3 次，西药同前。

三诊：患者浮肿消退，无明显不适，尿蛋白（＋），舌质红，胖嫩，苔薄白，脉弦细微数，原方去泽兰。14 剂。

四诊：患者经上方加减治疗 3 个月后，病情稳定，无明显症状，尿检正常。舌质红，苔薄白，脉弦微数。复查：Tp 63.1g/L，ALB 36.2g/L，GLO 26.9g/L，A/G 1.35，TC 7.13mmol/L，TG 2.6 mmol/L，HDL 1.78 mmol/L，LDL 3.32mmol/L，C_3 0.81g/L，补体 C_4（C_4）0.03g/L，原方 15 剂。泼尼松 17.5mg，隔日服，停火把花根片。

五诊：近日感冒，咽喉痛，不咳，尿检正常。查体：咽红，扁桃体 Ⅱ 度肿大，舌质红，胖大，苔白，脉弦数。辨证：外感风热，湿热相结。治法：清热解毒，利湿活血。处方：白花蛇舌草 20g，半枝莲 15g，玄参 10g，僵蚕 10g，马勃 15g，青风藤 15g，石韦 30g，白茅根 30g，丹参 15g，当归 15g，莪术 15g。水煎 2 次兑匀，分 3 次服。7 剂。

六诊：感冒已愈，咽已不痛，尿检正常。检查：咽部无充血，舌质红，苔微黄，脉弦微数。上方去僵蚕、马勃，继服 14 剂。

七诊：患者无明显不适，泼尼松减至隔日 10mg，尿检正常。复查肝功、肾功、血浆蛋白、血脂均正常，24 小时尿蛋白定量 0.21g。舌质淡红，舌体胖嫩，苔薄白，脉弦微数，继以益气养阴、活血通络法治疗。泼尼松每月递减 2.5mg。

八诊：患者自觉无不适，激素已停，尿检正常，24 小时尿蛋白定量 0.08g。检查：扁桃体 Ⅱ 度肿大，无充血，舌质淡红，苔薄白，脉弦。建议做扁桃体摘除术。

九诊：患者未做扁桃体摘除术，亦停止服药治疗。5 天前感冒发热，咽喉疼痛，经注射抗生素热退，但尿蛋白（＋＋），检查：咽部稍红，舌质红胖大，苔微黄，脉弦细微数。治以清热解毒，利湿活血。处方：白花蛇舌草 20g，半枝莲 15g，玄参 10g，僵蚕 10g，青风藤 15g，石韦 30g，白茅根 30g，丹参 15g，当归 15g，莪术 15g，水蛭粉（冲服）1.5g。水煎 2 次兑匀，分 3 次服。连服 1 月后，病情控制，尿检正常。予以益气养阴、活血通络法治疗。

随访（2009 年 3 月 21 日）：病情控制，24 小时尿蛋白定量 0.11g。

随访（2010 年 4 月 24 日）：病情控制，尿检正常。复查肝功、肾功、血浆蛋白、血脂均正常。

按： 过敏性紫癜性肾炎的治疗最好按其不同的临床表现如隐匿性肾炎、急性肾炎、肾病综合征等类型，采取不同的中西药有机结合的治疗措施。①隐匿性肾炎型：此型的临床特点是无症状性血尿和（或）蛋白尿，约占本病的 50%。对此型患者的治疗，刘教授认为仅采取中药治疗便能获得较好的疗效，无须采用激素。中药可采用具有清热解毒、活血化瘀功效的祛风活血汤加减治疗。药用：白花蛇舌草 30g，半枝莲 30g，紫草 15g，青风藤 30g，益母草 20g，生地黄 30g，赤芍 15g，牡丹皮 15g，桃仁 10g，红花 10g，蝉蜕 10g，生甘草 9g。血尿选加白茅根、小蓟、藕节、紫珠草；气虚者加黄芪、黄精、太子参；阴虚者加龟甲、知母、玄参、地骨皮；关节痛者加五加皮、鸡血藤。水煎 2 次兑匀，分 3 次服。如有扁桃体炎可同时应用抗生素。待病情控制后，摘除扁桃体。②急性肾炎型：约占本病的 30%，治疗宜采取对症治疗和中医药治疗。对症治疗如抗感染、降压、抗凝等。中药可采用清热利湿、祛风通络的清热健肾汤（刘宝厚教授经验方）加减治疗。药用：白花蛇舌草 30g，半枝莲 30g，青风藤 30g，龙葵 15g，蝉蜕 10g，白茅根 30g，石韦 30g，当归 15g，益母草 30g，每日 1 剂。血尿加小蓟、藕节、紫珠草。皮肤紫癜加紫草 15g，牡丹皮 15g，生地黄 20g。或合用火把花根片，每次 5 片，1 日 3 次。③肾病综合征型：成人约占 10%，儿童较多见。对于目前是否采用激素治疗仍有争议，刘教授认为，对肾病综合征型和腹型还是应用为好，因激素有抑制抗原 - 抗体反应、减轻炎性渗出、改善血管通透性等作用。但必须配合中药治疗，以减轻激素的副作用，减少复发。对使用激素治疗效果不佳或反复发作者，还常使用环磷酰胺，以 0.2g 加入生理盐水 20mL 中，静脉缓慢注射，隔日 1 次，累积总剂量 ≤ 150mg/kg。

本患者是一学龄儿童，平时喜欢吃麻辣条等辛辣食物，且调皮可爱，每次告知其不能吃辛辣的东西，仍会偷偷买来吃。他也告诉我们说，平时最怕扎针输液。鉴于此种情况，刘教授对小朋友说："我也喜欢吃辣椒多的东西，但是吃多了以后就会肚子不舒服，然后就不能工作，给患者看不了病，你吃了辣的东西以后身体有问题了，学也上不了了，还得吃这么多苦药，还得在手上扎针，你说多划不来，还不如不吃这些东西，好好吃药，病好了是不是就可以上学了，也不用再被针扎了。"以后每次复诊，刘教授都会嘱咐患儿勿吃辛辣食物，经过几次之后，孩子再没有吃过辛辣刺激的食物，孩子的家长十分感激刘教授。刘教授认为过敏性紫癜是由感染等引起的变态反应性疾病，起病急，皮肤紫癜等临床表现与中医学"风邪"所致的疾病极其相似，中医认为"风善行而数变""风邪上受，首先犯肺""肺与皮毛相合"。祛风药可起到抗过敏的作用，刘教授常在清热解毒药中加入祛风药如荆芥、防风、蝉蜕、青风藤、穿山龙等；中成药如雷公藤多苷片、火把花根片、盐酸青风藤碱片确能提高治疗效果。过敏性紫癜属中医的"斑疹""肌衄"范畴，其病机为热伤血络，肾络瘀阻，故活血化瘀是必不可少的治法，常用药物如丹参、赤芍、牡丹皮、桃仁、红花、益母草、泽兰等。我们在侍诊时观察到清热解毒药配合活血化瘀药不仅能提高清热解毒和抗过敏的效果，还对改善血液循环（包括肾脏的微循环）有协同作用。总之，清热解毒、祛风通络、活血化瘀是治疗过敏性紫癜性肾炎之大法。

（张杰　整理）

（二）湿热蕴结，肾络瘀阻案

王某，女，35岁，营业员。2005年7月25日初诊。患者于半年前出现全身关节疼痛，尿中泡沫多，全身水肿，就诊于省某医院，化验检查尿蛋白（+++），抗核抗体阳性（颗粒型），抗中性粒细胞胞质抗体阳性，肝、肾功能正常，低蛋白血症，高脂血症。住院诊断：狼疮性肾炎。于2月10日开始采用泼尼松60mg，晨顿服，双嘧达莫50mg，1日3次，钙尔奇1片，1日1次，卡托普利25mg，1日3次治疗，住院3个月，症状减轻后出院。刻下症：满月脸，水牛背，潮热，汗多，水肿，脘腹胀满，尿少，近期感冒，咳嗽，咳痰，痰呈黄色，量少，不利，咽喉干痛，不发冷、发热。检查：血压 140/100mmHg，咽喉红，舌质暗红，苔微黄厚，脉弦数，双下肢凹陷性水肿。尿常规：尿蛋白（++），尿潜血（++），镜下红细胞 0～2/HPF。中医辨证分析：满月脸，水牛背，潮热，汗多，皆为阴虚火旺之证候；水肿，脘腹胀满，尿少，为脾不运化所致。但患者就诊时因感冒，出现咳嗽，咳痰，痰呈黄色，量少，不利，咽喉干痛，舌质暗红，苔微黄厚，脉弦数。此乃外感风热，风热之邪与湿邪相结合，导致湿热蕴结，肺气不宣，肾络瘀阻。综合以上分析，辨证：湿热蕴结，肾络瘀阻。遵循急则治标，缓则治本的原则，首先治标。治法：清热利湿，活血通络。方用清热健肾汤（刘宝厚经验方）加减。处方：白花蛇舌草 30g，半枝莲 30g，金银花 30g，石韦 30g，白茅根 30g，马勃 15g，龙葵 15g，丹参 15g，当归 15g，地龙 15g，莪术 15g，水蛭粉 1.5g（冲服）。水煎 2 次兑匀，分 3 次服，7 剂。火把花根片，每次 5 片，1 日 3 次；西药泼尼松 50mg，晨顿服，贝那普利 10mg，1 日 1 次，氨氯地平缓释剂 10mg，1 日 1 次，氟伐他汀 20mg，每晚 1 次，碳酸钙 D$_3$ 片，每日 1 片，双嘧达莫 25mg，1 日 3 次。

二诊：咽喉部已无不适，咳嗽咳痰明显减轻，仍水肿，脘腹胀满，尿少，舌质暗红，苔微黄，脉弦数，双下肢凹肿。外邪虽解，寒湿困脾，辨证：脾阳虚衰，水湿内聚。治法：温运脾阳，利水通络。方用真武汤合五苓散加减。处方：黑附片（先煎）15g，桂枝 15g，茯苓 30g，猪苓 30g，泽泻 15g，炒白术 30g，干姜 15g，大腹皮 15g，丹参 30g，红花 10g，玉米须 30g。水煎 2 次兑匀，分 3 次服，7 剂。其他药物同上。

三诊：水肿明显减轻，尿量增多，脘腹胀满减轻，食欲增进，乏力，多汗，舌质暗红，苔微黄，脉细数，胫前压迹。尿检：正常。继服上方，加黄芪 50g，7 剂。

四诊：水肿消退，患者疲乏无力，潮热，多汗，手发抖，满月脸，水牛背，食欲亢进。检查：血压 130/80mmHg，舌质暗红，苔薄白，脉细数。尿常规正常。疲乏无力，手发抖，为气虚之证；潮热、多汗、满月脸、水牛背、食欲亢进均为阴性内热之证。舌质暗红为瘀，脉细数为虚热。定位在脾肾；定性为气虚兼阴虚血瘀。辨证：脾肾气阴两虚，肾络瘀阻证。治法：益气养阴，活血通络。方用益气健肾汤（刘宝厚经验方）加减。处方：生黄芪50g，太子参15g，生地黄30g，当归15g，女贞子15g，旱莲草15g，知母15g，牡丹皮15g，莪术15g，丹参15g，益母草15g，地龙10g，石韦30g，水蛭粉（冲服）1.5g。水煎2次兑匀，分3次服，14剂。其他用药物同前。

五诊：诸症悉减，病情稳定，舌质红，苔薄白，脉细数，尿检（-）。继服上方14剂。停氨氯地平缓释剂和氟伐他汀，其他用药同前。

六诊：无明显不适，舌质红，苔薄白，脉细数，尿检正常已8周，复查Scr 82.8μmol/L，BUN 6.1mmol/L，Tp 57.5mmol/L，ALB 32.3mmol/L，GLO 25.2 mmol/L，A/G 1.27，TC 7.17mmol/L，TG 3.1mmol/L，HDL 2.41mmol/L，LDL 3.99 mmol/L，泼尼松开始减量，每2周递减5mg，中药继服上方，停服火把花根片。

七诊：患者病情一直稳定，偶因感冒或劳累，下肢轻度水肿，尿检蛋白（±），潜血（+），镜检正常。泼尼松减至15mg/d，连服3个月，其他西药同前。复查尿常规、肝功能、肾功能、血脂均正常。辨证：脾肾气虚，肾络瘀阻。治法：温肾健脾，活血通络。处方：生黄芪30g，当归15g，淫羊藿15g，肉苁蓉15g，菟丝子15g，女贞子15g，山药15g，炒苍术15g，茯苓15g，莪术15g，丹参15g，水蛭粉（冲服）1.5g。水煎服，嘱患者连服3个月。

八诊：病情基本控制，激素已停用。复查尿常规、肝功能、肾功能、血浆蛋白、血脂均正常，自身抗体检查均为阴性。处方：黄芪50g，当归15g，炒苍术15g，丹参15g，川芎15g。水煎服，每日1剂，巩固治疗。

随访（2010年3月29日），病情控制，血常规、尿常规、肝功能、肾功能、血浆蛋白、血脂均正常，自身抗体检查均为阴性。

随访（2011年8月29日），无症状，病情控制，血常规、尿常规、肝功能、肾功能、血浆蛋白、血脂均正常，自身抗体检查均为阴性。

按：狼疮性肾炎的治疗应在西药的基础上结合中医辨证论治，不但能调节患者的免疫功能，还可提高西药的疗效，降低激素、细胞毒药物的副作用，缩短其用药时间。西医治疗：①糖皮质激素（简称激素）是治疗系统性红斑狼疮的首选药物，几乎所有患者都可使用，一般选择标准疗程的强的松治疗，初始治疗阶段，予强的松每日1mg/kg，晨顿服，8周后开始减量，每周递减原用量的10%，至小剂量（每日0.5mg/kg）后，改为隔日晨顿服1mg/kg，维持4周后，每2周减5mg，直至维持剂量（隔日晨0.4mg/kg），用药2年。对暴发型狼疮或出现急性肾衰竭，可先用甲基强的松龙（0.5～1.0g，加入生理盐水中静脉注射）冲击治疗，每日1次，连续3次为一疗程。冲击间歇期可按病情服用标准疗程的强的松治疗。严重病例每月冲击一疗程。在应用激素治疗的三个阶段中，均应配合中药治疗，这不仅可明显减轻激素的副作用，而且可防止病情反弹。②细胞毒性药物：环磷酰胺是治疗狼疮性肾炎（LN）最常用的细胞毒性药物。狼疮性肾炎患者用激素联合环磷酰胺的长程治疗，对保存肾功能、减少肾脏死亡率较单纯使用激素治疗效果明显要好。激素治疗失败的患者加用环磷酰胺后，也常能取得良效。使用环磷酰胺以大剂量静脉冲击治疗效果为好，它对肾脏的保护效果较口服为佳，且各种副作用反而更轻。对于环磷酰胺静脉冲击治疗的方法，刘宝厚教授认为国内叶任高教授的改良方法为好，其方法是在标准激素治疗的同时，予以环磷酰胺8～12mg/kg加入生理盐水100mL中静脉注射，注射时间≥1小时，连用2天，病情减轻后改为4周冲击1次，病情较重者，每隔2周冲击1次，至累积总剂量为150mg/kg。以后每3个月冲击1次，直至病情稳定1年后，可考虑停止环磷酰胺冲击治疗。若停止环磷酰胺冲击治疗后，一旦病情有活动表现，可予再次冲击。

刘宝厚教授辨证经验：①热毒炽盛证：发热持续不退，烦躁不安，甚则神昏谵语，关节疼痛，肢体浮肿，面部对称性红斑，色泽鲜红，口舌生疮，舌质红或紫暗，苔黄而干，脉洪数。本型多见于狼疮性肾炎的活动期。治法：清热解毒，凉血活血。方药：清瘟败毒饮加减。药物如下：水牛角30g，生地黄30g，白花蛇舌草30g，牡丹皮10g，赤芍12g，知母10g，玄参15g，黄芩10g，黄连10g，栀子10g。水煎2次兑匀，分3次服。加减：热盛加生石膏30g；血尿加小蓟30g，藕节15g；皮肤红斑加紫草15g，茜草15g；血瘀加丹参20g，全蝎10g；关节疼痛加青风藤30g，鸡血藤20g。②阴虚内热证：持续低热，手足心热，面颧潮红，自汗盗汗，口干咽燥，腰酸腿软，关节疼痛，尿黄便干，脱发，舌质红，苔少或镜面舌，脉细数。本型多见于狼疮性肾炎的亚急性期或轻度活动期。治法：滋阴降火。方药：知柏地黄丸加减。药物如下：生地黄24g，山萸肉12g，山药12g，茯苓10g，泽泻10g，知母10g，黄柏10g。加减：热盛者加金银花15g，白花蛇舌草30g；头晕耳鸣者加天麻10g，钩藤10g；关节疼痛加青风藤30g，鸡血藤20g。③肝肾阴虚证：偶有低热，两目干涩，腰酸腿痛，毛发脱落，月经不调或闭经，或头晕目眩，耳鸣，口干咽燥。舌红少津，脉沉细。此型多见于狼疮性肾炎的缓解期。治法：滋补肝肾，养阴清热。方药：大补阴丸加减。药物如下：黄柏10g，知母10g，生地黄20g，龟甲30g，女贞子15g，旱莲草15g，泽兰15g。加减：血尿、蛋白尿明显者加小蓟30g，茜草15g，山药30g；若阴虚兼有气虚，表现神疲体倦，少气懒言者为气阴两虚证，加黄芪30g，太子参20g。④脾肾阳虚证：面目四肢浮肿，疲乏无力，腹胀纳差，腰酸腿软，畏寒肢冷，尿少便溏，面色苍白，舌淡胖大，有齿印，苔白厚，脉沉细。此型多见于狼疮性肾炎、肾病综合征。治法：温补脾肾，利尿解毒。方药：实脾饮加减。药物如下：附子10g，茯苓15g，白术10g，木瓜10g，大腹皮10g，益母草15g，车前草30g，红景天15g，生姜10g。加减：恶心呕吐者加藿香10g，苏梗10g，陈皮10g；腰痛者加焦杜仲10g，炒川续断10g。

　　本患者就诊时情绪低落，少气懒言，自诉患病后治疗无效，自觉以后生活暗无天日，终日以泪洗面。刘教授在患者叙述的过程中始终注视患者，耐心倾听，待患者讲完后，说："综合你目前的检查来看，我觉得要治好这个病，并不困难，你只需要按时服药，按时就诊，注意忌口，治病的事交给我就可以。我临床上治好了很多比你病情严重的患者。"患者说："我就是慕名而来的，求求你救救我。"刘教授微笑着对患者说："我会好好分析你的病情，制定最符合你的治疗方案的。"那一刻，患者眼中有了亮光。待患者走后，刘教授对我们说："阳气者，精则养神，柔则养筋。"久病抑郁之人，耗气伤阳，日久则精神不振，治疗此类患者，一定要先使其树立信心，医者要表现出足够的自信，感染患者的情绪，让患者树立战胜疾病的信心。本患者在后期的就诊过程中情绪逐渐好转，最后达到临床治愈标准。笔者在跟诊过程中听刘教授讲：狼疮性肾炎是一种免疫复合物介导性肾炎，病情千差万别，治疗十分棘手。近年来采用激素联合环磷酰胺冲击治疗，对控制狼疮的活动，诱导病情的缓解，起到了较好的治疗效果。但短期应用仍会复发，长期应用则副作用很大。如激素和细胞毒药物均可降低机体抵抗力，容易诱发感染，细胞毒药物引起白细胞下降和肝损害等，常使治疗方案不能顺利进行，导致缓解率下降，复发率高。我和国内同人的共同经验是，在西医用药方案的基础上，配合中医分阶段进行辨证论治，对减少药物的副作用、增强患者的体质、提高西药的疗效均有满意的效果。中医虽无狼疮性肾炎的病名，但依据其临床表现属于"发热""蝴蝶疮""日晒疮""水肿""虚劳"等范畴。其病机要点为脏腑衰败，热毒炽盛，血脉瘀阻。因此，在狼疮性肾炎的急性活动期多表现为热毒炽盛型；在亚急性期或轻度活动期多表现为阴虚内热型；在缓解期多呈肝肾阴虚型或气阴两虚型；肾病综合征多为脾肾阳虚型或气阴两虚型。治疗时需在辨证论治的基础上，根据病邪的轻重和兼症，酌加清热解毒药，如白花蛇舌草30g，半枝莲30g；活血化瘀药如益母草30g，泽兰15g，水蛭4.5g（研细冲服），全蝎10g，蜈蚣2条。出现白细胞减少时加用补气养血药，如当归、制首乌、鸡血藤、枸杞子。出现肝功能损害者加养血柔肝药，如当归、杭白芍、枸杞子、黄精等。

（张杰　整理）

（三）脾肾阳虚，肾络瘀阻案

严某，男，51岁，干部，甘肃天水人。2009年5月20日初诊。患者患糖尿病已7～8年，采用胰岛素治疗2年，血糖一直控制不理想，近半年来自觉疲乏无力，不思饮食，食后腹胀，腰膝酸软，夜尿清长，有时面部浮肿，舌淡红，舌体胖大，边有齿印，苔白厚，脉沉弦。检查：血压156/95mmHg，化验检查：尿白蛋白定量（UAE）308mg/24h，内生肌酐清除率（Ccr）28.50mL/min，Utp 2.1g/24h，Cr 158.0μmol/L，BUN 9.2mmol/L，Tp 82.3g/L，ALB 32.6g/L，GLO 49.70g/L，A/G 0.65，总胆固醇（CHO）7.21mmol/

L，TG 2.46mmol/L，HDL 2.14mmol/L，LDL 5.15mmol/L，空腹血糖（FPG）9.3mmol/L，糖化血红蛋白（HbAIC）8.5%，眼科检查：糖尿病眼底病变。西医诊断：糖尿病肾脏病，CKD 4 期。中医辨证：脾肾阳虚，脉络瘀阻证。治法：健脾利湿，活血化瘀。方用补阳健肾汤（经验方）合桃红四物汤加减。药用：黄芪60g，当归15g，锁阳15g，肉苁蓉15g，菟丝子15g，女贞子15g，山药30g，茯苓20g，白术20g，桃仁15g，红花10g，莪术15g，黄连6g，地龙15g，乌梅30g。水煎2次兑匀，分3次服，14剂。蛭龙通络胶囊，每次6粒，1日3次。西药：科素亚50mg，1日1次，波依定10mg，1日1次，氟伐他汀20mg，继用诺和锐30皮下注射，早18IU，晚12IU。医嘱：控制饮食，戒烟酒。

二诊（2009年6月5日）：精神稍好，腹胀减轻，舌淡红，舌体胖大，边有齿印，苔白厚，脉沉弦。检查：血压150/90mmHg，FPG 7.3 mmol/L。尿检：蛋白（＋）。舌质暗红，苔白厚，脉弦有力。原方去白术，加炒苍术15g，14剂，其他药物同前。

三诊（2009年6月23日）：精神食欲明显增进，腹已不胀，大便通畅，每天走路1小时，无明显不适，舌质暗红，苔薄白，脉弦，血压135/75mmHg，FPG 6.3～7.0mmol/L，尿检蛋白（－）。原方去泽兰，28剂。诺和锐30皮下注射，早14IU，晚10IU。

四诊（2009年7月30日）：病情稳定，无明显症状，体重增加1.5kg，舌质暗红，苔薄白，脉弦。血压135/75mmHg。FPG 7.3mmol/L，HbAIC 6.2%，Utp 0.2g/24h，UAE 185mg/24h，Ccr 31.0mL/min，Cr 125.2μmol/L，BUN 8.6mmol/L，CHO 5.8mmol/L，TG 1.8mmol/L，HDL 1.92mmol/L，LDL 3.12mmol/L，中药原方加减连服1个月。诺和锐30皮下注射，早10IU，晚8IU，停氟伐他汀。

五诊（2010年2月8日）：病情稳定，无症状，舌质红，舌体胖嫩，苔薄白，脉弦，血压正常，尿检正常。予补阳健肾胶囊，1次6粒，1日3次，西药降压药、降糖药继用。

六诊（2011年5月13日）：病情稳定，无症状，舌质红，舌体胖嫩，苔薄白，脉弦，血压正常，尿检正常。Utp 0.12g/24h，UAE 128mg/24h，中药继服补阳健肾胶囊，西药降压药、降糖药继用。

按： 刘宝厚教授认为糖尿病肾病初期以肝肾阴虚多见，但也有偏于阴虚者和阴虚阳亢者，临证需辨证明确，前者治以滋养肝肾为主，方用杞菊地黄汤加减；后者则需滋阴潜阳，可用天麻钩藤饮化裁治疗。随着病情的发展，临床出现持续的微量白蛋白尿时，证型已由阴虚发展到气阴两虚证，治疗以参芪地黄汤加减为主。当出现浮肿、蛋白尿、肾功能减退时，病情已阴损及阳，发展过程为脾肾气虚→脾肾阳虚→阴阳两虚，患者逐渐进入肾衰竭期。此时治疗就应在辨证的基础上加用化湿泄浊之品，如大黄、藿香、佩兰等，晚期则需做透析治疗。糖尿病肾病是糖尿病并发的微血管病变，其特征是微血管基底膜增厚，微血管瘤形成和微循环障碍。因此，在整个糖尿病肾病治疗过程中，必须加强活血化瘀药物的应用。刘教授常在辨证的基础上选加水蛭、三七、莪术、丹参、川芎、红花等活血化瘀药，不仅能提高降糖效果，还能减少尿蛋白。湿热蕴结是导致糖尿病肾病病情加重的主要因素，也是加重肾功能损害的诱发因素。湿热与血瘀互为因果，因此要高度重视。湿热证的临床表现多与呼吸道感染、皮肤感染和尿路感染相关，其中以尿路感染多见。上焦湿热用鱼腥草30g，黄芩10g，金银花15g，荆芥10g，桔梗10g，生甘草6g等；皮肤感染用紫花地丁30g，蒲公英30g，蚤休30g，赤芍15g等；下焦湿热用土茯苓30g，萹蓄15g，瞿麦15g，龙葵15g，地榆30g，海金沙15g等。

本患者公务繁忙，日久精神紧张，情绪时而抑郁，时而烦躁，曾就诊于精神心理科，排除精神心理疾病。自诉凡事需尽善尽美，平时工作上御下甚严，凡事想做到最好。目前身体出现状况，影响工作，心中更加烦躁。刘教授门诊患者众多，一号难求，但他接诊每一位患者时都是耐心听完患者诉说，不论身份，一视同仁。听完本患者的诉说，刘教授讲述他曾读《道德经》，讲述了老子"持而盈之，不如其已；揣而锐之，不可长保""柔弱胜刚强"的含义，并说："您肩挑重任，责任心强，对工作一丝不苟，是否可以在工作之余，打打太极拳，散散步，天水风景秀丽，气候宜人，平时工作劳累时，多户外运动，使身心放松下来，不要把自己绷得太紧。"患者也承认自己确实是绷得太紧。刘教授说："您的病情目前来看，可以控制，最主要的是劳逸结合，不要让身体始终处于疲劳状态。然后按时服药，定期就诊就可以了。"刘宝厚教授认为糖尿病肾病在中医学中没有相应的病名，根据其临床表现多属中医"消渴""水肿""虚劳"等范畴。由于本病病程较长，临床表现多呈虚实夹杂之证。本虚以肝肾阴虚、气阴两虚、脾肾气（阳）虚和阴阳两虚为主，标实以燥热、血瘀、湿浊为主。因此，治疗本病应以扶正祛邪、攻补兼施为原则，根据本虚标实具体情况辨证施治。用药得当，中药既能辅助西药降低血糖，又能减少降糖药物的剂量。分型辨证论治如下：①肝肾阴虚证：头晕耳鸣，视物模糊，五心烦热，口干舌燥，腰膝酸软，舌红少苔，脉象细数。治法：滋养肝肾，清热明目。方药：杞菊地黄汤加减。药物如下：生地黄30g，玄参20g，麦冬15g，山茱萸12g，山药15g，枸杞子15g，野菊花15g，决明子10g。加减：燥热加知母、生石膏；血瘀选加丹参、当归、桃仁、红花、水蛭、地龙；阳亢者加生石决明、钩藤、磁石；②气阴两虚证：倦怠乏力，口干咽燥，手足心热，腰膝酸软，舌质暗红，少苔，脉象细数。治法：益气养阴，生津止渴。方药：参芪地黄汤加减。药物如下：黄芪30g，太子参30g，生地黄30g，山茱萸12g，麦冬15g，山药20g，葛根15g，五味子10g。加减：热盛者加知母、黄柏、黄连；血瘀加丹参、当归、桃仁、红花；湿浊加茯苓、泽泻、车前子、大黄。③脾肾气（阳）虚证：倦怠乏力，面浮肢肿，腹胀纳差，四肢不温，腰膝酸软，夜尿清长，舌淡体胖，脉象虚弱。治法：培补脾肾，益气活血。方药：参芪益肾汤加减。药物如下：黄芪30g，党参20g，黄精15g，生地黄20g，山茱萸12g，葛根15g，当归15g，益母草30g，广木香10g，桂枝10g，车前子15g。加减：有阳虚表现者，加制肉苁蓉、菟丝子；腹胀加炒白术、茯苓、大腹皮。④阴阳两虚证：畏寒肢冷，腰膝酸软，面浮肢肿，神疲纳差，夜尿多，舌质紫暗，脉沉弱。治法：阴阳双补，温肾利水。方药：金匮肾气丸加减。药物如下：制附子10g，肉桂5g，熟地黄15g，山茱萸12g，山药15g，茯苓30g，泽泻15g，淫羊藿15g，巴戟天15g，当归12g，车前子30g。加减：水肿重者加水蛭粉；恶心呕吐者加苏梗、黄连、半夏、煅瓦楞子。

（张杰　整理）

（四）阴虚火旺，肾络瘀阻案

雷某，男，38岁，工人。2015年4月23日初诊。患者颜面及下肢水肿半年，加重1个月，于2月9日住白银市某医院，经检查诊断为肾病综合征。于2月16日开始采用泼尼松60mg/d及对症治疗，因病情无好转，于3月5日转入甘肃省某医院。检查：尿蛋白（+++），尿潜血（+++），镜下：红细胞（RBC）70/μL，24小时尿蛋白定量2.39g，BUN 8.84mmol/L，Cr 101μmol/L，Tp 33.9mmol/L，ALB 18.4mmol/L，GLO 15.5mmol/L，A/G 1.2，TC 7.17mmol/L，TG 1.69mmol/L，HDL 2.41mmol/L，LDL 3.99mmol/L。临床诊断：肾病综合征，维持原剂量激素治疗。于3月15日做肾穿刺检查，病理诊断：膜性肾病。患者为求中西医结合治疗，于4月21日出院来诊。刻下患者情绪激动，失眠，食欲亢进，出汗多，手足心发热，查体：血压130/70mmHg，满月脸，水牛背，舌质暗红，舌体瘦瘪，苔微黄厚，脉弦数。辨证分析：患者服用大剂量激素后，肾阴受灼，水火不济，心火独亢，故情绪激动，失眠；阴亏于下，火炎于上，故口干津少；汗多，手足心发热，满月脸，水牛背，皆系阴虚火旺之症；舌质暗红，提示患者脉络瘀阻；舌体瘦瘪，苔微黄厚，脉细数，是阴虚内热之象。以上说明病位在肾，病性阴虚火旺（实），中医辨证：阴虚火旺，兼脉络瘀阻证。治法：滋阴降火，化瘀通络。方用养阴健肾汤（经验方）加减。药用：知母15g，栀子15g，生地黄30g，女贞子15g，牡丹皮15g，地骨皮15g，莪术15g，丹参30g，地龙15g，益母草15g，水蛭粉（冲服）1.5g。水煎2次兑匀，分3次温服，14剂。泼尼松55mg/d，晨顿服，每2周递减5mg；碳酸钙D_3片，每日1片，双嘧达莫25mg，1日3次。加用环磷酰胺1.0g，分2次冲击治疗，每2周1次。

二诊：病情稳定，出汗减少，舌质暗红，苔薄微黄，脉弦数，继服上方。14剂。

三诊：诸症悉减，病情稳定，满月脸、水牛背明显减轻，舌质红，苔薄微黄，脉弦数。尿蛋白（＋），尿潜血（＋），24 小时尿蛋白定量 1.34g，Tp 44.5 mmol/L，ALB 25.0 mmol/L，GLO 19.5 mmol/L，A/G 1.24。上方去栀子加茯苓 15g，炒白术 15g。14 剂，环磷酰胺冲击治疗，改为每月 1 次，累计量 8g。

四诊：满月脸、水牛背基本消失，情绪、睡眠均正常，唯稍事活动，即感疲劳、汗出，腰酸腿软，足跟痛，舌红，苔薄白，脉弦细。尿蛋白（±），潜血（－），尿蛋白 0.68/24h。肾功能正常。中医辨证分析：患者经过中西医结合治疗，病情明显好转，激素已减量至小剂量。证候发生变化，由治疗前的阴虚火旺证转变为脾肾阳虚证，故治法应是益气补肾，活血化瘀；方用：补阳健肾汤（经验方）加减；处方：生黄芪 30g，当归 15g，肉苁蓉 15g，淫羊藿 15g，菟丝子 15g，女贞子 15g，山药 15g，莪术 15g，丹参 30g，水蛭粉（冲服）1.5g。水煎 2 次兑匀，分 3 次服。泼尼松 30mg/d，每 2 周减 2.5mg。

五诊：无症状，激素停用，环磷酰胺累计量 8g。尿检正常，尿蛋白 0.23/24h，予以巩固治疗。处方：生黄芪 50g，当归 15g，丹参 30g，川芎 15g，苍术 15g。水煎服，每日 1 剂，连服 3 个月后复查。

六诊：尿检正常，24 小时尿蛋白定量 0.13g，停药观察。

按：原发性膜性肾病约有 30% 的病例可自行缓解，但 50 岁以上男性患者，大量蛋白尿、高血压和肾功能损害是预后不良的危险因素。无论糖皮质激素，还是细胞毒性药物或环孢素 A 的长期服用，不仅效果很差，而且副作用亦大，因此，这类药物都不是治疗膜性肾病的理想药物。我们的治疗方案是：①对于临床表现轻微的膜性肾病综合征患者，可采取限制饮食中蛋白质，给予血管紧张素转换酶抑制剂或血管紧张素受体阻滞剂等非特异性治疗。②对于 50 岁以上男性患者伴大量蛋白尿、高血压和肾功能损害者，可给予激素联合细胞毒性药物如环磷酰胺、苯丁酸氮芥或环孢素 A 治疗。具体方案是：①强的松可用至 1.5～2mg/kg·d，凌晨 1 次顿服，连服 2 个月。治疗有效后，迅速逐步撤减激素。②环磷酰胺 1.5～2.5mg/kg·d，连服 6～12 个月，环磷酰胺治疗期间，如末梢血白细胞＜$4.5×10^9$/L，不宜使用环磷酰胺冲击治疗。③第1、3、5个月用甲基强的松龙1g/d静脉连续注射3天后，改用强的松0.4mg/ kg·d，口服27天，第2、4、6个月用苯丁酸氮芥0.2mg/ kg·d，口服，疗程共计6个月；④环孢素A 4～6mg/ kg·d，口服6～12个月，并依据环孢素A的血浆浓度（100～200ng/mL）调整剂量，开始治疗时并用泼尼松1～2mg/ kg·d，口服2个月。治疗有效后，迅速逐步撤减激素。对于合并肾功能不全的患者，一般不主张使用环孢素A治疗，而推荐激素联合环磷酰胺或苯丁酸氮芥治疗。④对于合并中、重度肾功能不全的患者，应以保护肾功能为主，给予低蛋白饮食、血管紧张素转换酶抑制剂或血管紧张素受体阻滞剂等非特异性治疗，或降脂、抗凝等对症治疗，而不主张用免疫抑制剂治疗。宜采用激素兼环磷酰胺配合中药，或激素兼环孢素A配合中药治疗。

本患者就诊时情绪激动，烦躁易怒，本来没有挂上号，在诊室外和护士争吵，刘教授询问情况后说："患者从远路上来，看病不容易，加上个号吧。"我和刘教授说："师父，这个患者加上就70个人了，已经下午1点了，您又要把自己累倒才甘心。"刘教授却说："远道而来的患者很不容易，我能看就给看了，我们去看病，大老远去了，没有号，我们是不是会很伤心，累就累点吧，你给说一下，加上个号。"患者就诊后，其妻代诉病情，患者因本病造成心理负担太大，在某专科医院诊断为"精神分裂"，四处求医，最后经人介绍来刘教授处就诊。但是号太难挂，所以没挂上号，患者一着急，就和护士发生了冲突。刘教授听后，仔细看了患者以前的病历，告诉患者说："你的病我现在清楚了，你好好吃药，别多想，我会好好给你治，也能治好，你放心。"患者听后感激涕零。刘教授还给患者妻子交代以后能挂上号就挂，挂不上号了给徒弟说一下，可以给你加号。刘教授看完后，患者满意而去。经过几次治疗，终告临床痊愈。令人惊奇的是，患者肾病临床痊愈后，精神分裂症也治愈了。刘教授说，本病的中医治疗，他认同"膜性肾病肾小球基膜上皮细胞下弥漫的免疫复合物沉积，当属中医理论中湿热胶着成瘀"的观点。可以采用自拟清热膜肾方（党参、白术、当归、益母草、白花蛇舌草、茯苓、苍术等）治疗，如肾衰竭者，加川芎、葛根、制大黄；伴水肿者，加用黄芪注射液 40mL/d，静脉注射，15 天为一疗程；伴低蛋白血症者，加黑料豆丸（黑料豆、黄芪等），每次 10g，1 日 3 次；伴血瘀者，加活血通脉胶囊，每次 4 粒，1 日 3 次。

（张杰　整理）

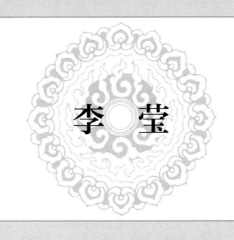

李○莹

一、医家简介

李莹（1936— ），女，吉林省中医药科学院主任医师，黑龙江中医药大学特聘博士研究生导师。吉林省名中医，享受国务院政府特殊津贴，国家中医药管理局第二、三、四、五、六批全国老中医药专家学术经验继承工作指导老师，曾任吉林省中医中药研究院农工民主党主任委员，吉林省农工民主党常委、省直工委主任委员；中华全国中医肾病学术委员会委员、东北三省中医肾病委员会委员、吉林省中医肾病委员会副主任委员。

参加编写《刺五加与临床》《心脑血管病中医证治学》《李莹学术思想与临床经验集》《中英文对照中医药词典》等6部著作。先后在国际国内各级杂志上发表论文60余篇，其著作、论文和科研成果多体现了以脾肾两脏为核心治疗慢性疾病的学术思想。

经过30余年的临床实践，李莹自拟处方研制的国家级新药"肾炎舒片"获得卫生部颁发新药证书，获得吉林省科学技术进步奖二等奖等八项相关奖励，并被《中华人民共和国药典》2010年版（一部）、2015年版（一部）中英文版收载。主持或参加各级科研课题13项，其中省级课题2项、厅级课题3项。主持和参加的获奖成果包括"中药肾炎舒治疗慢性肾炎的研究"荣获吉林省科学技术进步奖二等奖，"黏委陵菜根鞣质化学成分的研究"荣获吉林省科学技术进步奖二等奖，"中药材黏委陵菜质量标准研究"荣获长春市科学技术进步奖一等奖等。

二、学术思想

李莹认为慢性肾炎多属于中医学"水肿""腰痛"范畴，久病不愈，可导致肾衰。本病当责之于肺脾肾三脏功能失调，且脾肾阳虚为重要因素。治疗时应以健脾利湿和扶正益气固本的药物为主。此外，外感邪毒是许多肾炎患者发病和加重的因素，邪毒蕴久化热，与水湿结合，而成湿热互结之证。她十分推崇李东垣、张景岳两位医家。李莹认为慢性肾小球肾炎的发病机理以脾肾两虚为主，即脾肾虚损为发病基础，外感风邪为发病诱因和加重因素，标实证的湿热、瘀血、痰浊等多是由此而产生的病理产物。根据《内经》"正气存内，邪不可干""邪之所凑，其气必虚"理论，她认为慢性肾小球肾炎的治疗必须注重扶正，在临床中将健脾补肾法作为治疗本病的根本大法。

在脏腑关系上，脾与肾是后天之本和先天之本的关系。脾气健运，化生后天之精微，不断培育和补养先天肾精，肾精才能不断充盈和成熟，行使其气化功能。后天之精只有在肾阳的推动下，脾气才能健运，化生精微。二者相辅相成，相互资助，互相促进。脾与肾生理上相互联系，病理上相互影响，互为因果。故而一脏受损必累及另一脏，久之则形成脾肾两虚。

据此，李莹认为慢性肾小球肾炎的治疗，健脾补肾法应作为主要治疗方法，或以健脾为主，或以补肾为主，或脾肾双补，求其本，增强脏腑功能，促进脾之运化和肾之气化功能，扶助正气，祛除病邪，从而达到保护肾功能，防止或延缓慢性肾小球肾炎向慢性肾功能衰竭进展的目的，取得较好的疗效。其学术思想总结为以下八个方面。

（一）推崇东垣，理脾为先

李莹崇尚李东垣之脾胃论，重视对后天之本的呵护，以健脾法为常法，治病求本，扶助正气。临证中她十分重视调养脾胃，认为"有胃气则可生，无胃气则必亡"，肾衰竭患者常伴有恶心、呕吐等胃肠道症状，故李莹主张在错综复杂的病情面前，坚持理脾为先的原则，调理升降之机，恢复脾胃升降功能，从而改善恶心、厌食症状，再以固本法治疗，或补脾，或补肾，或脾肾双补。

（二）不喜重剂，柔剂养阳

李莹主张补益肾脏应遵循补命门之火，缓缓图之的基本原则，多用温润两顾之品，柔剂养阳，如常采用淫羊藿、巴戟天、肉苁蓉等药，以达到"少火生气"的目的，而少用大辛大热之品如附子、肉桂等，以避免"壮火食气"，即使对于脾肾两虚的患者也如此。对一部分湿热久蓄、气阴营血暗耗的患者，更不宜妄投桂附等刚燥药物，否则有"劫阴"之虞，疗效反不佳。

（三）喜补恶攻，维护正气

李莹根据自己多年临床经验，认为慢性肾小球肾炎迁延日久，多出现脾肾气虚，甚至阴竭阳亡，故治疗该病不可一味攻伐，以免耗伤正气，"虚之益虚"。如临床过程中，对肾衰竭出现少尿或无尿的患者，若不顾脾肾虚衰，单纯应用利水渗湿之品，欲强行利尿，往往徒劳无功，甚至恶化病情，此时应补肾扶正为主，使气化功能恢复，方能利尿消肿。慢性肾小球肾炎肾衰竭阶段常用通腑降浊法，但应注意与其他扶正药物配合应用，如附子与大黄相配，减其苦寒之性，祛邪不伤正。单纯祛邪法属于治标的方法，对于慢性肾小球肾炎的治疗，不宜长期应用，否则将损伤正气，得不偿失，应坚持扶正祛邪的原则。

（四）中西结合，唯求高效

李莹认为长期慢性肾小球肾炎患者常合并高血压，伴发高血糖，疾病后期尤其肾衰竭时常合并较严重的感染、重度酸中毒、严重离子紊乱、高血钾症、血容量不足、心力衰竭等情况时应接受西医治疗，再辅以中医药治疗。待危险因素纠正，病情稳定后，再以中医药为主治疗。晚期尿毒症患者如果经济条件和病情允许，应接受血液透析或腹膜透析治疗，延长生存期并提高生活质量。中医药治疗包括慢性肾小球肾炎在内的各种慢性肾脏病，重点应放在疾病的早中期，疗效更好。总之，李莹坚持以疗效为第一原则，中医为主，中西医结合治疗慢性肾小球肾炎，并不排斥西医。此外，借助现代化的仪器检测，更好地为中医临床服务，定期进行理化检查，检测中医药疗效和监测用药安全性，调整理法方药。

（五）欲速不达，守法守方

李莹指出肾小球肾炎等肾脏疾病多为慢性疾病，无特效疗法，多数情况下，很少能达到"一剂试，二剂知，三剂已"的效果，不能毕其功于一役，需长期治疗，医患双方均应有此心理准备。医生在明确中医诊断和病因病机后，应注意守法守方，坚持治疗。慢性肾脏病中蛋白尿、血尿长期存在，血肌酐持续异常，短期治疗难以达到显著疗效，加之患者经济负担重，很多患者不能坚持治疗。在治疗中更应向患者充分交代病情，鼓励患者长期服药，争取好的治疗效果。

（六）饮食调养，必不可少

"三分治，七分养"，李莹指出，慢性肾小球肾炎的治疗，饮食调摄具有十分重要的意义。她常对肾病患者强调不可过食生冷寒凉和伤害人体阳气的食物。不可过食黏腻，以免影响脾胃运化功能，不利于药物吸收。肾功能下降时，饮食忌膏粱厚味，忌滥用补品，如鸡汤、骨头汤、肉汤等，饮食不当可导致血尿素、肌酐上升，病情恶化。李莹临证时总会对患者强调饮食要营养均衡，过食肉类则加重肾脏负担，加快肾衰，但过少食肉则营养缺失，体力下降，贫血加重。对于水肿、尿少、血压升高者，她总是反复告诫限制咸食和水分的摄入。而无明显水肿的肾衰患者，她又会嘱咐每天适当饮水，以利于尿素、肌酐等毒素的排泄。肾病患者同时也要避免肾毒性食物及药物，保护肾脏。

（七）审证求因，治病求本

李莹认为慢性肾小球肾炎导致的肾衰应属于传统中医之"关格""虚劳""溺毒"等范畴，是由于各种肾脏疾病迁延日久，致使脏腑功能虚损，浊邪壅滞，从而发生本病，常因过度劳累、外邪侵袭、情志不遂等原因而加重病情。李莹临证中反复强调脾肾两虚、浊毒潴留是其病机关键，脾失健运，生化乏源，则纳呆、乏力、贫血等；脾胃气机升降失常可出现呕吐、恶心、便秘、腹泻；肾虚则气化不利，出现水肿、尿少；肾阳亏虚则出现腰痛、畏寒、肢冷等。临床中她十分重视脾肾两脏的治疗，同时认为肝气不舒或肝阴虚亦常导致气机不利，疏泄功能失职，水液、湿浊运行不利而内停，血运不畅而瘀血内生，加重本病。在整个疾病发展演变过程中，病情相对稳定时以本虚为主，病情发作或加重时，标证即成为突出的表现，但是标证解决之后，一定要注意解决本虚的问题。因本虚是本病反复发作，不能及时治愈或有效控制的关键所在，这就是她经常强调的慢性肾衰的治疗应根据其病因病机特点，辨证论治，但要以治疗本虚为主。

（八）降浊排毒，祛邪扶正

李莹认为慢性肾小球肾炎导致肾衰的病理演变过程：病初为正气已损，湿浊邪毒渐盛。随着疾病的进展，正邪不断交争，浊毒、瘀滞、湿浊不断增加，机体益虚，病久邪盛正虚，终至邪毒内盛，正气衰竭。本病初期的治疗以祛邪为主，但应注意防止伤正，既病防变，谨慎使用下法或攻逐之法。她主张以扶正补虚为主，再针对不同情况佐以祛除湿浊、毒邪、瘀滞之药物。李莹指出肾为先天水火之脏，是一身阴阳之根本，是五脏阴阳赖以滋润、温化的源泉，肾中所藏精气是构成人体的基本物质，也是人体生长发育及各种功能活动的物质基础，对机体各方面的生理活动均起重要作用。脾为后天气血生化之源，主运化，机体生命活动的持续和气血津液的生化都有赖于脾。脾失健运，可引起水液停滞，导致湿、痰、饮等病理产物的生成。肾藏精，司泄浊，脾主运化水谷精微。脾肾两虚，水谷不化，浊邪内生，秽浊积久，又会导致脾肾进一步损伤。因此，治疗本病的过程中，亦要重视降浊排毒的运用，以达到"邪去则正安"的目的。李莹在应用通腑祛毒疗法时绝不拘泥于"满、胀、燥、实"等需攻则攻之证，即使没有可下的实证表现，亦根据疾病的转归及治疗经验适当应用中医通下之法，攻邪外出，使腑气得通，气机得畅，则病可去。她在临证中常加入大黄、何首乌、肉苁蓉等通下、润下之品。有时也会根据患者病情给予中药汤剂保留灌肠，以达通腑降浊的目的，灌肠药物中注意大黄的使用。

近 10 年间，针对传统结肠透析深度不够，作用部位、药物吸收、治疗效果受到限制的问题，李莹在吉林省中医药科学院引进国内先进的结肠透析机，该结肠透析机利用微型蠕动泵及特殊的管路，可快速清除肠源性内毒素，减少对脏器的侵害，还可充分利用结肠黏膜的生物半透膜特性及代偿性排毒通路特性，促进体内毒素主动排出，达到净化血液的目的。在结肠黏膜内环境大为改善之际，利用其强大的吸附功能，将透析液或药液充盈全结肠，对症进行中药保留灌肠，可以更为充分地实现透析和给药。此方法将研制的中药结肠透析液与现代的结肠透析机结合，提高了疗效。

三、临床特色

（一）肾炎 2 号方加减治疗慢性肾小球肾炎

组成：生地黄 20g，山药 20g，山茱萸 20g，枸杞子 20g，白术 20g，金银花 15g，鸡内金 15g，茯苓 20g，白茅根 20g，金樱子 15g，黄芪 20g，狗脊 15g，续断 15g，桑寄生 15g，甘草 10g，仙鹤草 15g，龟甲（先煎）15g。该方为李莹经验方，具有滋肾健脾、止血解毒的功效，临床用于气阴两虚证者，该证临床主要表现为倦怠乏力，食少纳呆，手足心热，自汗盗汗，下肢浮肿，咽干咽痛，便溏，尿频，腰膝酸软，头晕目眩等。气阴两虚之象，以益气养阴为大法。但需注意的是偏于气虚者服药后可能出现便溏、腹痛等症，此为滋阴寒凉太过进一步损及中气所致，可加干姜、砂仁温中健脾，黄芪加量健脾利水，服后脾气渐复，进食增加，浮肿可渐减。故气阴两虚证要分清气虚、阴虚的主次，处方时使用药物比例有所侧重，避免顾此失彼。

（二）加味知柏地黄汤治疗慢性肾小球肾炎

组成：熟地黄、茯苓、牡丹皮、泽泻、山茱萸、山药、知母、黄柏、女贞子、黄芪、党参、旱莲草、龟甲、甘草。该方具有益气养阴、滋阴降火的功效，临床用于气阴两虚证。本方为滋阴补肾、益气固摄之剂，处方以知柏地黄汤加党参、黄芪为主，前者滋阴降火，后者益气固摄。女贞子、旱莲草合为二至丸，滋补肾阴。与知母、龟甲、黄柏配伍尤能增强滋阴降火之功。

（三）自拟"术芪汤"健脾补肾治疗肾病综合征

组成：黄芪、白术、党参、蒲公英、甘草、生地黄、土茯苓、白茅根、泽泻、山药、枸杞子、菟丝子、杜仲、川续断、仙鹤草。该方适用于脾肾阳虚证，具有益气健脾、补肾利湿的功效。肾病综合征的西医诊断依据为大量蛋白尿、高脂血症、高度水肿、低蛋白血症等，多属于中医水肿范畴。《素问·至真要大论》曰："诸湿肿满，皆属于脾。"本病责之于肺脾肾三脏功能失调，而脾肾两脏更为关键。脾主运化，有运化水谷精微的作用。脾虚运化失常，则使血浆蛋白的生成减少。肾虚精微不固，则出现高蛋白尿。脾虚升降失常，水失土制；肾虚气化不利，脾肾两虚，引起水肿。中医证型以脾肾两虚型多见，李莹多年来坚持健脾补肾为主治疗肾病综合征。术芪汤是她应用多年的方剂，疗效很好。方中黄芪、白术、党参、山药补气健脾，生地黄、枸杞子、菟丝子、杜仲、川续断补肾。白茅根、泽泻利水。蒲公英、土茯苓、仙鹤草清热解毒，属于辨病治疗，经验用药。肾病综合征具有容易引起肾衰、血栓、感染的特点。西医大量应用激素，疗程长，副作用较多，李莹不主张应用激素治疗本病，但已经应用者，应逐渐减量，以中药为主治疗，大多数患者仍能取得良好的治疗效果。另外，关于西医肾穿刺活检病理与中医证型的关系，李莹认为中医证型表现为脾肾两虚并应用中医药容易取得疗效的，病理类型多为"微小病变型"。

（四）"益肾汤"加减方治疗慢性肾小球肾炎

组成：黄芪、白术、山药、生地黄、防己、白茅根、枸杞子、黄精、狗脊、川续断、茯苓、金银花、蒲公英、川楝子、甘草。此方适用于脾肾阳虚证，具有健脾补肾、益气固本的功效。临床用于慢性肾炎以水肿、腰痛、疲乏为主要临床表现，舌脉表现为舌淡，苔薄白，脉沉者。李莹1991年曾采用"益肾汤"加减方治疗慢性肾小球肾炎302例，每日1剂，早晚各1

次，连服 3 个月。结果显示 161 例显效，125 例好转，16 例无效，总有效率 94.7%。本方中黄芪、白术、山药、黄精、茯苓益气健脾祛湿；生地黄、枸杞子、狗脊、川续断补肾而固其本。防己、白茅根利水治其标。金银花、蒲公英清热解毒，对治疗和预防感染有积极意义。甘草调和诸药。该方经多年临床观察，对减少尿蛋白，改善水肿、腰痛、疲乏等症疗效较好。

（五）黄连温胆汤加减方治疗肾衰

组成：西洋参、白术、山药、生地黄、白芍、砂仁、半夏、黄连、陈皮、川续断、茯苓、薏苡仁、川芎、炙大黄、杜仲。此方具有健脾补肾、和胃降逆、活血化瘀的功效。李莹以西洋参、川续断、菟丝子、杜仲益气补肾而固其本；山药、茯苓、白术、陈皮健脾祛湿；炙大黄促进毒素排泄，配川芎活血化瘀，改善微循环；砂仁、黄连、半夏和胃降逆，缓解头晕、恶心、呕吐。该方能促进肾脏血液循环，修复或保存健全肾单位，改善肾功能。

（六）中药保留灌肠配合中药汤剂治疗肾衰

组成：大黄（后下）15g，蒲公英 30g，黄连 10g，金银花 50g，生牡蛎（先煎）50g，炮附子（先煎）10g。方中大黄、黄连苦降泄浊；生牡蛎镇肝潜阳、散结软坚；蒲公英、金银花清热解毒；炮附子温肾醒脾。该法治疗慢性肾衰竭安全有效，1991 年李莹在国家级期刊发表的文章显示，运用中药保留灌肠配合中药汤剂治疗慢性肾小球肾炎所致肾衰患者的总有效率为 80%，其中氮质血症期总有效率为 86.6%。该疗法安全有效，目前已经在各级中医院、部分西医院广泛开展应用。日常进行结肠透析时，可以按照此方应用。也可以运用以下方法，处方以大黄、炮附子为主，常加入生龙骨、生牡蛎、蒲公英、金银花、丹参等药物，吸附尿素氮、血肌酐，肠道保留 30 分钟后排出体外，需要注意的是腹泻患者、体质虚弱者应慎用或禁用。

（七）补肾排石汤治疗泌尿系结石

组成：杜仲、桑寄生、狗脊、鸡内金、金钱草、海金沙、延胡索、川棟子、党参、郁金、肉苁蓉、白术、党参等。此方具有补肾排石通淋的功效，临床常将此方用于治疗泌尿系结石患者。方中金钱草、海金沙、鸡内金均为排石常用药物。金钱草一般用量为50g，最多可用至200g，目前未见副作用。当标实症状缓解后，缓则治本，再以益气健脾补肾为主。需要注意的是，单纯应用利水排石，疗效反不佳者多与未适当加入补肾药有关，排石补肾，助肾气化，才能利于结石的排出。

（八）温补脾肾前列汤治疗慢性前列腺炎

组成：巴戟天15g，菟丝子15g，淫羊藿20g，薏苡仁30g，黄芪50g，延胡索15g，白芍20g，甘草10g，白术20g，赤芍20g，杜仲20g，牛膝15g，阳起石15g，茯苓15g，当归15g。将上述药物洗净，用清水浸泡1小时后煎煮，去渣取汁，每日服1剂，分早晚两次服下，连续治疗10天为1个疗程。根据病情变化，随症加减如下：命门火衰、畏寒肢冷较重者加入附子、仙茅；腰膝酸痛明显者加入狗脊15g，桑寄生15g；尿失禁者，加入山药15g，乌药10g，桑螵蛸15g；血尿者，加入仙鹤草30g，黄柏10g；阴囊潮湿者，加入苍术15g，黄柏10g；睾丸疼痛者，加入吴茱萸10g，橘核15g，荔枝核15g，川楝子5g；两胁胀满，时有嗳气，肝郁气滞者加柴胡10g，枳壳10g；失眠多梦加酸枣仁15g，茯神15g。一般服药一个疗程显效，两个疗程痊愈。黄芪、白术、薏苡仁、茯苓、甘草益气健脾；巴戟天、菟丝子、淫羊藿、杜仲、牛膝、阳起石补肾助阳；延胡索、白芍、赤芍、当归活血止痛。全方具有温补脾肾、活血通络的功效，对改善症状，治疗本病具有较好的疗效。在治疗过程中，李莹同样十分重视生活调护，鼓励患者调整心态，乐观向上，减少心理负担；注意卫生，克服不良的性习惯，适当节制房事；尽量减少对会阴局部的压迫，如不穿紧身裤，骑自行车时间不宜太久；积极参加体育锻炼，增强体质；饮食清淡、营养均衡等。

四、验案精选

（一）脾肾阳虚夹瘀案一

邱某，女，37岁。2018年12月13日初诊。主诉：间断性眼睑浮肿2年，加重1周。现病史：患者2年前出现眼睑浮肿，于某医院化验尿常规提示潜血（++），但未重视，此后每年进行多次尿常规化验，镜下血尿始终存在，但一直未进一步诊治。刻下症见眼睑浮肿，神疲倦怠，畏寒肢冷，头晕，寐差，唇紫，食少纳呆，无汗，腰痛较剧烈，心烦易怒，颈僵，小腿夜间痉挛，身痒，尿略少，便溏。舌青紫，苔黄腻，脉滑弱。尿常规：潜血（++）。肝功能：丙氨酸氨基转移酶8U/L，天门冬氨酸氨基转移酶14U/L。肾功能：尿素氮4.6mmol/L，二氧化碳结合率29.2mmol/L，肌酐53.6μmol/L，尿酸184μmol/L。血脂：总胆固醇4.62mmol/L，甘油三酯0.70mmol/L，葡萄糖5.0mmol/L。既往史：缺铁性贫血2年。中医诊断：慢肾风（脾肾阳虚夹瘀）。西医诊断：慢性肾小球肾炎。治法：温补脾肾。处方：附子（先煎）10g，干姜10g，白术30g，茯苓20g，党参30g，甘草20g，葛根30g，桂枝20g，麻黄15g，大枣20g，桑寄生30g，狗脊30g，鹿衔草30g，杜仲20g，骨碎补30g。7剂，水煎服，每日1剂。医嘱：控制饮食，避免进食油腻、过凉、过硬、过于辛辣刺激性的食物。

二诊（2018年12月20日）：患者眼睑浮肿，神疲倦怠，畏寒肢冷减轻，口干舌燥，头晕，寐差，唇紫，食少纳呆，无汗，腰痛减轻，心烦易怒，颈僵，小腿夜间痉挛消失，身痒，尿略少，便溏，舌青紫，苔黄腻，脉滑弱。患者近2天口干舌燥明显，考虑因原方过于温燥所致，处方：炮姜20g，白术30g，党参30g，炙甘草20g，葛根30g，桂枝20g，麻黄15g，大枣20g，白芍20g。7剂，水煎服，每日1剂。

三诊（2018年12月27日）：患者眼睑浮肿，神疲倦怠，畏寒肢冷明显减轻，口干舌燥，头晕，寐差，唇紫，饮食明显增加，无汗，腰痛减轻，心烦易怒，颈僵，身痒，尿略少，便略溏，舌青紫，苔薄黄腻，脉滑弱。患者目肿、无汗，中药汤剂继续以双补脾肾为主，并增强解表之力。处方：白术30g，党参30g，黄芪30g，大枣30g，甘草20g，川芎30g，荆芥20g，防风20g，白芷30g，薄荷10g，羌活20g，麻黄15g。7剂，水煎服，每日1剂。

四诊（2019年1月3日）：患者偶有眼睑浮肿，神疲倦怠加重，畏寒肢冷明显减轻，口干舌燥，头晕，寐差，唇紫，饮食明显增加，无汗，腰痛减轻，心烦易怒，颈僵，身痒，尿略少，大便正常，舌青紫，苔薄黄腻，脉滑弱。尿常规：红细胞11.00/μL，尿潜血（+），尿蛋白（-）。中药汤剂转为健脾补肾为主，处方：附子（先煎）10g，白术30g，党参30g，炙甘草15g，黄芪50g，石菖蒲20g，柴胡15g，黄芩15g，羌活20g，山药30g，麻黄10g，细辛5g。7剂，水煎服，每日1剂。

按： 患者眼睑浮肿，神疲倦怠，畏寒肢冷，食少纳呆，尿略少，便溏，为典型的脾肾阳虚证，同时患者无汗、颈僵、身痒，提示外感的存在，从六经辨证角度属"太少合病"，一般采用麻黄细辛附子汤加减。患者饮食劳倦，日渐伤脾，久病及肾，导致脾肾阳虚。脾阳虚不能运化水湿，肾阳亏虚不能化气行水，水湿内停，故眼睑浮肿。脾虚精微生化不足，故倦怠乏力。脾肾阳虚，不能温煦，故畏寒肢冷。脾虚不运，故食少纳呆、便溏。脾虚清阳不升，故头晕。腰为肾之府，肾阳亏虚不能温煦，故腰痛较剧。阳虚不能养筋，则小腿夜间痉挛。肾阳不足，膀胱气化不利，故尿少。外感风寒，腠理闭塞，故无汗、颈僵、身痒。久病入络，瘀血内停，故唇紫、舌紫。水湿蕴久化热，故苔黄腻、脉滑。

经典理论认为，颜面浮肿、畏寒肢冷为风邪犯肺之太阳证。在上者，汗而发之，当宣肺利水，故用麻黄剂宣肺。口服中药后眼睑浮肿、畏寒肢冷明显减轻，但神疲倦怠加重，此为表证缓解后，脾肾两虚证更加突出，故增加益气健脾补肾之品。李莹在治疗中强调以下几点：①水肿为慢性肾炎常见症状之一，常伴随疲乏无力，影响日常生活，患者十分在意。单纯服用中药对于水肿即具有良好疗效，部分患者起效较快，服药几天后尿量开始增加，水肿减轻，通常不超过两周可以起到明显疗效。水肿严重者可与利尿剂合用，增强疗效，快速缓解症状。②关于宣肺利水的运用指征：其一是病程短者；其二是有咳嗽等肺经症状者；其三是合并外感发热者；其四是颜面水肿者。③关于利尿期间离子紊乱问题，她发现单纯使用中药利尿一般不会发生离子紊乱，运用西药利尿剂发生离子紊乱可能性较大，治疗时需注意监测血离子，防止并发症出现。

（赵守庆　整理）

（二）脾肾阳虚夹瘀案二

吴某，男，62岁。2019年3月22日初诊。主诉：间断性双下肢浮肿15年，加重伴头晕2天。现病史：患者15年前无明显诱因出现双下肢浮肿、乏力等症状，遂至某医院就诊，经查尿常规及血尿定位（具体结果不详）后，诊断为"慢性肾小球肾炎"，经给予舒血宁注射液、黄芪注射液等药物治疗后，患者病情明显好转。此后患者病情多次反复，曾在多个医疗单位住院治疗，病情时轻时重。3年前患者因劳累后以上症状加重，遂至我科住院，经给予中西医结合系统治疗1个月后，患者病情明显好转而出院。出院后患者坚持服用施慧达、六味地黄丸等药物以控制病情，病情较稳定。17天前患者单位组织体检，查尿常规：尿蛋白（++），尿潜血（+++）。血常规各项指标均正常。肝功能：谷丙转氨酶51.3IU/L。肾功能：血肌酐99.1μmol/L。血脂：总胆固醇6.73mmol/L，甘油三酯2.08mmol/L。血糖6.38mmol/L。消化系统彩超：脂肪肝。泌尿系统彩超：右肾上极实质内见囊性回声，直径3.2cm，左肾上极实质见囊性回声，边缘见点状钙化，直径1.1cm，双肾囊肿（左肾囊肿伴囊壁钙化），前列腺增生。甲状腺彩超：甲状腺声像未见明显异常。双侧颈动脉彩超：双侧颈动脉内膜增厚，双侧颈动脉斑块形成。骨密度检测：骨质疏松。2天前患者因过度劳累后上症加重，并伴头晕，经服用施慧达后未见明显好转，今日就诊。现症见双眼睑、双下肢浮肿，头晕、头痛，口干苦而黏，耳鸣、耳聋，视物不清，记忆力有所减退，胸闷、心慌、气短，心前区隐痛，劳累后加重，倦怠乏力，畏寒肢冷，双下肢尤甚，腰膝酸软、腰痛，腹部胀闷不舒，时有盗汗，食少纳呆，睡眠欠佳，夜尿频、略急，尿后余沥不尽，大便略干，1～2日一行。双眼睑浮肿，双肾区叩击痛阳性，双下肢中度凹陷性浮肿。舌质淡暗，边有齿痕，舌苔黄腻，脉弦滑。尿常规：尿蛋白（++），潜血（+++）。既往史：高血压病史12年，2型糖尿病病史10年，高脂血症病史9年，脂肪肝病史9年，冠状动脉粥样硬化性心脏病病史5年，前列腺增生病史3年，骨质疏松病史2年。中医诊断：慢肾风，眩晕（脾肾阳虚夹瘀）。西医诊断：慢性肾小球肾炎，高血压病3级（中危），冠状动脉粥样硬化性心脏病（心功能Ⅱ级），2型糖尿病，单纯性肾囊肿，前列腺增生，高脂血症，脂肪肝，骨质疏松。治法：温补脾肾，活血化瘀。处方：仙茅15g，茯苓20g，淫羊藿15g，当归20g，知母10g，巴戟天15g，黄柏10g，山药30g，白术15g，党参10g，川芎10g，赤芍15g，延胡索20g，丹参15g，甘草10g。7剂，水煎服，每日1剂。医嘱：饮食清淡，宜食低脂、低盐、低糖、优质蛋白质、高维生素、高纤维食物，避免辛辣刺激性食物，戒烟戒酒，保持大便通畅，多运动，保持情绪稳定。

二诊（2019年3月29日）：患者自诉双下肢浮肿、头晕、头痛等症较入院时略有减轻，双眼睑浮肿，口干苦而黏，耳鸣、耳聋，视物不清，记忆力有所减退，胸闷、心慌、气短，心前区隐痛，劳累后加重，倦怠乏力，畏寒肢冷，双下肢尤甚，腰膝酸软、腰痛，腹部胀闷不舒，时有盗汗，食少纳呆，睡眠欠佳，夜尿频、略急，尿后余沥不尽，大便略干，1～2日一行。双眼睑浮肿，双肾区叩击痛阳性，双下肢中度凹陷性浮肿。舌质淡暗，边有齿痕，舌苔黄腻，脉弦滑。中药汤剂治以温补脾肾，活血化瘀，处方：仙茅15g，茯苓20g，淫羊藿15g，当归20g，知母10g，巴戟天15g，黄柏10g，山药30g，白术15g，泽泻10g，川芎10g，赤芍15g，延胡索20g，丹参15g。7剂，水煎服，每日1剂。

三诊（2019年4月5日）：患者自诉已无心慌、心前区隐痛等症状，双下肢浮肿、胸闷、气短、倦怠乏力、腰膝酸软等症较前明显减轻，双眼睑无浮肿，耳鸣、耳聋，视物不清，记忆力有所减退，偶有盗汗，食少，睡眠尚可，夜尿略频，尿后有余沥，大便正常，1日1行。双眼睑无浮肿，双肾区叩击痛阴性，双下肢轻度凹陷性浮肿。舌质淡暗，边有齿痕，舌苔黄，脉弦滑。

尿常规：红细胞23.00/μL，尿潜血（+），尿蛋白（+），微白蛋白>0.15g/L。今日调方，治以健脾补肾，活血化瘀，通络止痛，处方：党参15g，茯苓20g，淫羊藿10g，当归20g，知母10g，杜仲15g，黄芪15g，山药30g，白术15g，党参10g，川芎10g，赤芍15g，延胡索20g，丹参20g，鸡血藤20g，甘草10g。7剂，水煎服，每日1剂。

按： 慢性肾小球肾炎致病因素是综合的，既有邪实的一面，又有正虚的一面，与先天不足、后天失养、素体肾虚、六淫侵袭、药物损害、劳倦过度、房事不节等有关。该患者以双眼睑、双下肢浮肿为主，概因饮食劳倦，日渐伤脾，久病及肾，导致脾肾阳虚之证，脾肾阳虚，水湿不化，故眼睑、四肢浮肿。脾肾阳虚，不能温煦，故畏寒肢冷。肾阳亏虚，腰府失养，故腰痛。脾阳虚不能运化水谷精微，四肢乏养，故倦怠乏力、气短神疲。脾虚清阳不升，故视物昏花。脾虚湿困，水湿下注，故下肢沉重。舌质淡暗，边有齿痕，舌苔黄腻，脉滑，皆为脾肾阳虚之象。

慢性肾小球肾炎属于中医学"阴水""水肿""肾水""虚劳""腰痛"等病的范畴，中医学认为慢性肾小球肾炎主要是风邪合寒热或湿邪等，在各种原因导致脾肾亏虚的基础上，乘虚侵入所致，或急性肾炎调治失当，迁延伤肾发展而来。本病的病理特点属本虚标实；本在脾肾气（阳）虚、肝肾阴虚、肺脾气虚，标在水湿、湿热、血瘀。病程漫长，水湿内阻、湿热郁滞、肺脾肾肝不足，直接影响血液的正常运行而产生和加重血瘀，故在治疗时应重视活血化瘀法。李莹教授指出："瘀血是慢性肾小球肾炎的基本病因病机之一，但要慎用破血逐瘀法。"近年来，有很多中医受西医学"肾小球微血栓形成，肾小动脉硬化"学说的影响，广泛采用破血逐瘀法，李莹教授认为慢性肾脏病患者多以脾肾两虚为主，破血逐瘀法或可取效一时，但久用终会产生弊端，按中医理论破血逐瘀将伤正气，害脾胃。有胃气则生，无胃气则死。存得一分胃气，则存得一分生机。脾胃一伤，祸不旋踵。尤其对于肾衰竭终末期患者，更应慎用此法。但养血活血之品有必要加入，如丹参、当归等。关于行气利水的运用应注意：慢性肾炎本身可能存在肝郁气滞的病机，再则水湿亦可阻滞气机而致气滞湿阻，对于水肿伴有胸闷胁痛、腹胀不舒者，仅利水效果有限，应行气利水并用，李莹教授习惯用导水茯苓汤，疗效显著。

（张舒春 整理）

（三）脾肾气虚兼湿热瘀血案

向某，男，50岁。2019年1月4日初诊。主诉：尿频近1周，夜尿5～6次，乏力倦怠。现病史：20年前劳累后尿频，明显乏力，于长春市某医院化验尿常规示尿蛋白（++++），诊断为"慢性肾炎"，给予金水宝胶囊口服，尿频、乏力减轻，后未继续治疗。近1年双下肢时浮肿，未予重视，4个月前于长春市某医院化验肾功能：肌酐101μmol/L，高于正常值，给予金水宝胶囊、尿毒清颗粒、黄葵胶囊口服，后复查肾功能正常。现症见尿频，夜尿5～6次，乏力倦怠，双下肢浮肿，畏寒，颈痛，肩痛，背痛，唇紫，头晕，胸闷气短，动则汗出，饮食正常，大便正常。舌紫，苔黄腻，脉滑。尿常规：尿潜血（–），尿蛋白（++）。既往史：高血压病史10年，血压最高190/120mmHg，现口服非洛地平片2.5mg，日2次；盐酸特拉唑嗪1mg，日2次；厄贝沙坦片75mg，日2次；富马酸比索洛尔片5mg，日1次。2型糖尿病病史7年，现皮下注射诺和灵30R早18IU，晚18IU。冠心病7年。中医诊断：慢肾风（脾肾气虚兼湿热瘀血）。西医诊断：慢性肾小球肾炎，2型糖尿病。治法：脾肾双补。处方：熟地黄30g，山萸肉20g，肉桂10g，茯苓20g，炮姜15g，菟丝子20g，杜仲20g，炙甘草15g，党参20g，白术30g，麻黄10g，羌活15g，葛根20g，藿香20g，佩兰20g。7剂，水煎服，每日1剂。医嘱：按时服药，清淡饮食，注意休息，勿劳累，避风寒，慎起居，低盐低脂饮食，轻缓活动，保持情绪稳定。

二诊（2019年1月11日）：患者尿频，夜尿5～6次，乏力倦怠，双下肢浮肿，畏寒，颈痛，肩痛，背痛，唇紫，头晕，胸闷气短，动则汗出，饮食正常，大便正常。舌紫，苔黄腻，脉滑。患者仍夜尿频明显，中药汤剂继续以健脾补肾为主，并增强补肾之力，处方：熟地黄20g，山萸肉30g，炮姜10g，菟丝子20g，杜仲20g，炙甘草10g，党参20g，白术20g，麻黄

15g，藿香 20g，佩兰 20g，山药 50g，苍术 30g，黄芩 20g，骨碎补 50g。7剂，水煎服，每日 1 剂。

三诊（2019 年 1 月 18 日）：患者尿频，夜尿 4～5 次，乏力倦怠略减轻，双下肢浮肿减轻，畏寒、颈痛、肩痛、背痛明显减轻，唇紫，头晕，胸闷气短，动则汗出，饮食正常，大便正常。舌紫，苔黄腻，脉滑。患者夜尿频明显，动则汗出，元气未复，中药汤剂增强补肾力度，麻黄过于发散，将其改为桂枝，处方：熟地黄 30g，山药 50g，茯苓 20g，泽泻 20g，肉桂 10g，苍术 20g，黄芩 15g，桂枝 20g，骨碎补 50g，菟丝子 20g，白术 30g，杜仲30g。7 剂，水煎服，每日 1 剂。

四诊（2019 年 1 月 25 日）：患者夜尿 2～3 次，乏力倦怠明显减轻，双下肢略浮肿，颈背略酸痛，唇紫，偶头晕，偶胸闷气短，饮食正常，大便正常。舌略紫，苔黄腻，脉滑。血压逐渐平稳，尿常规：尿潜血（-），尿蛋白（-）。患者仍夜尿频，乏力倦怠明显，原方党参改人参以增强补气力度，并加熟地黄、山茱萸以补肾缩尿，处方：生晒参（单煎）20g，黄芪 30g，甘草 10g，桂枝 20g，白芍 20g，附子（先煎）10g，藿香 15g，桃仁 10g，黄芩10g，白术 30g，巴戟天 20g，薏苡仁 30g，熟地黄 20g，山茱萸 20g。7 剂，水煎服，每日 1 剂。

按：患者饮食劳倦，日渐伤脾，久病及肾，导致肾气亏虚之证。肾气不足，膀胱失约，故夜尿频。脾虚精微生化不足，故倦怠乏力、胸闷气短、动则汗出。外感风寒，经络不舒，故畏寒、颈痛、肩痛、背痛。脾气虚不能运化水湿，肾气亏虚不能化气行水，水湿内停，故下肢浮肿。水湿化热，湿热内蕴，故苔黄腻。久病入络，瘀血内停，故唇紫、舌紫。慢性肾脏病以脾肾两虚为基本病机，故治以健脾补肾为主，采用肾气丸为主加减。患者同时存在表证，在健脾补肾的同时辅以解表之品，因表不解则里不和，方中麻黄、羌活、葛根即为解表之用。表证缓解后，即以健脾补肾为主。

10 年前患者患有高血压，近 7 年又患 2 型糖尿病、冠心病。近 1 年尿频、浮肿，化验血肌酐升高，考虑不排除与恶性高血压糖尿病所致肾动脉硬化、肾功能受损有关。但中医的治疗遵循辨证论治原则，有是证，用是药，治病求本，故能够缓解症状，治愈疾病。关于慢性肾脏病患者伴高血压的情况是否可以应用附子、桂枝、炮姜等热药，解释如下：①高血压是人体调节自身功能的正常反应，并非都是肝阳上亢或肝风内动，反而阳虚者并不少见，可以加用附子、桂枝等温通经络。②阴平阳秘，精神乃治。待阳气渐复，要减停温阳药物。③使用时，仍需随时监测血压，调整用药。

（李计荣 整理）

（四）脾肾阳虚夹湿热案

许某，男，36岁。2016年9月8日初诊。主诉：蛋白尿、镜下血尿5年，眼睑、四肢浮肿2年。现病史：患者5年前在单位组织体检中发现尿蛋白（＋），潜血（＋＋），于江苏省某医院治疗（用药不详），尿蛋白、尿潜血消失。2年前感冒后出现败血症，于某医院住院治疗，其间出现眼睑、四肢浮肿，化验尿常规：尿蛋白（＋＋），尿潜血（＋＋＋），诊断为慢性肾炎、败血症。待病情平稳后转我院门诊口服中药汤剂治疗，尿蛋白、潜血始终未消失，今来我处就诊。现症见眼睑浮肿，四肢浮肿，倦怠乏力，气短神疲，唇紫，腰僵硬，汗出，视物昏花，畏寒肢冷，饮食正常，下肢沉重，二便正常。尿常规：蛋白（＋＋），潜血（＋＋）。舌青紫，苔黄腻，脉滑弱。中医诊断：慢肾风（脾肾阳虚夹湿热）。西医诊断：慢性肾小球肾炎。治法：温补脾肾，清热化湿。处方：炮姜15g，炙甘草20g，肉桂6g，知母15g，黄连5g，半夏10g，枳实15g，乌药15g，车前子（包煎）30g，小茴香15g，竹茹15g。7剂，水煎服，每日1剂。医嘱：平时注意监测血压，低盐低脂、优质蛋白饮食，忌辛辣油腻及刺激性食物，吃一些富含纤维的食物，注意规律作息，避免过度劳累。

二诊（2016年9月15日）：患者眼睑浮肿减轻，四肢浮肿，倦怠乏力，气短神疲，唇紫，腰僵硬减轻，心前区沉闷，汗出，视物昏花，畏寒肢冷，饮食正常，下肢沉重，二便正常。舌青紫，苔黄腻，脉滑弱。患者浮肿减轻，苔转薄，湿热渐化，利湿药酌减，防止久用伤正，酌加健脾利水之品，以治病求本，处方：茯苓20g，白术20g，泽泻30g，桂枝10g，猪苓20g，地龙15g，益母草30g，柴胡15g，延胡索15g，杜仲25g，黄芪50g，党参15g。7剂，水煎服，每日1剂。

三诊（2016年9月22日）：患者心前区沉闷症状减轻，双下肢时浮肿，颜面无浮肿，倦怠乏力减轻，唇紫红，汗出减轻，视物昏花，畏寒肢冷减轻，饮食正常，下肢略沉重，二便正常。舌青，苔黄腻，脉滑弱。治以健脾补肾，活血化瘀，通络降浊为主，处方：黄连10g，半夏15g，党参15g，杜仲20g，山药30g，全当归15g，泽泻10g，茯苓25g，猪苓15g，丹参20g，川芎15g，车前子（包煎）15g，黄柏15g，薏苡仁15g。7剂，水煎服，每日1剂。

按： 慢性肾小球肾炎病程长，虽经治疗多数患者尿蛋白、尿潜血仍长期存在，只有少数可能治愈，因此短期不必过分注意尿常规的变化，而应注重症状的改善。患者苔黄腻，畏寒肢冷，可能为湿热阻滞阳气所致，也可能存在阳虚证，故要注意观察病情变化，一旦湿热渐化后出现典型的阳虚证要及时调方。患者饮食劳倦，日渐伤脾，久病及肾，导致脾肾阳虚之证，脾肾阳虚，水湿不化，故眼睑、四肢浮肿。脾肾阳虚，不能温煦，故畏寒肢冷。肾阳亏虚，不能温煦腰府，故腰僵硬。脾阳虚不能生化精微，故倦怠乏力、气短神疲。脾虚清阳不升，故视物昏花。水湿化热，湿热下注，故下肢沉重。久病入络，故舌青紫、唇紫。苔黄腻、脉滑弱皆为湿热内蕴之象。患者虚实、寒热错杂，既有浮肿、乏力、畏寒肢冷等脾肾阳虚表现，又伴下肢沉重、苔黄腻等湿热之证，故中药处方必须寒热并用。

温阳利水法治疗水肿，有的患者最初有效，以后效果不明显，这是为什么呢？我们曾经对此有过讨论。学生们认为：①如果患者出现舌红苔黄或黄腻，是湿郁化热的征象，应改用清热利湿法治疗。②慢性肾炎病程冗长，有"久病入络"的病机存在，再则水病可以及血，致湿瘀互结，因此对慢性肾炎水肿的患者应注意其瘀血征象，如面黑唇暗、舌质暗或有瘀斑瘀点、月经不调等，加用活血化瘀药物可显著提高疗效。③有的患者用中药消肿后，不久水肿又起，或者肿消到一定程度即不再消退，西医学认为这主要是血浆蛋白偏低所致。李莹教授认为弟子们的观点都有一定道理，同时她强调以下几点：①因为脾虚较甚，运化无力，血中蛋白不能速升，故低蛋白血症长期存在，水肿不易消退。②再者有些患者因为劳累或感寒，加重脾虚或肾虚，导致病情反复。③气虚则水停，血不利则为水，适当加入补气及活血化瘀药可能增强疗效。④除坚持健脾补肾为主治疗外，可以加服鲤鱼汤，有助于消肿。取鲤鱼1条（300～500g），去鳞及内脏，加生姜50g，葱白100g，路路通50g，米醋50mL，共炖，不放盐，喝汤吃鱼，每日或隔日1次。或参考孙思邈千金鲤鱼汤治疗，有一定效果。

（刘万成　整理）

（五）脾肾阳虚案

尹某，女，55岁。2015年5月20日初诊。主因：间断双下肢浮肿5年，乏力1周。现病史：患者5年前不明原因出现双下肢浮肿，但一直未重视，3年前因腹痛于某医院检查，彩超提示双肾萎缩，转至某医院化验血肌酐130μmol/L，诊断为慢性肾功能不全，予肾衰宁等药，未见好转，此后多次于我科住院，采用中药汤剂、金水宝胶囊等药治疗，病情时轻时重。近1周，患者乏力明显，血压升高，多次测血压170/120mmHg左右。现症见双下肢浮肿，倦怠乏力，畏寒肢冷，腰酸痛明显，耳鸣，夜尿6～7次，大便日1次。尿常规：尿蛋白（++）。舌青略紫，苔薄白腻，脉滑弱。既往史：高血压病史5年，血压最高达200/120mmHg。腔隙性脑梗死1年。中医诊断：肾衰（脾肾阳虚）。西医诊断：慢性肾功能衰竭，慢性肾小球肾炎，高血压病3级。治法：温补脾肾，利水消肿。处方：巴戟天20g，淫羊藿30g，仙茅20g，附子（先煎）15g，肉桂15g，川椒20g，乌药15g，益智仁20g，山药30g，白术20g，党参20g，茯苓20g，甘草20g。每日1剂，水煎，早晚分服。医嘱：合理膳食，控制体重，低盐低脂饮食，多吃新鲜蔬菜水果，喝牛奶，戒烟戒酒，保持大便通畅，增加适量的有氧运动，避免情绪波动，保持心情愉悦。

二诊（2015年5月27日）：患者双下肢浮肿，倦怠乏力，畏寒肢冷，腰酸痛明显，耳鸣，夜尿6～7次，大便日1次。舌青略紫，苔薄白腻，脉滑弱。血压140/100mmHg。神清，听诊双肺呼吸音正常，未闻及干湿啰音。双肾区叩击痛阴性，双下肢轻度凹陷性浮肿。患者症状无好转，中药汤剂增强温补脾肾之力，处方：巴戟天30g，淫羊藿30g，仙茅20g，附子（先煎）15g，麻黄5g，细辛5g，炮姜20g，山药45g，白术30g，党参30g，益智仁20g，甘草20g。每日1剂，水煎服，早晚分服。

三诊（2015年6月4日）：患者双下肢浮肿，倦怠乏力，略畏寒肢冷，腰酸痛，耳鸣，夜尿3～6次，大便日1次。舌青略紫，苔薄白腻，脉滑弱。血压145/95mmHg。神清，听诊双肺呼吸音正常，未闻及干湿啰音。双肾区叩击痛阴性，双下肢轻度凹陷性浮肿。中药汤剂继续以温补脾肾为主，处方：巴戟天30g，淫羊藿30g，仙茅20g，附子（先煎）15g，麻黄5g，细辛5g，炮姜20g，山药45g，白术30g，党参30g，益智仁20g，甘草20g，补骨脂20g。每日1剂，水煎服，早晚分服。

按：患者饮食劳倦，日渐伤脾，久病及肾，导致脾肾阳虚之证，脾阳虚不能运化水湿，肾阳亏虚不能化气行水，水湿内停，导致下肢浮肿。脾虚精微生化不足，故倦怠乏力。脾肾阳虚，不能温煦，故畏寒肢冷、腰酸痛。肾阳亏虚，膀胱失约，故夜尿频。久病入络，瘀血内生，故舌青紫。脉滑弱亦为脾肾阳虚之象。

患者双下肢浮肿，倦怠乏力，畏寒肢冷，腰酸痛明显，耳鸣，夜尿6～7次，脉滑弱，为典型的阳虚水泛之证，治疗上应以温阳化水为主，患者尿频明显，不可过用利水之品，待阳气来复，水邪自化。调中焦，补脾肾，通腑降浊为治疗慢性肾炎导致肾衰的根本大法。另外，李莹强调以下两点：①重视健脾补肾，崇尚金元四大家之一的李东垣，推崇脾胃论，重视后天之本。肾衰竭患者常有胃肠道症状。食欲不振是常见的早期表现。尿毒症患者常口中有氨味，恶心、呕吐、厌食，故很多患者以消化道表现为首发症状就诊。李莹教授主张在复杂的病情中，抓住胃肠问题，健运脾胃，斡旋中焦，调理升降之机，标本同治，可改善症状，延缓、阻止甚至逆转肾衰竭的发展。肾为先天之本，藏真阴、寓元阳，主水液，司开阖。慢性肾小球肾炎患者病位主要在肾，究其根本皆属于虚，或补肾阴，或补肾阳，或阴阳双补。②饮食和精神调摄，饮食忌膏粱厚味及寒凉、腐败之品，防饮食伤害脾胃。饮食要均衡，否则营养缺失将导致贫血加重，体质下降，短期可能对尿素、血肌酐的降低有益，但从远期疗效看，得不偿失。有水肿、尿少者，应限制咸食和水分的摄入；无水肿者，应适当饮水，以利于毒素的排泄。慎起居，防外感，一旦感冒，及时治疗，否则可能造成病情急剧恶化。不可过分劳累，注意避免肾毒性药物的使用，注意残存肾功能的保护。此外，帮助患者树立战胜疾病的信心，保持心情愉快也很重要。

（刘新瑞　整理）

（六）脾肾阳虚，瘀浊互结案

王某，男，32岁。2019年9月30日初诊。主诉：间断性乏力2年，加重伴双下肢浮肿1天。现病史：患者2年前因劳累出现乏力症状，门诊就诊，查肾功能：肌酐170μmol/L，血压、尿常规具体结果不详，诊断为"慢性肾功能不全（代偿期）、慢性肾小球肾炎、高血压病"。建议患者住院接受系统治疗，但患者未予重视，仅口服中药以控制病情。此后患者病情时轻时重。数次复查血肌酐波动在170～190μmol/L。4个月前患者因病情加重住院，经给予中西医结合系统治疗后，患者病情好转而出院。出院后坚持服用海昆肾喜胶囊、金水宝胶囊及中药汤剂等以控制病情，但未复查肾功能。1天前患者无明显诱因出现上症加重，并伴双下肢浮肿，经休息后未见明显缓解。现症见乏力，双下肢浮肿，头晕，头痛，面色淡暗，双眼睑浮肿，胸闷、心慌、气短，腰膝酸软、腰痛，偶有脘腹胀满，自觉身热，畏寒肢冷，食欲不振，睡眠欠佳，小便色黄，夜尿略频，夜尿2～3次，大便略干，1～2日一行。舌质淡暗，舌苔白腻，脉沉细弱。既往史：慢性肾小球肾炎病史 20 年，高血压病史 3 年，单纯性肾囊肿病史 5 个月。中医诊断：肾衰病，慢肾风（脾肾阳虚，瘀浊互结）。西医诊断：慢性肾衰竭，慢性肾小球肾炎，高血压病 1 级（中危），单纯性肾囊肿。治法：温补脾肾，化瘀降浊。处方：干姜 10g，肉桂 3g，黄芪 50g，茯苓 30g，泽泻 10g，山茱萸 20g，杜仲 15g，山药 30g，草果 15g，郁李仁 20g，蒲公英 15g，柏子仁 15g，川芎 12g，赤芍 15g，丹参 30g，炙甘草 10g。7 剂，水煎服，每日 1 剂。医嘱：低盐低脂饮食，避免劳累，保证充足的睡眠，注意监测血压、血糖情况，保持情绪稳定。

二诊（2019 年 10 月 7 日）：患者自诉已无腰痛、畏寒肢冷等症状，双眼睑无浮肿，头晕、脘腹胀满等症较前明显改善，乏力、胸闷、心慌、气短、双下肢浮肿等症较前好转，面色淡暗，腰膝酸软，食欲不振，睡眠尚可，小便色淡黄，夜尿略频，夜尿 1～2 次，大便正常，日 1 行。双眼睑无浮肿，双肾区叩击痛阴性，双下肢轻度凹陷性浮肿。舌质淡暗，舌苔白微腻，脉沉细弱。治以健脾补肾，活血化瘀，降浊解毒。处方：熟地黄 10g，白术 15g，黄芪 40g，茯苓 25g，泽泻 10g，山茱萸 20g，杜仲 20g，山药 30g，草果 15g，郁李仁 20g，蒲公英 15g，柏子仁 15g，川芎 15g，赤芍 15g，丹参 30g，陈皮 15g，炙甘草 10g。7 剂，水煎服，每日 1 剂。

三诊（2019 年 10 月 14 日）：患者自诉头痛、自觉身热等症状已不明显，双眼睑浮肿、乏力、双下肢浮肿、头晕、腰痛、畏寒肢冷等症较前减轻，面色淡暗，胸闷、心慌、气短，腰膝酸软，偶有脘腹胀满，食欲不振，睡眠欠佳，小便色黄，夜尿略频，夜尿 2～3 次，大便正常，日 1 行。体格检查：血压 150/96mmHg。双眼睑浮肿，双肾区叩击痛阴性，双下肢轻度凹陷性浮肿。舌质淡暗，舌苔白腻，脉沉细弱。尿常规：红细胞 40.00/μL，细菌 2.00/μL，透明管型 2.00/LPF，尿潜血（+++），尿蛋白（+++），葡萄糖（+），微白蛋白 >0.15g/L，结果提示细菌、病理管型均已恢复正常，红细胞计数、透明管型等较前减少，提示治疗方案有效。肝功能：丙氨酸氨基转移酶 92U/L，天门冬氨酸氨基转移酶 29U/L，总蛋白 61.9g/L，白蛋白 35.6g/L，白球比 1.4，二氧化碳结合率 20.3mmol/L。肾功能：肌酐 193.0μmol/L，视黄醇结合蛋白 72.3mg/L，胱抑素 C 1.75mg/L。治以健脾补肾，活血化瘀，降浊解毒。处方：熟地黄 10g，白术 15g，黄芪 40g，茯苓 25g，泽泻 10g，山茱萸 20g，杜仲 20g，山药 30g，草果 15g，郁李仁 20g，火麻仁 15g，柏子仁 15g，川芎 15g，赤芍 15g，丹参 30g，陈皮 15g，炙甘草 10g。7 剂，水煎服，每日 1 剂。

按：该患者病程较久，加之饮食不节、劳累过度，损伤人体正气，致脾肾阳虚，且"久病必有瘀"，阳虚则无力推动水液运行，水液蓄积日久化为浊邪，瘀浊互结，充斥于体内，发为肾衰，可见倦怠乏力、畏寒肢冷、小便频等症。脾肾阳虚，无力推动水液正常输布运行，致水湿泛溢肌肤，发为慢肾风，可见双眼睑浮肿、双下肢浮肿等。李莹教授认为慢性肾小球肾炎的病理演变过程为病初为正气已损，瘀浊等邪毒渐盛，随着疾病的进展，正邪不断交争，浊毒、瘀滞不断增加，机体益虚，病久则邪盛正虚，终致邪毒内盛，正气衰竭。

李莹教授治疗慢性肾脏病非常重视脾肾两脏。她强调在脏腑关系上，脾与肾是后天之本和先天之本的关系，脾气健运，化生后天之精微，可不断培育和补养先天肾精，肾精才能不断充盈和成熟，行使其气化功能，后天之精只有在肾阳的推动下，脾气才能健运，化生精微。因此，二者相辅相成，相互资助，互相促进，脾与肾生理上相互联系，病理上相互影响，互为因果。故而一脏受损必累及另一脏，久之则形成脾肾两虚。这一思想贯穿于慢性肾脏病治疗始终。比如对于水肿的治疗，扶正与利水存在以下关系：慢性肾脏病常以水肿为主症，但多为本虚标实，因虚致实之证，故应扶正为主，即"扶正即所以祛邪"，实践证明，必须扶正与利水并重，或在扶正的基础上利水，单纯利水往往水肿难消。关于结肠透析法的应用，中药结肠透析（灌肠法）是治疗慢性肾小球肾炎肾功能下降的有效疗法之一。具体如下：处方以大黄（后下）10～30g，蒲公英 30g，金银花 15g，生龙骨、生牡蛎（先煎）

各 50g，炮附子（先煎）5～15g 为主，此法能吸附肠道毒素，促进排泄。降浊阴、升清阳，改善肾功能。此法对于便秘患者尤其适合。已接受血液透析或腹膜透析的患者应用此法，可减少透析次数。其中，炮附子可以起到防止伤及阳气的作用。另外，通常在内服法基础上配合应用此法。需要强调的仍然是"祛邪不伤正，扶正勿忘祛邪"。

（孙铭阳　整理）

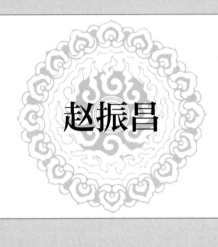

赵振昌

一、医家简介

赵振昌（1937— ），男，吉林省著名老中医，出身于中医世家，为长春中医药大学首届毕业生，一直从事中医临床、教学和科研工作至今，具有坚实的理论基础、深厚的专业技术和丰富的临床经验。酷爱中医事业，刻苦钻研医术，熟谙中医经典，博览古今医籍。从医50余年，是长春中医药大学附属医院肾病科的创始人，国家中医药管理局第五批全国老中医药专家学术经验继承工作指导老师，临床经验丰富，尤其擅长治疗泌尿系统疾病，对慢性肾小球肾炎、肾病综合征、慢性肾功能衰竭、过敏性紫癜性肾炎等疾病有丰富的临床经验。

二、学术思想

（一）肾炎之从肺论治

赵振昌认为慢性肾小球肾炎的发病原因多种多样，其中肺为水之上源，是要重点关注和调整的脏器，"肺为娇脏，不耐寒热""肺为水之上源""肾者，至阴也；至阴者，盛水也。肺者，太阴也；少阴者，冬脉也。故其本在肾，其末在肺"。诸多古籍文献均说明了肺与肾的关系，肺卫不固，肺气失司，不仅是诱发肾脏疾病的原因，也是使其加重的因素之一。诚如《素问·气厥论》所说"肺移寒于肾，为涌水"。同时如《灵枢·营卫生会》记载"卫出于下焦"等，均将肾性水肿与肺相联系，由肺系疾病导致的肾性水肿。临床多表现为浮肿加重，蛋白尿、血尿增多。在治疗上，重视卫气的调护，可以减少和控制感染，也可以利水消肿，促进肾脏的修复，防治肾性水肿的反复发作。从肺论治慢性肾炎继承了中医学的整体观念，体现了"既病防变"的治疗原则。以麻黄连翘赤小豆汤为代表的宣肺利水法、以小青龙汤为代表的解表利水法、以十枣汤为代表的攻逐利水法都是从肺入手治疗肾炎的典型治疗方法。

从《内经》的记载来看，水肿的病位在肺、脾、肾三脏，病机以肾气或肾阳不足为本，以肺卫感受外邪为标，肾阳不足，命门火衰，不能化气行水，遂使膀胱气化失常，开阖不利，水液内停，脾阳不振，不能运化水湿，都是肾炎、肾功能衰竭形成的重要病机。在治疗上，赵振昌主张"先安未受邪之地"，在补充肾精、气、阴、阳不足的同时要重视后天脾胃，未病先防。同时提出也要重视瘀血的调治，久病则瘀、血不利则为水，这些都是古籍流传下来的关于血与水之间的关系及病理状态下两者的治疗方法。

（二）肾炎之从脾论治

赵振昌认为慢性肾小球肾炎由多种原因作用于机体，导致肺、脾、肾三脏功能失调。脾虚则运化无权，难以摄取精微和输布水液；肾虚则开阖失常，不能固摄精气和排泄湿浊。脾不升清降浊，出现水肿、蛋白尿、低蛋白血症和高脂血症。脾肾亏虚是导致慢性肾炎蛋白尿的关键，正如《灵枢·水胀》所载"水始起也，目窠上微肿，如新卧起之状，其颈脉动，时咳，阴股间寒，足胫肿，腹乃大，其水已成矣"，颇类本病证候。《诸病源候论》记载"水病无不由脾肾虚所为，脾肾虚则水妄行，盈溢肌肤而令身体肿满"，这在一定程度上阐述了本病的病因病机。明代张景岳提出以温脾补肾法治疗本病。

导致脾肾功能失调的原因：一是正虚，脾气虚弱，脾气素虚或饮食失调损伤脾胃，导致精微不生，水湿不运，湿邪停聚，发为本病。素体肾气不足或房事不节，或产育过多，肾气受损，肾失开阖，不能化气行水，水湿内停，形成水肿。脾失肾阳之助则不运，肺之通调无权，则水不降，从而更加重水肿。二为邪实，主要有湿热、风邪、瘀血等。五脏六腑之血，全赖脾之统摄，脾气健旺，生血充盈；脾气强健，血液才能正常运行而不溢出脉外。

除此之外，赵振昌认为脾胃为后天之本，气血生化之源，结合现代人的饮食起居，从内外因两方面对肾炎进行病因病机分析，病起于外者，一是由于风邪外袭，风为百病之长，寒邪、热邪都可兼夹风邪而致病。风邪侵袭，多犯上焦，风寒之邪使肺气郁闭，风热之邪使肺气不清，肺不能通调水道，下输膀胱，故风水相激，泛溢肌肤，发为水肿。二为湿毒浸淫，肺主皮毛，脾主肌肉，湿毒之邪蕴于肌肤，壅滞而成疮疡，疮疡不解，内归脾肺，影响脾肺功能，肺不能通调水道，下输膀胱，脾不能运化水湿之邪，可导致水液外溢而为水肿，湿毒热邪灼伤肾络，可导致尿血。三是由于药毒伤肾，一些药物具有肾毒性，如西药的氨基糖苷类抗生素、解热镇痛药等，中药含马兜铃酸的药物，例如龙胆泻肝丸、冠心苏合丸、关木通、青木香等。接触或服用这些药物后，可直犯肾体，损伤肾络，出现血尿、蛋白尿，或肾功能损害。正气存内，邪不可干，邪之所凑，其气必虚。正气亏虚，更易于招致风寒、风热、湿毒等邪气，导致慢性肾炎。相反，这些外感邪气及药毒等，更易于在脾虚、肾虚、肺气不足的基础上作用于人体而致病。赵振昌认为，其病机关键在于脾肾亏虚，湿热下注，精微外泄，络破血溢。肾藏精，是人体阴阳、气血、经络发源的根本，五脏之阴非此不能滋，五脏之阳非此不能发，肾是人体一切生命活动的根本。肾精充足，气化功能正常，则可正常调节水液代谢，升清降浊，纳气归原。肾精受损，则脾土不温，运化失常，肝阴不足，阳气偏亢，心肾不交，肺肾失调，三焦壅滞，导致脏腑功能失常而出现一系列病变。在慢性肾炎的发病过程中，尤以脾肾最为关键，脾气亏虚，运化失常，不能运化水谷精微而生湿浊之邪，升清降浊失其常度，则湿浊下流，肾气亏虚，主水失常，亦可产生湿浊之邪，湿浊日久化热，湿热之邪逼迫精微外泄，可导致蛋白尿。脾肾亏虚不能升清固摄，精微外泄，亦可导致蛋白尿。湿热之邪灼伤血络，或伤阴化火灼伤血络，或脾虚不能统血，均可导致络破血溢，而见肉眼血尿或镜下血尿。感受外邪，郁闭肺气，不能通调水道，下输膀胱，或脾肾亏虚，运化失常，或情志失调，少阳枢机不畅，三焦壅滞，均可造成水液不循常道而外溢，发为水肿。肾精亏虚，阴液受损，肝肾同源，肝阴不足，肝阳上亢，肝阳化风，可发为眩晕。久病入络，慢性肾炎脾肾亏虚，络气不足，日久可因虚致瘀，水湿、湿热、湿浊也可壅阻络脉，导致络瘀，此为实邪致瘀。邪气入络，易入难出，瘀血形成后，人体气血阴阳运行受阻，可进一步加重病情，使病程缠绵难愈。

治疗方面，赵振昌认为应该标本兼顾，但与此同时又有所侧重，如正气虚弱为本则侧重补虚兼以祛邪，如邪气外侵、盘踞日久导致正气耗伤，则又以祛邪为主要治疗方向，兼以扶正。

（三）肾炎之从肾论治

赵振昌认为外邪侵袭，劳汗当风或水湿浸渍或病毒内归，致使脏腑失和，气血不调，脾失健运，肾失封藏，日久水湿诸邪内盛，正气愈虚，可形成本病。湿热内蕴，病邪久留，郁而化热，继而耗伤肝肾之阴。肝主疏泄和藏血，肝气郁结也可导致血瘀水停。慢性肾小球肾炎血尿的病机有气虚不能摄血、阴虚火旺或热邪炽盛，灼伤血络或瘀血内阻，血溢脉外，发为血尿。其中以脾肾亏虚为主，脾气虚，气虚则血无以存，故出血越多，气越不足，气虚阳衰，更难摄血，甚至气随血脱。血液是人体内循环系统中的液体组织，暗赤或鲜红色，有腥气，由血浆、血细胞和血小板构成，对维持生命活动起重要作用，等同于中医所说的营气和津液的组合。《灵枢·决气》云："中焦受气取汁，变化而赤，是谓血。"《灵枢·营卫生会》云："泌糟粕，蒸津液，化其精微，上注于肺脉，乃化而为血。""饮入于胃，游溢精气，上输于脾，脾气散精，上归于肺，通调水道，下输膀胱。"脾胃化生的水谷精微是生成血液的基本物质。脾气虚损，生血不旺，统血功能失常，故见尿血。《金匮要略注》记载"五脏六腑之血，全赖脾之统摄"。肾藏精，肾精充盈，亦能化血，肾气虚则血化生失常。如湿热邪气侵袭膀胱，引起膀胱湿热蕴结，气化不利之湿热证，亦能出现血尿。所以慢性肾小球肾炎血尿与脾、肾、膀胱有着密切的关系。脾肾功能失司的主要原因是正气亏虚、邪气亢盛。正气亏虚包括先天禀赋不足、素体虚弱或久病重病致脾肾两虚。脾为后天之本，气血生化之源。"一有此身，必资谷气。谷入于胃洒陈于六腑而气至，和调于五脏而血生，而人资以为生者，故曰后天之本在脾"。脾虚则水谷精微无以为化。邪气亢盛包括风热燥邪或湿热之邪破血妄行导致血尿。《明医指掌》云："尿血者，小便血也。盖心主血，通行血络，循环脏腑。若得寒则凝涩，得热则妄行，失常道，则溢渗于脬，小便出血也。"故血尿的消除需要心、脾、肾、膀胱等脏腑的共同作用。

总之，本病的实质是正虚邪实，正虚主要是脾肾阳虚、肝肾阴虚及气阴两虚；邪实主要有水湿、湿热、血瘀等外邪及病理产物。慢性肾小球肾炎血尿多以热、虚、瘀为基础病因，以脾肾亏虚为关键，赵振昌抓住主要矛盾，在治疗血尿的过程中紧密围绕补益脾肾之法，通过对基础方进行药物加减，将补益脾肾的药物充分活用到血尿各个证型的治疗中，以不变应万变。赵振昌治疗慢性肾小球肾炎血尿的方法如下。

1. 清热泻火，凉血止血

此法适用于慢性肾小球肾炎下焦热盛，灼伤血络型，症见尿血鲜红，小便黄赤灼热，心烦口渴，面赤口疮，夜寐难安。舌质红，苔黄，脉数。赵振昌多选方小蓟饮子加减，具体药物有竹叶、木通、小蓟、生地黄、蒲黄、藕节、栀子、当归、甘草；如心烦少寐，可加酸枣仁、茯神木以清心安神；火盛伤阴而口渴者，加黄芩、百合、麦冬以清热生津；临床上如见尿血甚者，可加地榆、苎麻根以凉血止血。"血本阴精，不宜动也，而动则为病；血主营气，不宜损也，而损则为病。盖动则多由于火，火盛则逼血妄行"。泻火之法对于尿血有重要意义。

2. 滋阴降火，凉血止血

此法适用于慢性肾小球肾炎阴虚火旺型，症见小便短赤带血，头晕目眩，颧红潮热，腰酸耳鸣。舌质红，少苔，脉细数。方选六味地黄丸加减，药物有熟地黄、山药、山茱萸、泽泻、茯苓、牡丹皮；加石斛、北沙参、玉竹以增滋阴降火之功；加旱莲草、大蓟、小蓟、茜草根、羊蹄增强凉血止血之力；颧红潮热甚者加茵陈、青蒿、银柴胡以清热退虚火。

3. 补益脾气，摄血止血

此法适用于慢性肾小球肾炎脾不统血型，多症见久病尿血，色淡红，气短声低，面色苍白，食少乏力，或兼见皮肤紫斑、齿衄。舌质淡，苔薄白，脉细弱。方选归脾汤加减，药物有人参、白术、黄芪、当归、甘草、茯神木、远志、酸枣仁、木香、龙眼肉、大枣、生姜；可加炙何首乌、熟地黄、白芍、紫河车加强养血生血之效；若气虚下陷，小腹坠胀者，可加附子、阿胶等提升中阳，或用黄土汤。

4. 补肾纳气，固摄止血

此法适用于慢性肾小球肾炎肾气不固型，症见尿血日久不愈，血色淡红，神疲乏力，头晕目眩，腰酸耳鸣。舌质淡，苔薄白，脉弱。方选无比山药丸，药物有山茱萸、泽泻、熟地黄、茯苓、巴戟天、牛膝、赤石脂、山药、杜仲、菟丝子、肉苁蓉；可酌加仙鹤草、大蓟、小蓟、槐花等加强止血之力；也可酌加桑螵蛸、锁阳等加强固摄肾气之力。临床症见畏寒神怯者，亦可酌加益智仁、蛤蚧、鹿茸以温补肾阳。

5. 清利湿热，凉血止血

此法适用于慢性肾小球肾炎湿热浸淫型，症见小便短赤，涩痛，淋沥不尽，尿频，尿急，下腹胀痛。舌红，苔黄，脉数。方选二妙散加减，药物有黄柏、苍术；气血虚者加黄芪、人参、阿胶、当归补益气血；痛甚者可加姜汁。

6. 活血化瘀，利尿止血

此法适用于慢性肾小球肾炎瘀血阻络型，症多见刺痛，舌质紫暗，或有瘀点、瘀斑，苔薄白，脉涩。赵振昌认为止血应以行血为基础，自拟方以大蓟、小蓟、滑石粉、栀子、藕节为主方，佐以桃仁、牛膝、王不留行、五灵脂等共奏活血止血之功。

三、临床特色

赵振昌认为慢性肾小球肾炎的治疗应侧重于补脾气、滋脾阴，或温肾阳、补肾气，或滋肾阴，或脾肾、气血、阴阳、气阴双补，以扶正补虚作为主要的治疗方法。对慢性肾小球肾炎蛋白尿的治疗，赵振昌抓住脾肾亏虚这一大法，临证治疗时将补益脾肾贯彻始终。

针对蛋白尿，有以下几种治疗方法。慢性肾小球肾炎合并脾气虚弱症状，见面色淡黄、纳差、乏力、腹胀痞满、便溏、脉细弱、舌淡苔白者，采用益气健脾法治疗。方用香砂六君子汤、参苓白术散、黄芪大枣汤或补中益气汤等加减，兼阳虚者可加理中汤，兼血虚者加当归、白芍，兼阴虚者加沙参麦冬汤。可同时使用固摄之品如金樱子、芡实、莲子等。赵振昌治疗慢性肾小球肾炎蛋白尿以黄芪配伍山药加强健脾补气的作用。

正所谓"人之大气旺，自能吸摄全身气化不使下陷"。赵振昌认为脾为后天之本，气血生化之源，脾虚失运，清阳不升，则谷气下流，精微外泄。而补中健脾可运化水谷，升清降浊，从而使肺气得以统摄而制下，肾气得以充沛而蛰藏。故治脾成为通调三焦，控制精微物质外泄的重要环节。赵振昌以黄芪配伍山药，正是取其脾肾双补、精气兼收的作用。临床上如见中气下陷之证，再加用党参、白术、柴胡等升提之药；如见肾虚不固之证，再加用金樱子、山萸肉、巴戟天等温肾收涩之品。赵振昌认为脾胃之本犹如战事之后方供给，常是决定战局胜败长久之关键，不可不顾护。正如李东垣所说"百病皆由脾胃衰而生也"。因长期服用寒凉之品，损伤胃之阳气；或常服滋补类药物，阻碍中焦，有碍胃之气机，胃的腐熟水谷功能下降，水谷化为精微之气不足，不能供养全身，则本体虚损愈重。正如《不居集》所说："观测人的一身，以胃气为主，胃气旺则五脏受荫益，水津四布，机运流通，饮食渐增，津液健旺，以至充血生精，而扶真阴之不足。"因此在用药上，慎用苦寒泻下之品，以防损伤胃阳；慎用辛温燥热之品，以防损伤胃阴；慎用滋腻之品，以防阻碍胃气。用药时注意顾护胃气，胃气得存，则腐熟功能正常，气血生化有源，利于药物的吸收。在治疗时，常使用焦三仙、神曲、鸡内金等以健脾胃，助胃之运化，常用麦冬、沙参、枸杞子、黄精等以补益胃阴，常用木香、陈皮、苏梗、厚朴等以调畅气机，常用干姜、半夏、吴茱萸、肉桂等温胃祛寒。

补肾法适用于慢性肾小球肾炎合并肾虚症状者，肾阴虚者治宜滋补肾阴，益阴清热，方用六味地黄丸合二至丸、大补阴丸、杞菊地黄丸、左归饮加减。舌质暗红，或有瘀斑等瘀血症状者加桃仁、赤芍、丹参、红花、益母草；肝阳偏亢、高血压加杜仲、钩藤、石决明、珍珠母。肾阳虚应温补肾阳，化气行水，方用真武汤、金匮肾气丸、济生肾气丸、实脾饮等。胃气上逆，吐泻频繁加炮干姜、苏叶、炒艾叶、焦白术、煨诃子；阳虚酌加肉桂、鹿角霜。补肺法适用于肺气虚弱，卫表不固，治宜益气祛风固表，用玉屏风散加味。赵振昌认为，肾性血尿的发生，究其根本，为脾肾两虚，机体正气不足，脏腑功能衰退所致，脾为先天之本，气血生化之源，脾主统血，脾气亏虚，则气血生化乏源，统摄无力，血液溢于脉外，而致尿血。肾本先天，主封藏。肾气不足，不能封藏，或肾阴不足，阴阳失调，阴虚火旺，灼伤肾络，而致尿血。脾之健运，赖肾阳之先天以温煦与推动，肾之精气亦赖于水谷精微的后天培育和滋养，即"水谷之海，本赖先天为主，而精血之海，又赖后天为资"。因此，赵振昌在治疗肾性血尿时，特别注重补益脾肾，使正气存内，邪不可干。在补益肾脏时，喜用山萸肉、菟丝子、女贞子、旱莲草、阿胶、枸杞子等以平补肝肾，长期服用效果卓著。在组方用药之时注重阴阳平衡，结合"善补阳者，必于阴中求阳，用药三七分，则阳得阴助而生化无穷；善补阴者，必于阳中求阴，用药亦三七分，则阴得阳升而源泉不竭"经典理论组建方剂，使阴平阳秘，精神乃治。在补益脾脏时，赵振昌喜用黄芪、山药、白术、党参等以补气健脾。治疗之时往往脾肾双补，使先天得后天之养，后天借先天之阴阳以为滋。

肺阴不足，治以益肺养阴，用麦味地黄丸、竹叶石膏汤等。《诸病源候论》曰："风邪入少阴则尿血。"由于风热等外邪侵入于身，热邪入里，下迫下焦，膀胱热蓄，血热妄行发为血尿，因此临床常见血尿颜色较鲜红。同时《血证论》谓："肺为水之上源，金清则水清，水宁则血宁。"因此，赵振昌主张在下者取之上，表里同治，单用解表则里热不清，单用清里热则表邪不除，故运用疏风清利并举，运用银翘散加黄芩、牛蒡子、板蓝根、胖大海等药，佐以凉血止血之药如小蓟、旱莲草、牡丹皮、赤芍、坤草、仙鹤草等，从而阻断病情的发展，使血尿早期向愈。

补肝法适用于肝血不足或肝阴不足者，治以滋养肝血，选用四物汤加枸杞子、牛膝、一贯煎等，或杞菊地黄丸加减。肝阳上亢者用平肝法，药用天麻钩藤饮、羚角钩藤汤加减。肝郁气滞者，治宜疏肝理气，方用柴胡疏肝散、逍遥散等。肝主藏血，体阴而用阳。肾性血尿不同于其他出血性疾病，肝血不足或相火郁于下，灼伤肾络均会导致尿血的发生，而血离经则凝、则瘀，因此一般出血性疾病皆可使用收涩之品固涩止血，但肾性血尿不同。诚如《医学心悟》所讲："凡治尿血，不可轻用止涩药，恐积瘀血也。慎之！慎之！"肾性血尿病位在肾与膀胱，二者既是水液疏利之机关，亦是尿液产生和排泄的器官，使用收涩止血之品时，容易"闭门留寇"，瘀血留滞，阻塞肾络，导致血不循经，血溢脉外而加重尿血，同时亦影响尿液的生成和排泄，导致癃闭，变证丛生。如《素问·痹论》所说："病久入深，荣卫之行涩，经络时疏，故不通。"因此，赵振昌认为瘀血既是肾性血尿的病理产物，也是其致病因素，是导致肾性血尿病情迁延难愈的关键原因。因此，他在治疗上主张不用收涩之法，而反用活血化瘀法，通利小便以止血，常用丹参、三七、蒲黄等药物。同时对于湿瘀、气瘀等瘀血原因，对症用药，通因通用，血液运行通畅，使新血生，瘀血去，解除顽疾。

祛邪法适用于慢性肾小球肾炎由于外邪侵袭而长期不愈或由于外邪所致而复发加重者，属风寒侵袭，当以祛风散寒为主，方选麻黄汤。风热侵袭者，治以祛风清热为主，方选银翘散加减。如水肿明显尚可攻者，可加利水消肿药，如陈葫芦、蝼蛄、大腹皮等；大量蛋白尿或长期不消失者，加石韦、金樱子、芡实、莲须、紫河车，并加大黄芪用量；血浆蛋白低而水肿不退者，加龟甲胶、鹿角胶、阿胶、核桃肉。也有研究表明黑料豆丸（黑料豆、黄芪、苍术、山药）能提高血浆白蛋白；胆固醇高者，加决明子、何首乌、生山楂、丹参、赤芍、白芷。

清热利湿法对于慢性肾小球肾炎患者同时有湿热症状者，如胸脘痞闷、口苦口黏、口干不欲多饮、纳呆、便溏不爽、小便黄赤浑浊或尿急尿痛，舌质红，苔黄腻，脉象滑等，治宜清热利湿，方用三仁汤加味，或黄芩滑石汤、五草汤、五味消毒饮合五皮饮、宣肺利水汤等。

心火旺盛加黄连、山栀子；肝火旺、烦躁不安加龙胆草；便溏加山药；夜寐欠佳加夜交藤、合欢皮。活血利水法适用于证属湿瘀互结，慢性肾小球肾炎病久入络者，治疗过程中，治宜活血利水，用当归芍药散、桂枝茯苓丸合五苓散、五皮饮等加减。患者大便干结加生大黄；恶心、呕吐加竹茹、黄连；出血者加益母草、白茅根；恶热、喜冷、烦渴者加竹叶、石膏；畏寒、喜热、肢凉者加肉桂、附子片；皮肤瘙痒而无热证者加麻黄、桂枝、葛根，有热证者加荆芥穗、防风、地肤子；小便淋沥不利者加黄柏、知母；水肿者加大腹皮、汉防己。

对于肾性血尿，除方药治疗外，赵振昌亦颇重视中医护理，饮食上注重调摄。第一，应低盐饮食，因食盐性寒味咸，咸能入肾，因而肾病患者应少食盐，以免肾性血尿加重。第二，要禁食过于辛辣的食物，因烈性酒刺激性强。《本草纲目》中说："烧酒，纯阳毒物，与火同性。"饮酒和进食辛辣食物、膏粱厚味，可生热动火，助湿生热，血热妄行，加重肾炎血尿。第三，应少食海鲜等异体蛋白，适当食用精瘦肉、优质蛋白，配合新鲜蔬菜、水果等富含纤维素、维生素的食品。保持大便通畅，避免引起胃肠不适，顾护好脾胃之中州。另外，赵振昌建议平时养成多喝水的好习惯，且不应长时间憋尿，感觉有尿意即去排尿，减轻肾脏及膀胱的负担，避免加重肾性血尿。情志上要恬恢，《素问·汤液醪醴论》云："精神不进，志意不治，故病不可愈。"可见调畅情志亦重要。《灵枢·本神》言："肾盛怒而不止则伤志……恐惧而不解则伤精，精伤则骨酸痿厥，精时自下。"赵振昌强调，五志过极皆化火，而火热又是肾性血尿的主要致病因素。因此，他常常嘱咐患者调整好自己的情志，勿过度忧思，保持心态乐观，治病先治心，真正做到《素问·上古天真论》所说的"恬恢虚无，真气从之。精神内守，病安从来"。生活上要注重养护，因肾性血尿的诱发常与外感等致病因素有关，因此在日常生活中应慎防外感，注意四时气候冷暖变化，适时添减衣物，喉肾相关，避免外感六淫循经下传，加重或诱发肾性血尿；同时肾性血尿患者应适当休息，静心休养，如《血证论》中说："静则气平而生阴，动则气躁而生阳……失血病，因劳动而复发者，十之五六，宜调息瞑目，以收敛浮之气，使阴生阳秘，而血乃不复动矣。"保证睡眠充足，尿血重者应静卧少动，安心调治。如《证治汇补》认为肾性血尿主要是由于内中根本枯竭，若非本人清心静养，则不能很好调治。而肾性血尿患者病情常虚实夹杂、迁延难愈。因此赵振昌在治疗时，常谆谆向患者告知，治病要循序渐进，不能一蹴而就。病情缓解好转、相关检查指标正常后，仍需坚持服药 3 个月以上以防止疾病复发，使肾性血尿真正痊愈。

四、验案精选

（一）脾不统血案

李某，女，46岁。2014年8月6日初诊。患者于3年前自觉腰痛，乏力，于某医院就诊，查尿常规：尿隐血（++），尿蛋白（+），红细胞427/μL，经血尿定位诊断为慢性肾小球肾炎，经中西药治疗后症状减轻。今日查尿常规：尿隐血（++），尿蛋白（−），红细胞463/μL，而来门诊。症见腰酸，眼睑浮肿，神疲乏力，纳减便溏，面色无华，失眠梦多，舌质淡胖，苔白腻，脉沉缓。证属脾气虚，治以补益脾气，摄血止血。处方：方用归脾汤加减。具体药物：炒党参15g，炒白术15g，茯苓10g，炙黄芪30g，制黄精30g，当归15g，远志10g，炒酸枣仁10g，柏子仁10g，熟地黄25g，白芍15g，仙鹤草10g，地榆10g，茜草根10g，甘草5g，大枣6枚。

二诊：患者自述神疲乏力症状较前明显好转，无腰酸，眼睛浮肿较前减轻，面色较前红润，纳眠可，小便色、量正常，无夜尿，大便不成形。尿常规：尿隐血（+），尿蛋白（−），红细胞291/μL。查舌质淡红，苔白，脉沉。脉症基本同前，治法同前，上方去甘草；加生牡蛎30g，泽泻10g，猪苓10g。继用10剂，早晚各1次。

三诊：患者浮肿消失，无腰酸，偶有口苦，眼眵多，纳眠可，二便可。尿常规：尿隐血（−），尿蛋白（−），红细胞4/μL。查舌质淡红，苔白，脉沉滑。考虑患者久用温补，加之该患者年龄正值中年，阴阳气盛，徒用补益难免化热生湿，但肾炎的本质依然是本虚标实，故原方加车前子15g，青蒿30g，桑枝30g。10剂，早晚各1次。

嘱患者服完此药后如无不适，可停药观察，如有不适，继续复诊，半个月后进行电话随访，患者自述无不适。此后随访半年无复发。

按：赵振昌表示摄血止血法适用于慢性肾小球肾炎脾不统血型，多症见久病尿血，色淡红。气短声低，面色苍白，食少乏力，或兼见皮肤紫斑、齿衄。舌质淡，苔薄白，脉细弱。方选归脾汤加减，药物有人参、白术、黄芪、当归、甘草、茯神木、远志、酸枣仁、木香、龙眼肉、大枣、生姜；可加炙何首乌、熟地黄、白芍、紫河车，加强养血生血之效；若气虚下陷，小腹坠胀者，可加附子、阿胶等提升中阳，或用黄土汤。但是赵振昌强调："在虚损性疾病的治疗过程中往往出现虚损与湿热并见，因此在治疗上可选择温补与清湿热并用或标本兼治，各有侧重的治疗方法进行个体化治疗。"

五脏六腑之血，全赖脾之统摄，脾气健旺，生血充盈；脾气强健，血液才能正常运行而不溢出脉外。脾主运化，主统血，主升清，为气血生化之源。然而临床疾病千变万化，一定要四诊合参，综合把控患者的疾病所处状态，疾病前期病症单一，可只行温补或滋养，后期正气不断充足，在阳气的鼓动下可能会出现湿与热互结的状态，因此治疗时则应温补与清热并行，才能平衡好正虚与邪实的临床特点。由此可以延伸，无论是肾脏本身的疾病还是脾胃导致的肾脏疾病，我们都应该从全局去把控局部的疾病特征与状态，结合局部与整体，综合判断疾病，给出最佳治疗方案。

赵振昌对肾脏生理、病理的认识较为透彻，值得我们学习、借鉴和继承。脏腑理论、经络理论是认识肾脏病的基础，肾脏有两个，连在胁肋之下，如豆状，相对如环，里白外紫，是足少阴肾经的伊始。气血在肾脏中循环往来，通过肾脏元阴、元阳的蒸腾、气化，泌别清浊，清者散之，浊者化之，将精微输布于机体以营养周身，而浊者则通过膀胱的气化功能将其转化为尿液排出体外。肾脏一旦受损，则必伤及元阴、元阳，元阴潜静、元阳温煦，相互为用，犹如燃灯之油，消耗越大，灯就灭得越快。慢性肾小球肾炎的病机重点在肾脏本身和肾脏功能受损后出现的病变状态。其中血液运行不畅导致的瘀血内停"血液稽留，为积为聚，为肿为毒"是病机关键，热毒在血络中长期盘踞，会发生积聚的病理变化，肾中精微物质外泄，发生血尿、蛋白尿。三焦水道开阖功能欠佳，体内的水液运行失司，湿浊之邪不能正常排泄，积聚于体内，发为水肿，久而成毒，久病之后发生水毒之症。病后期肾精亏少，命门火衰，精气化生失司，表现为贫血及营养不良。

关于以上问题我们后辈应防微杜渐，不要等到疾病态势发展无法控制才进行干预和治疗，应在疾病初期就对患者进行详细的疾病进展与预后宣教，与患者建立良性互动的医患关系，提高他们的依从性。

（二）阴虚火旺案

张某，男，57岁。2015年1月25日初诊。患者于2年前自觉腰痛，神疲，于某医院就诊，查尿常规：尿隐血（++），尿蛋白（+），经肾脏穿刺检查为慢性肾小球肾炎，局灶性硬化。经中西药治疗后症状减轻。今日查尿常规：尿隐血（++），尿蛋白（+），红细胞264/μL，而来门诊。症见腰酸膝软，头晕，耳鸣，咽痛，五心烦热，咽干口燥，小便短赤，遗精，眠差，舌红少苔，脉细数。证属肾阴虚。治以滋阴降火，凉血止血，方用六味地黄丸加减。药用：山药15g，生地黄10g，山茱萸15g，泽泻15g，茯苓15g，芡实30g，金樱子10g，栀子10g，醋鳖甲（先煎）25g，地骨皮10g，青蒿10g，北沙参10g，麦冬10g，旱莲草10g，小蓟10g，茜草10g。

二诊：上方服用10剂后患者述症状明显减轻，腰酸膝软较前好转，偶有头晕，无耳鸣、咽痛，五心烦热较前明显减轻，服药期间无遗精，纳眠可，小便色黄，大便时有不成形。查尿常规：尿隐血（+），尿蛋白（-）。查舌质红，苔薄润，脉细。脉症同前，嘱患者继续口服中药治疗，上方去鳖甲，加黄芪30g，白术20g，枇杷叶15g，款冬花10g。继用10剂，嘱其关注腰酸膝软、咽干口燥情况。

三诊：患者面色正常，无颧红，诸种不适症状消失，现未诉明显不适，纳眠可，小便可，大便时有不成形。查尿常规阴性。予金匮肾气丸2盒口服，服完后如无其他不适，可停药，定期复查尿常规。

停药后随访半年未复发。

按：赵振昌认为慢性肾炎血尿多是由于阴虚火旺、气虚不能摄血或热邪炽盛，灼伤血络或瘀血内阻，血不归经所致。其病因病机关键是肾阴不足，阴虚内热，而热、火是血尿发生的重要因素。临床上以阴虚内热型血尿比较多见，故按气阴两虚，阴虚火旺进行辨证施治，每每奏效。当接诊患者的时候，通过望闻问切我们应该对其疾病态势有一个整体的把握，上工治未病，应在疾病有可能出现的态势之初就进行干预，肾为胃之关，脾胃气虚，谷气下流，困阻肾精，耗伤肾气，都可能出现上述情况，因此疾病治疗的根本最终归于脾胃。

补肾法适用于慢性肾小球肾炎合并肾虚症状者，肾阴虚者治宜滋补肾阴，益阴清热，方用六味地黄丸合二至丸、大补阴丸、杞菊地黄丸、左归饮加减。舌质暗红，或有瘀斑等瘀血症状，加桃仁、赤芍、丹参、红花、益母草；肝阳偏亢、高血压加杜仲、钩藤、石决明、珍珠母。肾阳虚应温补肾阳，化气行水可用真武汤、金匮肾气丸、济生肾气丸、实脾饮等。胃气上逆，吐泻频繁加炮干姜、苏叶、炒艾叶、焦白术、煨诃子；阳虚酌加肉桂、鹿角霜。

慢性肾小球肾炎的中医药治疗方面，广大杏林同道做了许多工作，取得了较佳的临床效果。无论是古代的文献还是现代的医案，中医对慢性肾小球肾炎的病名、病因病机、治法及遣方用药等方面认识上均有新突破，对于慢性肾风的发病原因存在湿热、瘀血等方面的认识逐渐加深，并认为素体虚损是本病的发病根本，而湿热、瘀血等因素是疾病的外在表现。虽然每位医家都基本认同该病的病因病机，但在治疗方法上却各有不同，可谓百花齐放，百家争鸣。有以辨湿热之邪为主的医家，治法上偏重清热利湿；有以辨虚损为主的医家，在治法上则以补虚扶正为主；有以辨血瘀为主的医家，治法上则体现了活血化瘀等。因此，整理慢性肾小球肾炎这部分文献就可知当代医家及临床研究慢性肾风，达到了解此病病因病机、发病规律的程度，从而进一步揭示了慢性肾小球肾炎的病理本质。

（三）气阴两虚案

王某，男，56岁。2018年11月10日初诊。主诉：乏力伴双下肢凹陷性浮肿半年，加重1周。现病史：患者半年前体力劳动后出现乏力、双下肢浮肿，未在意及治疗，此后上述症状反复发作。1周前无明显诱因出现乏力及浮肿症状加重。现症见乏力，双下肢浮肿，腰酸，下肢无力，头晕头胀，耳鸣，偶有胸闷痛，胃胀反酸，有灼热感，纳食一般，眠可，尿色发黄，尿中有异味，24小时夜尿量约1000mL，大便可。平素嗜食重油盐、辛辣食物。查体：颧色暗红，血压166/97mmHg，双下肢中度浮肿；舌质红暗，边有齿痕，苔白腻，脉沉缓。尿常规：尿蛋白（+++），尿潜血（+），红细胞38.07/HP；血尿定位：非均一型红细胞超过70%；肝功能：总蛋白57g/L，白蛋白34.1g/L；24小时尿蛋白定量2.37g，24小时尿量900mL；肾功能无异常。自述既往无高血压、糖尿病及冠心病病史。治以益气养阴，泄浊通络。处方：土茯苓100g，山萸肉20g，熟地黄20g，黄芪30g，白茅根50g，绵萆薢20g，生地黄20g，蝉蜕15g，炒僵蚕20g，槟榔20g，猪苓10g，商陆10g，牵牛子15g，太子参30g，丹参20g，制红曲18g，地榆20g，醋鳖甲（先煎）50g，石韦20g。

二诊（2018年11月25日）：患者双下肢浮肿明显缓解，无力、胃胀减轻，偶有反酸。纳眠可，二便尚可。查舌质红，边有齿痕，苔白，脉沉缓。脉证同前。查尿常规：尿蛋白（+++），尿潜血（++），红细胞22.43/HP；24小时尿蛋白定量1.16g，24小时尿量1500mL。上方去商陆、牵牛子、槟榔，加茯苓30g，玉竹20g，黄芪加量至50g。10剂，水煎服。

三诊时因患者家乡地处偏远，故电话随访患者，患者述诸症缓解，纳眠、二便均正常。复查尿常规：红细胞波动在4～10/HPF，24小时尿蛋白定量已降至0.8g左右，嘱患者继续按上方服药半个月，如无明显不适，可停药观察，病情变化随诊。

按：本案中患者以乏力、双下肢凹陷性水肿为主症，此为脾气不足，脾虚不能运化水湿之象；腰酸、耳鸣为肾精亏虚；头晕头胀为肾阴不足，肝阳上亢的征象；且脾主肌肉，肾为作强之官，二者不足则可出现双下肢无力；尿色黄、尿中有异味为湿浊下注，日久酿为湿热；久病入络，胸痛、颧色暗红、舌质红暗等均为瘀血之象。患者嗜食重口味食物，易生湿热，伤及阴津，导致胃部灼热、反酸；且更易加重气阴亏虚及瘀血诸症。因此，临床辨证为气阴两虚，湿热夹瘀证。该患者水肿较严重，故在"滋肾泄浊通络汤"的基础上加用槟榔、猪苓、商陆、牵牛子以利尿消肿。二诊患者浮肿明显缓解，偶有反酸，此时不可再大量利尿，防止戕伐正气，故去商陆、牵牛子、槟榔，加茯苓以健脾利湿，祛除余邪，加玉竹以养胃阴。

滋肾泄浊通络汤方药组成：土茯苓、山萸肉、熟地黄、醋鳖甲、黄芪、太子参、白茅根、地榆、萆薢、生地黄、蝉蜕、炒僵蚕。慢性肾风患者很多以浮肿为主要症状，而且浮肿是伴随慢性肾风发生发展的病理表现。肾主水，故肾精固则水液固，说明水肿之机理除了肾中阳气亏虚，更有肺气宣发肃降功能的失调，因此赵振昌在应用利水渗湿药的同时，会根据患者不同病症加入一些泄肺热、通肺气的药物，也会选择温补中焦脾胃的药物随症加减。茯苓为利水消肿要药，主胸胁逆气，惊悸，利小便，适用于脾虚水肿，赵振昌在选药时配合猪苓以利水湿，两药功用相似，是他常选择的对药。泽泻渗湿热，行痰饮，可以泄热利小便，适用于湿热下注型慢性肾风患者；而赵振昌在选择此药时会加车前子以加强利水作用，而且车前子还可以清肝，对于肝火过旺的患者尤为适用。"清肺金以滋化源，通膀胱而利水湿"最能贴切地解释石韦的作用，石韦既能作用于热淋、石淋、血淋等证，同时还可用于肺热咳嗽气喘。萆薢可分清泌浊，对于大量蛋白尿的患者尤为有效，赵振昌在临床上充分考虑患者慢性肾风的病变规律及病理演变，因此两药合用，作用更强。

张景岳称赞熟地黄乃"精血形质中第一纯厚之药"，可"大补血衰，培补肾水，填骨髓，益真阴"。《医学衷中参西录》中称黄芪补气之功最优，与熟地黄为君药，共奏益气滋阴之效。山萸肉可补益肝肾，涩精固脱。熟地黄与山萸肉相合，滋阴补肾，填精益髓。太子参又称孩儿参，其性平和，可益气健脾，生津润肺，二者为臣药。《本草纲目》称土茯苓"食之当谷不饥，调中止泻。健脾胃，强筋骨，去风湿，利关节，止泄泻，治拘挛骨痛，恶疮痈肿"。《药性论》云醋鳖甲"主宿食、癥块、痃癖气、冷瘕、劳瘦，下气，除骨热，骨节间劳热，结实壅塞。治妇人漏下五色羸瘦者"。生地黄增其清热养阴之效，配以萆薢泄浊利湿，祛风除痹。白茅根味甘性寒，有凉血止血、清热利尿之效，历代医家常用治疗热证出血、水肿尿少等症；与地榆相配可增其凉血止血之功。肾络迂曲细小，易滞易瘀，易入难出，易积成形，久病则肾络瘀阻，加入虫类药如蝉蜕、炒僵蚕可搜风通络化瘀，助其药力。

对于慢性肾小球肾炎的治疗，西医虽然在降压、降尿蛋白方面取得了比较满意的成效，但是在临床症状的缓解和延缓疾病的进展方面尚有不足，结合中药进行辨证治疗可起到一定的作用。赵振昌根据多年临床经验，总结出治疗慢性肾小球肾炎时应补泻兼施，注重益气养阴的同时要兼顾泄浊通络，并根据患者不同的临床表现进行加减变化，可取得良好的临床疗效。

（四）湿热下注案

李某，女，37岁。2016年3月26日初诊。患者尿频、尿急、尿痛，症状类似阴道炎，纳眠可，二便可。舌淡红，苔黄，脉缓。尿常规：尿潜血（+），红细胞2.64/HPF，白细胞17.82/HPF，细菌含量升高。既往无特殊病史。结合患者舌脉，辨证为湿热下注型。方以地黄汤加减。处方：山萸肉20g，生地黄20g，川木通20g，栀子20g，黄柏20g，瞿麦20g，败酱草20g，金荞麦30g，连翘50g，槟榔20g，猪苓10g，商路10g，牵牛子15g，地榆20g，鳖甲50g，白茅根50g。10剂，水煎服，早晚分服。热淋清颗粒7盒，每次1袋，每日3次，冲服；三清胶囊6盒，每次4粒，每日3次，口服。

二诊（2016年4月9日）：患者服药后自觉症状较前明显好转，尿频、尿急时有，无尿痛，纳眠可，无夜尿，二便可。舌淡红，苔黄，脉细缓。尿常规：尿潜血（++），红细胞3.96/HPF，白细胞13.2/HPF，细菌含量升高。患者脉症基本同前，治疗方向不变。处方：山萸肉20g，生地黄20g，川木通20g，栀子20g，黄柏20g，瞿麦20g，败酱草20g，金荞麦30g，连翘50g，槟榔20g，猪苓10g，商路10g，牵牛子15g，太子参20g，鳖甲50g。10剂，水煎服，早晚分服。配合热淋清颗粒7盒，每次1袋，每日3次，冲服；八正胶囊5盒，每次5粒，每日3次，口服。

三诊（2016年4月24日）：患者服药后自觉症状较前好转，尿频、尿急时有，无尿痛，纳眠可，无夜尿，二便可。舌淡红，苔薄，脉弦缓。尿常规：尿潜血（+），红细胞3.3/HPF，白细胞17.16/HPF，细菌含量升高。脉症同前，诊治同前。处方：金荞麦 30g，连翘 50g，生地黄 20g，木通 20g，虎杖 30g，栀子 20g，黄柏 20g，马齿苋 50g，白茅根 50g，地榆 20g，茯苓 30g，泽泻 20g。10 剂，水煎服，早晚分服。配合热淋清颗粒 5 盒，每次 1 袋，每日 3 次，冲服；三清胶囊 6 盒，每次 4 粒，每日 3 次，口服。

四诊（2016 年 5 月 8 日）：患者服药后自觉症状较前好转，尿频时有，无尿急、尿痛，纳眠可，无夜尿，二便可。舌淡红，苔薄，脉弦缓。尿常规：尿潜血（＋＋），红细胞 1.32/HPF。处方：金荞麦 60g，连翘 50g，生地黄 20g，木通 20g，虎杖 30g，栀子 20g，黄柏 20g，马齿苋 50g，白茅根 50g，地榆 20g，茯苓 30g，泽泻 20g。10 剂，水煎服，早晚分服。配合热淋清颗粒 5 盒，每次 1 袋，每日 3 次，冲服；三清胶囊 6 盒，每次 4 粒，每日 3 次，口服。

五诊（2016 年 5 月 21 日）：患者服药后自觉症状基本消失，尿频时有，无尿急、尿痛，纳眠可，夜尿 3 次，二便可。舌淡红，苔薄，脉缓。尿常规：白细胞 9.23/HPF，细菌含量升高。处方：金荞麦 60g，连翘 50g，生地黄 20g，木通 20g，虎杖 30g，栀子 20g，黄柏 20g，马齿苋 50g，白茅根 50g，地榆 20g，茯苓 30g，泽泻 20g。10 剂，水煎服，早晚分服。配合热淋清颗粒 5 盒，每次 1 袋，每日 3 次，冲服；三清胶囊 6 盒，每次 4 粒，每日 3 次，口服。

六诊（2016 年 6 月 4 日）：患者服药后自觉症状基本消失，尿频时有，无尿急、尿痛，纳眠可，夜尿 2 次，二便可。舌淡红，苔薄，脉缓。尿常规：尿潜血（＋＋＋），红细胞 24.86/HPF，白细胞 8.58/HPF，上皮细胞升高。处方：山萸肉 20g，生地黄 20g，熟地黄 20g，小蓟 20g，侧柏炭 20g，藕节 30g，马齿苋 50g，白茅根 50g，仙鹤草 20g，牡丹皮 20g，鳖甲 50g，白芍 30g，旱莲草 20g，连翘 30g，白芷 20g，黄柏 20g，坤草 30g。10 剂，水煎服，早晚分服。配合热淋清颗粒 5 盒，每次 1 袋，每日 3 次，冲服；三清胶囊 6 盒，每次 4 粒，每日 3 次，口服。

七诊（2016 年 6 月 19 日）：患者服药后自觉体力较前增强，尿频时有，无尿急、尿痛，纳眠可，夜尿 2 次，二便可。舌淡红，苔薄，脉缓。尿常规：尿潜血（++），红细胞 7.92/HPF，白细胞 21.78/HPF，上皮细胞升高。处方：山萸肉 20g，生地黄 20g，熟地黄 20g，小蓟 20g，侧柏炭 20g，藕节 30g，马齿苋 50g，白茅根 50g，仙鹤草 20g，牡丹皮 20g，鳖甲 50g，白芍 30g，旱莲草 20g，连翘 30g，白芷 20g，黄柏 20g，坤草 30g，川木通 15g。10 剂，水煎服，早晚分服。配合热淋清颗粒 5 盒，每次 1 袋，每日 3 次，冲服；三清胶囊 6 盒，每次 4 粒，每日 3 次，口服。

八诊（2016 年 7 月 3 日）：患者服药后自觉体力较前增强，尿频时有，无尿急、尿痛，纳眠可，夜尿 2 次，二便可。舌淡红，苔薄，脉缓。尿常规：尿潜血（++），红细胞 2.64/HPF，白细胞 5.06/HPF，上皮细胞升高。处方：山萸肉 20g，生地黄 20g，熟地黄 20g，小蓟 20g，侧柏炭 20g，藕节 30g，马齿苋 50g，白茅根 50g，仙鹤草 20g，牡丹皮 20g，鳖甲 50g，白芍 30g，旱莲草 20g，连翘 30g，白芷 20g，黄柏 20g，坤草 30g，川木通 15g。10 剂，水煎服，早晚分服。配合热淋清颗粒 5 盒，每次 1 袋，每日 3 次，冲服；三清胶囊 6 盒，每次 4 粒，每日 3 次，口服。

九诊（2016 年 7 月 17 日）：患者服药后自觉体力较前增强，无尿频、尿急、尿痛，纳眠可，夜尿 2 次，二便可。舌淡红，苔薄，脉缓。尿常规：尿潜血（++），红细胞 6.16/HPF，白细胞 28.38/HPF，上皮细胞升高，脉症同前。处方：山萸肉 20g，生地黄 20g，川木通 20g，栀子 20g，黄柏 20g，瞿麦 20g，败酱草 20g，金荞麦 30g，连翘 50g，槟榔 20g，猪苓 10g，商路 10g，牵牛子 15g。10 剂，水煎服，早晚分服。配合热淋清颗粒 5 盒，每次 1 袋，每日 3 次，冲服；三清胶囊 6 盒，每次 4 粒，每日 3 次，口服。

十诊（2016 年 7 月 31 日）：患者服药后自觉体力较前增强，无尿频、尿急、尿痛，纳眠可，夜尿 1 次，二便可。舌淡红，苔薄，脉弦细尺弱。尿常规：尿潜血（++），红细胞 4.26/HPF，白细胞 11.22/HPF，上皮细胞升高。处方：山萸肉 20g，生地黄 20g，川木通 20g，栀子 20g，黄柏 20g，瞿麦 20g，败酱草 20g，金荞麦 30g，连翘 50g，槟榔 20g，猪苓 10g，商路 10g，牵牛子 15g。10 剂，水煎服，早晚分服。配合热淋清颗粒 5 盒，每次 1 袋，每日 3 次，冲服；三清胶囊 6 盒，每次 4 粒，每日 3 次，口服。

十一诊（2016年8月14日）：患者服药后自觉体力较前增强，无尿频、尿急、尿痛，纳眠可，夜尿1次，二便可。舌淡红，苔薄黄，脉弦缓。尿常规：尿潜血（＋），红细胞3.96/HPF。处方：山萸肉20g，生地黄20g，川木通20g，栀子20g，黄柏20g，瞿麦20g，败酱草20g，金荞麦30g，连翘50g，槟榔20g，猪苓10g，商陆10g，牵牛子15g。10剂，水煎服，早晚分服。配合热淋清颗粒5盒，每次1袋，每日3次，冲服；三清胶囊6盒，每次4粒，每日3次，口服。

按：虽然患者只是一位37岁女性，但如果没有把她的整体状态彻底纠正过来，随着她年龄增长，会反复出现尿路感染的问题，究其原因，肾为先天之本，脾胃为后天之本，该女子五七已过，阳明脉衰，气化、阳气都处于减退的状态，且年四十，阴气自半，起居衰矣。此时如得到彻底的治疗，以后对她大有裨益。

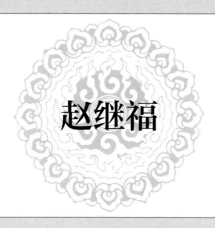

赵继福

一、医家简介

赵继福（1955— ），男，全国名中医，第五批、第六批全国老中医药专家学术经验继承工作指导老师，全国基层优秀名中医，全国医药卫生系统先进个人，全国名老中医药专家传承工作室建设项目专家，吉林省名中医。出身中医世家，从小便接受中医文化的熏陶，幼年时跟随先辈学习中医诊病技巧，于1974年进入吉林医科大学中医学专业学习，1977年毕业后，在最基层的农村乡镇卫生院工作10年，进行全科疾病的诊治，积累了丰富的临床经验。此后，分别在长白县医院、珲春市中医院、长春市中医院及长春中医药大学附属医院从事临床一线工作。于2019年被评为北京中医药大学特聘专家，并在北京中医药大学国医堂、北京中医药大学东直门医院国际部出诊。赵继福从医40余年，凭脉辨证，以脉选方，总结提炼疑难病证的特点，弥补了某些疾病在现有辨治法及病机认识上的不足，将中医特有的辨证论治思想在临床诊疗过程中发挥得淋漓尽致，常常"以寻常药治不寻常病"，与时俱进，灵活辨证，不断创新。临床中，始终坚持动态的疾病观，师古而不泥古，不断探索各类疑难杂症的病机及治法，特别是在心血管疾病、脾胃系统疾病、妇科疾病、临床疑难病等方面成果斐然。

二、学术思想

（一）肾病（肾小球肾炎）分期治疗

赵继福认为，肾小球肾炎是本虚标实之证，因虚致实，因实致虚，虚实夹杂，以肺、脾、肾三脏亏虚为本，湿热、血瘀、风邪及浊毒为标。其特点是起病隐匿，病情缠绵，反复发作。外感风、寒、湿、热、毒等邪气是肾小球肾炎发病的原因，肺、脾、肾三脏亏虚是发病的基础，血瘀是导致疾病反复不愈的因素，疾病始终有虚与瘀的表现。赵继福提出肾病（肾小球肾炎）

中医分期辨证标准，具体内容如下。

1. 肾病（肾小球肾炎）急性期

急性肾小球肾炎是内科的常见病、多发病，绝大多数发生在感染后，尤其是溶血性链球菌感染后，故临床上多称为感染后肾小球肾炎或链球菌后肾小球肾炎。它是以两侧肾脏弥漫性肾小球损害为主的免疫反应性疾病，临床以全身浮肿、少尿、血尿和高血压为主要表现。根据古代文献的记载，急性肾小球肾炎多属"水肿"阳水范畴。赵继福指出，外感之邪从卫分侵入，因肺主皮毛，为娇脏，先受病邪侵袭，肺气受损，治节失调，不能行布津液。金生水，现母气受损，子受其累，故肾的气化功能受损，封藏失司，水谷精微不固，随尿排出，故见蛋白尿。肾主水，肾气不足，气化不行，水湿内停，故见水肿。脾为后天之本，主运化及散布津液，但上因肺失通调，下因肾失气化，不能助脾，故脾不能独行其职，最终运化失权，津液输布不行，水湿之邪内停更甚。水湿之邪为阴邪，易伤阳气，肺脾肾三脏阳气受损，水湿之邪内停于脏腑，故见胸腹满闷，外溢于肌肤，故见全身水肿。水湿之邪，其性黏滞，随经络泛溢肌肤，阻塞经络，经络不通，血溢脉外，故见尿血。

赵继福将急性肾小球肾炎按照风水束表、风邪夹湿毒、瘀血阻络、脾肾阳虚四个证型进行辨证。

（1）风水束表

《金匮要略》云："风水，其脉自浮，外证骨节疼痛，恶风。"肺有通调水道、下输膀胱的功能。若风邪外袭，内舍于肺，肺失宣降，水道不通，以致风遏水阻，风水相搏，溢于肌肤，发为水肿。

主症：水肿起于头面，风邪夹热则咽喉红肿疼痛，舌质红，脉浮滑数；风邪夹寒，则恶寒、发热、咳喘，舌质淡，脉浮数或浮紧。

（2）风邪夹湿毒

《类证治裁》云："因湿热浊滞致水肿者为阳水。"若患者身患湿毒未能及时消散，内归肺脾，在内脾胃失其升清降浊之能，使肺不能通调水道而小便不利。

主症：水肿起于眼睑，身发疮痍，烦热，有恶风、发热之象，舌质红，苔薄黄，脉浮数或滑数。

（3）瘀血阻络

隋代巢元方在《诸病源候论》中指出："肿之生也，皆由风邪、寒热毒气客于经络，使血涩不通，壅结成肿也。"急性肾小球肾炎，浮肿而夹有瘀血，损伤三焦水道，或致妇女经闭，或致水肿重症，尤以腰以下肿甚。

主症：水肿，腰以下肿甚，尿少，浮肿经久不消，面色灰滞黧黑，舌质紫暗或见瘀斑，舌苔白，脉细涩。

（4）脾肾阳虚

《脾胃论》云："脾无气，则五脏之源绝。"若先天禀赋不足，患急性肾炎不久便可损及肾，因肾阳不化气，脾阳不振，导致面浮肢肿。

主症：面浮身肿，腰以下尤甚，按之凹陷不起，神疲，四肢冷，腰膝冷痛酸重，脘闷纳差，尿多或尿少，舌质淡胖，苔白或白滑，脉沉弱或沉细无力。

2. 肾病（肾小球肾炎）慢性期

慢性肾小球肾炎（CGN）为临床上一类发病率较高的肾炎类型，以血尿、水肿、高血压、蛋白尿等为主要表现，是导致慢性肾衰竭最常见的病因。此病多发于中青年，病因尚不明确，目前研究表明免疫炎症引起的损伤是其主要发病机制。本病病程长，病情发展缓慢，早期起病较为隐匿，不及时治疗，可逐渐进入慢性肾衰竭期。目前西医治疗慢性肾小球肾炎以控制临床症状，延缓病情进展及防治相关合并症为主要目的，予对症处理，治疗以ACEI/ARB 类药物、激素及免疫抑制剂为主，临床疗效有限，且激素及免疫抑制剂副作用较大，临床使用受到一定限制。而且停药后复发率较高，不良反应发生率较高。

慢性肾小球肾炎，多归属于中医学"水肿""虚劳""腰痛""血尿"等范畴，与《内经》中记载的"风水""肾风""肾痹"及《金匮要略》中记载的"肾着"等病名相似。《素问·水热穴论》曰："肾汗出逢于风……傅为胕肿，本之于肾，名曰风水。"《素问·风论》云："肾风之状，多汗恶风，面痝然浮肿。"《金匮要略》曰:"肾着之病,其人身体重,腰中冷,如坐水中,形如水状,反不渴,小便自利,饮食如故,病属下焦,身劳汗出,表里冷湿,久久得之。"《诸病源候论》有言:"水病者,由肾脾俱虚故也。肾虚不能宣通水气,脾虚不能制水……所以通身肿也。"

中医学认为,本病或因先天禀赋不足,或因后天饮食劳倦内伤,导致肺、脾、肾三脏亏虚,外感风、寒、湿、热、毒等邪气而发病。《景岳全书》指出:"凡水肿等症,乃肺脾肾三脏相干之病。盖水为至阴,故其本在肾;水化于气,故其标在肺;水唯畏土,故其制在脾。今肺虚则气不化精而化水,脾虚则土不制水而反克,肾虚则水无所主而妄行。"其中以肾为本,以肺为标,以脾为制水之脏。《诸病源候论》云:"三焦不泻,经脉闭塞,故水气溢于皮肤而令肿也。"赵继福指出,肾小球肾炎为本虚标实之证,以肺、脾、肾三脏亏虚为本,风寒、湿热、血瘀、疮毒等为标,慢性肾小球肾炎发病的基本病因是肺、脾、肾三脏虚损,风邪、湿热、血瘀等实邪既是病理产物,又是导致病情复发加重的诱发因素,如此形成恶性循环,导致疾病反复,迁延难愈。

赵继福将慢性肾小球肾炎按照气阴两虚、气虚血瘀、脾肾阳虚、下焦湿热四个证型进行辨证。

（1）气阴两虚

《素问·风论》云:"肾风之状,多汗恶风,面疮然浮肿。"由于长期水湿内阻,耗气伤阴,造成脉道失养,气阴两虚。

主症:面浮身肿,手足心热,大便溏泄,食少纳呆,舌红,少苔,脉弦数。

（2）气虚血瘀

慢性肾小球肾炎以肺脾肾三脏亏虚为主,肾为气之根,脾为气之源,肺为气之主,气为血之帅,气行则血行,气虚则血液运行无力,致气虚血瘀。

主症:疲倦乏力,浮肿,腹痛,食少纳呆,面色无华,便溏,肢体麻木,肌肤甲错,舌质紫暗或见瘀斑,舌苔白,脉细涩。

（3）脾肾阳虚

肾阳虚，则膀胱气化失司，故少尿、水肿；蛋白是人体精微物质，由脾化生，由肾封藏，因此蛋白尿的形成与脾肾虚损密切相关；肾主闭藏，肾气不固，则精微下泄，脾主统血，脾气虚，则气不摄血，故脾肾阳气虚，致血不归经而出血，精微下流而出现血尿。

主症：小便不利，面浮肢肿，甚则腹胀如鼓；或见小便频数、余沥不尽，或尿血，或夜尿频，畏寒肢冷，大便稀溏。舌质淡胖而有齿痕，苔白滑，脉沉迟细弱。

（4）下焦湿热

水湿之邪内侵，郁久化热或邪热犯内与湿相并，湿热交蒸，蕴结下焦致肾与膀胱气化功能失常，水液内停。

主症：浮肿以下肢为甚，肢体困重，腰膝酸软，小便赤涩热痛，口渴烦热，舌苔黄腻，脉沉滑。

（二）从"瘀血内生"认识慢性肾小球肾炎

赵继福在临床上总结多年经验后指出，慢性肾小球肾炎辨证虽虚实夹杂，但是气虚血瘀是慢性肾小球肾炎最为常见的证型，主要的病理产物是瘀血。慢性肾小球肾炎患者的病因无论虚实，均可导致瘀血内生。王清任谓："气虚……血必停留而瘀。"肾阴肾阳为元阴元阳，为一身阴阳之根本。肾阳虚，无以温煦全身，无力推动气血运行，阳虚则寒凝，血脉凝滞，瘀血内生；肾阴虚，导致虚热内生，煎熬津液，无以载血运行，血行不畅，瘀血内生。因此，因虚致瘀，主要包括了气虚血瘀、阳虚寒瘀、阴虚热瘀及气阴两虚而致瘀阻。慢性肾小球肾炎标实有湿热阻滞气机，影响气血运行，导致瘀血内生，且瘀血既是病理产物，又是致病因素，此为因实致瘀。慢性肾炎病情反复，迁延难愈，又进一步加重瘀血形成，可以说瘀血贯穿于慢性肾小球肾炎的始终，是最为常见的标实之证。《素问·调经论》记载"瘀血不去，其水乃成"，《血证论》记载"血与水本不相离，瘀血化水，亦发水肿"。可见瘀血停滞，影响水液代谢，可发为水肿；瘀血阻滞，导致血不循经，出现离经之血，发为血尿；瘀血阻络，不通则痛，故可见腰部胀痛、肢体麻木不仁。

三、临床特色

赵继福在肾小球肾炎的治疗上按照疾病的不同时期，结合辨证，总结出"急性期祛邪为主，慢性期益气、活血、化瘀为主"的特色治疗方法，并自创益气活血肾炎汤治疗慢性肾小球肾炎，在临床上应用效若桴鼓。下面从分期及辨证方面详述赵继福的临证诊疗特色。

（一）急性肾小球肾炎

急性肾小球肾炎初期多由邪毒、风、湿、热所致，表现为眼肿，寒热，肢节酸楚或咽痛，身发疮痍，烦热，渴或体重，胸闷纳呆或小便不利，周身浮肿等一系列阳水表现。治疗应以祛邪为主，邪去则正安。

随着急性肾炎的进一步进展，由于长期饮食不调，脾胃功能障碍，正气受损，精微不化，表现为身肿，腰以下为甚，按之凹陷不易恢复，脘腹胀闷，纳呆便溏，面色不华，肢倦乏力，尿短少，腰酸重等症，以脾气虚或脾肾两虚为多见。此期虚实夹杂，治宜扶正祛邪并进。

1. 肝肾同源，从肝论治

唐代孙思邈在《千金要方》中指出下焦病的治疗应"热则泻于肝，寒则补于肾"。北宋钱乙在其《小儿药证直诀》中指出："肝有相火有泻而无补，肾有真水，有补而无泻。"所以肾火泻肝，肝阴补肾，肾不可泻，肝不可补。因此，对于湿热型急性肾小球肾炎患者选用疏肝、清肝、养肝之法不失为一种可行的方法。赵继福在临床上治疗急性肾小球肾炎，善于从肝论治，方用龙胆泻肝汤加减，龙胆泻肝汤具有泻肝胆实火、清下焦湿热之功效，可用于治疗湿热型急性肾小球肾炎。药物组成：龙胆草15g，泽泻15g，柴胡15g，当归15g，生地黄15g，木通10g，车前子20g，竹叶10g，栀子15g，黄芩15g，甘草15g，金银花25g，板蓝根50g，蒲公英50g，紫花地丁15g。方中龙胆草擅泻肝胆之实火，能清下焦之湿热，为君；黄芩、栀子、柴胡苦寒泻火；车前子、泽泻清利湿热，使湿热从小便而解，均为臣药；肝为藏血之脏，肝经有热则易伤阴血，故佐以生地黄、当归养血益阴；金银花、板蓝根、蒲公英、紫花地丁清热解毒；甘草调和诸药为使。诸药合用共奏泻肝胆实火、清肝经湿热、利尿消肿之功。综观全方，泻中有补，利中有滋，以使火降热清，湿浊分清，循经所发诸症自愈。

2. 从证论治

赵继福指出从证论治，即按照急性肾小球肾炎的主要表现进行论治，首先明确急性肾小球肾炎的诊断，分清肾性血尿、肾性水肿。

（1）镜下血尿是急性肾炎的主要症状。急性期因咽喉、皮肤感染热毒，灼伤肾络，治疗应祛风解表、清热解毒、凉血止血；若湿热伤络，尿血者，宜清利湿热、凉血止血。方用血尿方加减，药物组成：车前子 30g，旱莲草 30g，仙鹤草 20g，白茅根 30g，地榆炭 12g，黄柏炭 12g，大黄炭 6g，地龙 10g，益母草 20g。方中车前子清热利尿通淋，旱莲草味甘酸、性寒，入肝、肾经，白茅根味甘性寒，清热凉血，入膀胱利尿，导热下行，尿血阴津不足者为最宜；仙鹤草、益母草味辛苦、性寒，活血利水，且"行血而不伤新血，养血而不滞瘀血"；地榆炭、黄柏炭、大黄炭止血，能收缩血管而止血，取地龙性寒能清热、通行经络，能止血而无瘀滞之害，又有"瘀血去新血生"的专功。诸药合用，湿热得清，瘀化水行，血气调和，共奏其功。

（2）急性肾小球肾炎水肿多因风水束表、风水夹湿毒所致，治以疏风宣肺、清热解毒为法。方用越婢加术汤合麻黄连翘赤小豆汤加减，药物组成：麻黄 10g，连翘 15g，赤小豆 20g，苍术 20g，石膏 20g，白术 15g，茯苓 15g，车前子 15g。麻黄意在辛温宣发，解表散邪，连翘、赤小豆旨在苦寒清热解毒，配生石膏清泄里热，并抑制麻黄之发汗太过，白术、茯苓健脾制水，苍术燥湿清里热，车前子清热利尿通淋。诸药共奏辛温解表散邪、解热祛湿之效。

（二）慢性肾小球肾炎

1. 治疗以益气、活血、化瘀为主

赵继福治疗慢性肾小球肾炎以益气、活血、化瘀为主，慢性肾小球肾炎患者临床上多出现血瘀的征象，原因有二：一为久病入络，气机不利，血流不畅成瘀血。二为气虚血停，气虚血瘀，血滞久而成瘀，瘀血不去，新血不生，形成阴阳气血俱虚，瘀血内生，虚实夹杂之证。当慢性肾小球肾炎患者出现高血压的症状，多为瘀血内生所致，治以益气活血，赵继福经过多年经验总结，自创"益气活血肾炎汤"治疗慢性肾小球肾炎，取得了较好的临床疗效，药物组成：黄芪 25g，赤芍 25g，桑寄生 30g，鸡内金 15g，当归 15g，川芎 15g，苍术 15g，地龙 15g，红花 15g，桃仁 20g，大黄 10g，葛根 30g，丹参 50g，桂枝 15g，杜仲 20g，益母草 25g。方中黄芪味甘性温，专司益气培本，促进血液循环，且能利水。川芎味辛性温，为活血理气之要药。赤芍清热凉血，活血祛瘀，红花味辛性温，活血、破瘀生新，且有降压之功。当归味甘辛性温，补血活血，且有利尿之效。地龙性寒能清热，擅通行经络，能止血而无瘀滞之害，又有"瘀血去新血生"的专功。杜仲、桑寄生配伍，培补肝肾。鸡内金和胃降逆，引热下行。葛根舒筋解肌，调整血压。苍术与大黄配伍以燥湿降浊。桃仁、红花、丹参功能活血化瘀。桂枝温通经脉、助阳化气。益母草味苦性寒，功能活血、利水、消肿，益母草用大剂量时有明显的活血利水作用，且能消除尿中之蛋白，屡用奏效。全方有升有降，寒温调和，共奏益气活血之功。

2. 应用温胆汤加味治疗慢性肾小球肾炎

温胆汤常用于治疗胆胃不和、痰热内扰而致的虚烦不眠、呕吐呃逆、惊悸不宁、癫痫等。赵继福将其应用于治疗慢性肾小球肾炎，疗效满意。《素问·风论》云："肾风之状，多汗恶风，面胕然浮肿。"由于长期水湿内阻，耗气伤阴，从而进一步造成脉道失养，气阴两虚，阴损及阳，阴阳两虚，久病络阻，痰浊、邪热、血瘀、气郁互相交结，使肾体受损，肾用失司。临床上慢性肾小球肾炎阶段，由于肾元受损，气化不行，浊毒内生，浊毒可更伤

肾元，耗伤气血，阻滞气机升降出入，最终可表现为尿毒症"关格"危候。赵继福临床上应用温胆汤加味治疗慢性肾小球肾炎气阴两虚、脾虚痰湿内生证，疗效明显，药物组成：茯苓25g，鸡内金20g，枳实15g，竹茹15g，半夏15g，陈皮15g，益母草15g，苏叶15g，大黄10g，黄连10g，葛根25g，甘草10g，地龙15g，桃仁15g，红花10g。方中半夏味辛性温，燥湿化痰，和胃止呕，为君药。臣以竹茹，取其甘而微寒，以清热化痰，除烦止呕。半夏与竹茹相伍，一温一凉，化痰和胃、止呕除烦之功备；陈皮味辛苦性温，理气行滞，燥湿化痰；枳实味辛苦性微寒，降气导滞，消痰除痞。陈皮与枳实相合，亦为一温一凉，而理气化痰之力增。佐以茯苓、鸡内金，健脾渗湿，以杜生痰之源；以甘草为使，调和诸药。黄连清热燥湿，泻火解毒，大黄通腑泄热，苏叶和胃降逆，葛根舒筋解肌，调整血压。益母草、桃仁、红花、地龙活血通络。诸药共奏益气健脾、清热化痰、活血化瘀之功，方切病机，故收良效，且该治法是依标本兼治的治则而确立，故病愈后不易复发。

3. 应用"尿毒症方"治疗慢性肾小球肾炎

慢性肾小球肾炎随着病情的进展，以虚实夹杂为主，单纯性实证或虚证少见，治疗以健脾益气补肾、活血化瘀、通腑排毒为主。赵继福自拟"尿毒症方"，临床上多用于尿毒症的治疗，但针对慢性肾小球肾炎证属虚实夹杂，脾肾两虚，兼瘀热内生者，应用"尿毒症方"治疗，颇有成效，药物组成：生黄芪40g，当归20g，炒白术30g，茯苓30g，熟地黄20g，菟丝子30g，淫羊藿30g，枳壳20g，厚朴20g，生大黄10g，清半夏10g，草果仁15g，黄连15g，桃仁15g，红花15g，生甘草10g，赤芍15g，丹参30g，连翘20g，西洋参15g。方中黄芪为补气圣药，仲景所谓"大气一转，其气乃散"，与西洋参配伍行补气、固表、摄精、祛毒、和营、利尿之功，且无留滞之弊。当归味甘辛性温，补血活血，且有利尿之效。桃仁活血祛瘀，润肠通便。红花味辛性温，活血、破瘀生新，且有降压之功。赤芍、丹参功能活血化瘀。黄连清热燥湿，泻火解毒，大黄通腑泄热降浊，厚朴、枳壳同用燥湿消痰，下气除满。白术、茯苓同用以逐支饮，通利小便。熟地黄补血滋润，益精填髓。菟丝子、淫羊藿益肾温阳。半夏味辛性温，燥湿化痰，和胃止呕。草果仁燥湿除痰。连翘清热解毒。甘草调和诸药。

四、验案精选

（一）气虚血瘀案一

孙某，男，35岁，职员。2021年5月15日初诊。主因：血肌酐升高2年就诊。现病史：患者于2019年7月体检时发现尿蛋白、血肌酐升高，遂就诊于某医院，查血肌酐185.34μmol/L，尿素氮15.71mmol/L。住院经肾穿刺病理诊断为IgA肾病。病程中患者无明显不适症状，住院期间给予激素治疗（具体用药情况不详），病情未见明显好转。患者为求中医治疗来诊。现症见患者无不适症状。既往史：高血压病史4年，血压最高达150/110mmHg，未用药。西医诊断：肾衰竭（氮质血症），IgA肾病，高血压3级，高尿酸血症。中医诊断：关格（气虚血瘀）。治法：益气活血。查体：血压150/110mmHg，形体肥胖，面色晦暗，舌胖暗淡，边有齿痕，舌苔白腻，脉沉弦。尿常规：尿潜血（++），尿蛋白（+++）。血肌酐136μmol/L，尿素氮8.15mmol/L，尿酸482μmol/L，胱抑素C 1.54mg/L，尿微量白蛋白2642mg/L（2021年4月1日查）。处方：益气活血肾炎方。生黄芪25g，赤芍25g，桑寄生30g，鸡内金15g，当归15g，川芎15g，苍术15g，地龙15g，红花15g，桃仁20g，大黄10g，葛根30g，丹参50g，桂枝15g，杜仲20g，益母草25g。7剂，每日1剂，水煎，日3次口服。医嘱：忌食腌制、辛辣刺激之品。戒烟酒，低盐饮食；避免劳累，适当运动，保持心情舒畅。

二诊（2021年5月31日）：大便次数增多，每日2～3次，其余无明显不适症状。查血压150/80mmHg。尿常规：尿潜血（+++），尿蛋白（+++）。血肌酐127μmol/L，尿素氮9.41mmol/L。处方：尿毒症方去芒硝。生黄芪40g，当归20g，炒白术30g，茯苓30g，熟地黄20g，菟丝子30g，淫羊藿30g，枳壳20g，厚朴20g，大黄5g，清半夏10g，黄连15g，桃仁15g，红花15g，草果仁15g，赤芍15g，丹参30g，连翘20g，甘草10g，西洋参

15g。14 剂，每日 1 剂，水煎，日 3 次口服。

三诊（2021 年 6 月 26 日）：患者无不适症状，查血压 130/100mmHg，6 月 24 日复查血肌酐 117.23μmol/L，尿素氮 8.89mmol/L，尿酸 520μmol/L。继续服用上方 14 剂，每日 1 剂，水煎，日 3 次口服。

四诊（2021 年 7 月 12 日）：查血压 140/100mmHg，7 月 9 日复查血肌酐 107.53μmol/L，尿素氮 8.22mmol/L，均在正常范围内。尿酸 545μmol/L，仍高于正常。尿常规：尿潜血（－），尿蛋白（+++）。予益气活血肾炎方，14 剂，每日 1 剂，水煎，日 3 次口服。

五诊（2021 年 7 月 31 日）：患者大便每日 3～4 次，质稀。查血压 130/100mmHg。7 月 30 日复查血肌酐正常，尿素氮 9.34mmol/L，轻度升高。尿酸 492μmol/L，升高。尿常规：尿潜血（+++），尿蛋白（+++）。处方：口服 5 月 31 日方，因大便次数增多，调整黄连为 10g。14 剂，每日 1 剂，水煎，日 3 次口服。

六诊（2021 年 8 月 14 日）：患者大便每日 3～4 次，质稀。查血压 130/110mmHg。8 月 13 日复查血肌酐 101.98μmol/L，尿素 8.3mmol/L，均在正常范围内。尿酸 463μmol/L，升高。尿常规：尿潜血（+++），尿蛋白（+++）。处方：虚性高血压方加减。具体用药：人参 15g，鹿角胶 15g，龟甲 20g，熟地黄 25g，枸杞子 25g，菟丝子 25g，牛膝 25g，桑寄生 25g，杜仲 20g，山茱萸 20g，当归 20g，生牡蛎 50g，地龙 20g，益母草 25g，丹参 30g，葛根 30g。14 剂，每日 1 剂，水煎，日 3 次口服。

按： 该病例特点为青年男性，病史 2 年，明确病理分型为 IgA 肾病，同时合并高血压，血压平时控制不佳，已经发展为轻度肾功能受损。慢性肾炎大多病程长，久病体虚，多与感冒相关。如慢性肾炎合并有高血压时，治疗起来非常棘手，且易反复发作。如果存在肾小球动脉硬化，中医属血瘀较重，比较难治。而这时的西药降压药只能起到暂时降压的作用，无法根治高血压。慢性肾炎合并高血压的患者，配合活血药物治疗效果比较好。另外，对于肌酐升高的患者，一定要重视大黄这类通腑药物的使用。

治疗中用尿毒症方和益气活血肾炎方较多。尿毒症方适用于脾肾两虚型肾功能不全患者，临床表现：乏力懒言、腰膝酸软、颜面或下肢水肿等。脾肾两虚为慢性肾衰竭之本虚，正虚以脾肾两虚为本，邪实涉及湿浊、瘀血、湿热等诸多因素，呈现虚实夹杂、寒热互见之候。治疗上当攻补兼施，正邪两顾，既要补脾肾，又要泄湿浊、解毒活血。方中选用黄芪、白术、茯苓、淫羊藿、菟丝子、熟地黄为君药，以益气健脾补肾，阴阳并补，振奋先后天之气。选用草果、厚朴、半夏、白术以祛湿除满，降逆止呕，使补而不滞。西洋参助益气补肾之力，共为臣药。病久湿热毒邪入侵血分，血络瘀阻，亦可发为瘀血，故该方中选用桃仁、红花、丹参、赤芍、川芎、当归，共奏活血化瘀之功。大黄、黄连、连翘清热通腑排毒，诸药共为佐药。甘草调和诸药为使药。纵观全方，以健脾益气补肾为主，佐以活血化瘀、通腑排毒之药，以达攻补兼施、正邪两顾之目的。益气活血肾炎方以补肾活血为主，患者病久，必是虚实夹杂，所以在补肾同时要重视活血药物的应用。

慢性肾小球肾炎，简称慢性肾炎，是一种起病隐匿，病程较长，缓慢持续性发展的疾病。如果治疗不及时，有可能发展成为终末期肾脏病。该病病理类型多样，常见的有系膜增生性肾小球肾炎，包括 IgA 和非 IgA 系膜增生性肾小球肾炎、系膜毛细血管性肾小球肾炎、膜性肾病及局灶节段性肾小球硬化等。IgA 肾病的临床表现具有多样性，可见血尿、腰痛、乏力，也可有蛋白尿、水肿，晚期也会出现肾衰竭的表现。可根据各阶段不同的病机特点进行辨证论治。慢性肾小球肾炎相当于中医学"肾风""水肿"等，为本虚标实之证，正虚邪实、虚实夹杂是其基本病机特点。

赵继福认为慢性肾衰竭病本在肾，日久涉及五脏，病机复杂。正虚以脾肾两虚为主，但各脏阴、阳、气、血的虚损程度又不同；邪实又涉及湿浊、瘀血、湿热等诸多因素，呈现虚实夹杂、寒热互见之候。赵继福坚持以健脾益气补肾、活血化瘀、通腑排毒为治法，在一定程度上延缓了该患者肾功能衰竭的进展。

（王丽娜　整理）

（二）气虚血瘀案二

刘某，男，40 岁，自由职业者。2019 年 8 月 25 日初诊。主诉：乏力、尿血 10 年。该患者 2010 年在体检中发现尿常规异常：尿潜血（+++）、尿蛋白（+++），于当地医院经检查诊断为慢性肾炎，予复方肾炎片口服，疗效欠佳。此后经中西医间断治疗后乏力症状有所好转，但尿常规示长期有潜血及尿蛋白，为求中医治疗来诊。刻下症见乏力，余无明显不适，饮食及睡眠尚可，二便正常。血压 120/80mmHg，舌暗，苔薄白，脉沉弦。尿常规：尿潜血（+++），尿蛋白（+）。西医诊断：慢性肾炎。中医诊断：淋证（气虚血瘀）。处方：急性肾炎方。人参 10g，熟地黄 20g，山药 20g，黄芪 25g，杜仲炭 10g，桑寄生 15g，巴戟天 15g，山茱萸 15g，车前子 15g，益母草 15g，牡丹皮 10g，泽泻 10g，肉桂 10g，丹参 15g。7 剂，水煎取汁 300mL，早晚 2 次分服。

二诊（2019 年 9 月 1 日）：患者乏力改善，饮食可，睡眠可，二便调。复查尿常规：红细胞计数 18.58/μL，尿潜血（+++），尿蛋白（+）。处方：继服上方，7 剂。

三诊（2019 年 9 月 8 日）：患者无明显不适症状。尿常规：红细胞 13.95/μL，红细胞（高倍视野）2.5/HPF，尿潜血（+++），尿蛋白（－）。方药：益气活血肾炎方。黄芪 25g，赤芍 25g，桑寄生 30g，鸡内金 15g，当归 15g，川芎 15g，苍术 15g，地龙 15g，红花 15g，桃仁 20g，大黄 10g，葛根 30g，丹参 50g，桂枝 15g，杜仲 20g，益母草 25g。7 剂，水煎取汁 300mL，早晚 2 次分服。

四诊（2019 年 9 月 21 日）：患者无明显不适症状。尿常规：红细胞 5.28/μL，尿潜血（+），尿蛋白（－）。继服上方 7 剂。

按： 该病例具有以下特点：①西医诊断明确：根据患者症状、体征及理化检查结果，慢性肾炎的诊断明确。②病程长，未系统治疗。③病情缠绵难愈，经治疗好转后，经常在感冒或劳累后病情出现反复。④中医优势：中医治疗，复发率低，愈后较好。

该患者前两诊用的急性肾炎方以补肾为主，全方以益气滋阴、补肾为主。后来用的益气活血肾炎方以补肾活血为主，久病患者气血不足，气虚血行不畅，血瘀脉络，所以给予补肾气兼活血祛瘀之法。肾病患者尿中虽有潜血，仍使用桃仁、红花，赵继福认为离经之血便是瘀血，活血化瘀可以起到祛瘀生新的作用。如桃红四物汤治疗崩漏，也是同样的道理。在明代医家缪仲淳所著之《先醒斋医学广笔记》中，对出血之治法颇有标新立异之意。其曰"宜行血不宜止血""无论清凝鲜黑，总以去瘀为先"。清代医家唐容川在《血证论》中也说："吐衄便漏，其血无不离经，盖血初离经，清血也、鲜血也。然既是离经之血，虽清血鲜血，亦是瘀血。"

赵继福认为肾气不足是本病发生的重要原因，在治疗中注重辨证施治，维护肾气。首先，脏腑虚损是关键，主要责之脾肾。脾主运化，肾主水、司开阖，若脾肾亏虚则水运失常。肾失封藏，则精微下注，而成蛋白尿；肾阴不足，虚热内扰，肾络受损则出现血尿。赵继福治疗以扶正祛邪、固护肾气、活血化瘀为法。经中医药治疗，使肾气旺盛，正气充足，正胜邪退，祛瘀生新，达到治病求本的目的，从而降低复发率。

虽然赵继福认为本病以虚为本，但要重视瘀血的治疗，活血祛瘀法贯穿治疗始终。唯有活血才能改变肾小球动脉硬化。另外，在治疗中遵从古代大医的经验，活用"祛瘀生新"等理论。同时深刻体会中医治病求本的原则，就像浇花一样，不能只浇叶，浇水要浇到根上，才能枝繁叶茂。在诊治疾病过程中，应透过现象看本质，把握好舌苔、脉象，辨证准确，用药精良，使疑难杂症变得不再疑难。

（王丽娜　整理）

（三）气血亏虚，瘀血阻络案

杨某，女，46岁，汉族，退休。2019年7月16日初诊。间断腰痛10余年，加重伴低热2个月。患者10年前无明显诱因出现腰痛，双下肢浮肿，尿血，遂就诊于吉林某医院，诊断为"急性肾小球肾炎"。后多次复查尿蛋白（++），尿潜血（+）。2个月前出现腰痛加重及间断低热，体温波动在

37.0～37.2℃，今为求中西医结合治疗，前往门诊就诊。现病史：腰痛，双下肢浮肿，尿血，低热，乏力，手足心热，畏寒，睡眠尚可，大便干，小便正常，舌质紫，舌苔薄白，脉细涩。血压 170/100mmHg。既往史：高血压13 年。中医诊断：腰痛（气虚血瘀）。西医诊断：慢性肾小球肾炎。治法：益气活血。方药：黄芪 25g，赤芍 25g，桑寄生 30g，鸡内金 15g，川芎 15g，苍术 15g，地龙 15g，红花 15g，大黄 10g，葛根 30g，丹参 50g，桂枝 10g，益母草 25g，当归 15g，桃仁 20g，杜仲 20 g，地骨皮 20g。7 剂，每剂药水煎 3 次，共取汁 450mL，日 1 剂，每次 150mL，每日 3 次。

二诊（2019 年 7 月 23 日）：服上方后，双下肢浮肿及低热消失，腰痛、尿血、乏力、大便干、手足心热及畏寒症状明显缓解，舌质紫，舌苔薄白，脉细涩。体温 36.3℃，复查尿蛋白（−）、隐血（＋）。血压 140/90mmHg。处方：原方去地骨皮。每剂药水煎 3 次，共取汁 450mL，日 1 剂，每次150mL，每日 3 次。

三诊（2019 年 7 月 30 日）：患者腰痛、乏力、畏寒症状明显缓解，仍自觉略有手心热，舌质红，舌苔薄白，脉细。血压 130/86mmHg。继续原方治疗。

四诊（2019 年 10 月 18 日）：电话随访，腰痛、乏力、双下肢浮肿、发热、畏寒、手心热再未出现。

按：慢性肾小球肾炎为临床上一类发病率较高的肾炎类型，以血尿、水肿、高血压、蛋白尿等为主要表现，是导致慢性肾衰竭最常见的病因，此病多发于中青年，病因尚不明确。目前研究表明免疫炎症引起的损伤是其主要发病机制，本病病程长，病情发展缓慢，早期起病较为隐匿，不及时治疗，可逐渐进入慢性肾衰竭。慢性肾小球肾炎，多归属于中医学"水肿""虚劳""腰痛""血尿"等疾病范畴，中医学认为，本病或因先天禀赋不足，或因后天饮食劳倦内伤，导致肺、脾、肾三脏亏虚，外感风、寒、湿、热、毒等邪气而发病。《诸病源候论》云："三焦不泻，经脉闭塞，故水气溢于皮肤而令肿也。"肾小球肾炎为本虚标实之证，以肺、脾、肾三脏亏虚为本，风寒、湿热、血瘀、疮毒等为标。赵继福将慢性肾小球肾炎（腰痛）分为气阴两虚、气虚血瘀、脾肾两虚三个证型。①气阴两虚型：以益气养阴为主。常用药：生黄芪40g，当归20g，炒白术30g，茯苓30g，熟地黄20g，菟丝子30g，淫羊藿30g，枳壳20g，厚朴20g，大黄5g，清半夏10g，丹参30g，连翘20g，甘草10g，西洋参15g等。②气虚血瘀型：以益气活血为主。常用药：桃仁15g，红花15g，赤芍15g，丹参30g，连翘20g，甘草10g，西洋参15g，川芎15g，苍术15g，地龙15g，大黄10g，葛根30g，桂枝10g，益母草25g，当归15g，杜仲20g等。③脾肾两虚型：以健脾补肾为主。常用药：生黄芪40g，当归20g，炒白术30g，茯苓30g，熟地黄20g，菟丝子30g，淫羊藿30g，枳壳20g，厚朴20g，生大黄10g，清半夏10g，草果仁15g，黄连15g，生甘草10g，西洋参15g等。根据辨证加减用药。血压高者加杜仲、牛膝、珍珠母、生牡蛎等；尿中有蛋白者加茯苓、泽泻、薏苡仁等；大便稀者加炒白术、炒薏苡仁、泽泻、猪苓等；下肢浮肿加用茯苓、防己等；大便干者辨证后加大黄或肉苁蓉等；腹胀、呃逆者加苏叶、青皮、陈皮等。该病例有病程长、迁延不愈的病理特点。因此，辨证准确在整个治疗过程中极其重要，这样才能缩短病程，加快好转。根据该患者腰痛，双下肢浮肿，尿血，低热，乏力，手足心热，畏寒，睡眠尚可，大便干，小便正常，舌质紫，舌苔薄白，脉细涩的症状辨证分析后属于气虚血瘀型，因此使用自拟方"益气活血肾炎方"，因患者有发热症状加用地骨皮20g以退虚热；患者发热，大便干，水肿加用大黄通腑泄热；又因病程日久，气虚明显，加用黄芪、当归防止大黄泄热太过；另用赤芍、红花、丹参、川芎、益母草、桃仁、地龙、桂枝活血通经，以温通经脉。本方考虑周全，因此三次就诊就取得了很好的疗效。

该患者为中年女性，既往有高血压病史。因此需要整体辨证，兼顾肾病和高血压。通过辨证治疗后患者血压降至正常，综合肾病的症状及实验室检查，治疗效果显著。赵继福将肾病分为3期：①肾病早期也就是急性期，常由于湿热引起，使用清热解毒、清热利湿结合补肾治疗，无血压升高。②中期会出现血压升高，一般热结血瘀多见，中药给予活血祛瘀，清热通腑治疗。③晚期一般气血不足和血瘀并存，中药给予益气活血治疗。另外，高血压病考虑和肾小管动脉硬化有关。本患者属于中晚期，气血不足和瘀血阻络较明显，给予自拟方益气活血肾炎方治疗。赵继福认为肾病是比较棘手的，有的没有临床症状，只有单纯的蛋白尿、血尿，治疗起来患者体会不到效果，有的还容易复发，所以临床上要和患者讲清楚，肾病需要一段时间的调理，是可以治愈的，一方面给患者信心，另一方面也使患者有所准备。患者最担心的是肾病如果控制不好会出现肾衰竭，严重的可能需要肾透析或者换肾。需要积极地鼓励患者，让患者安心治病。通过分析这个病例，中医诊病一定要具备整体观，以辨证论治为核心，仔细分析病情，体会患者的疾病变化，把握疾病的发展转归。赵继福在诊病的时候思路清晰，语言简明扼要，语速适中，表情慈祥，可以给予患者安全感，即便有的患者很急躁、很不耐烦，他也是很有耐心地给予治疗。

（崔瑞艳　整理）

（四）湿热蕴结案

赵某，男，36岁，汉族。干部。2019年6月1日初诊。主诉：间断左下肢及左足肿胀15天。现病史：患者15天前无明显诱因出现左下肢及左足肿胀，于某医院就诊，查尿常规：白细胞113.9/μL，红细胞700.80/μL，尿潜血（++），白细胞（+），尿蛋白（+++），肾功能正常。诊断为急性肾小球肾炎，经治疗后症状稳定。今为求中医治疗，前往门诊就诊。现症见左下肢及左足肿胀，腰痛，头身困重，脘闷腹满，口臭，恶心厌食，大便黏腻，尿短赤，舌红，苔黄腻，脉滑数。查血压160/100mmHg，查尿常规：白细胞133.0/μL，红细胞704.30/μL，尿潜血（++），尿蛋白（+++），肾功能正常。西医诊断：急性肾小球肾炎。中医诊断：水肿（湿热下注）。治法：清热利湿。处方：金钱草60g，茯苓50g，土茯苓30g，茜草30g，鸡内金30g，石韦25g，海金沙20g，葛根15g，天花粉15g，天葵子15g，野菊花15g，小蓟 15g，大蓟 15g，车前子 15g，当归 15g，瞿麦 15g，萹蓄 15g，连翘 20g，金银花 30g，甘草 15g。7 剂，每剂药水煎 2 次，共取汁 200mL，日 1 剂，每次 100mL，每日 2 次。

二诊（2019 年 6 月 7 日）：患者服上方后，左下肢及左足肿胀减轻，口臭消失，仍有腰痛、乏力、头身困重、脘闷腹满感，大便黏，尿量有所增加，舌红，苔黄，脉略滑数。查血压 150/90mmHg，复查尿常规：白细胞 68.9/μL，红细胞 220.2/μL，尿潜血（＋＋），尿蛋白（＋）。治法：清热利湿。处方：继续使用上方。7 剂，每剂药水煎 2 次，共取汁 200mL，日 1 剂，每次 100mL，每日 2 次。

三诊（2019 年 6 月 14 日）：患者左下肢及左足肿胀消失，皮肤按之可起，仍旧乏力，纳差，心悸，二便正常。舌质暗红，苔白，脉沉。查血压 140/85mmHg，复查尿常规：白细胞 34.7/μL，红细胞 265.9/μL，尿潜血（＋），白细胞（±），尿蛋白（＋）。治法：益气活血。处方：黄芪 25g，赤芍 25g，桑寄生 30g，鸡内金 15g，川芎 15g，苍术 15g，地龙 15g，红花 15g，大黄 10g，葛根 30g，丹参 50g，桂枝 15g，益母草 25g，当归 15，桃仁 20，杜仲 20g。7 剂，每剂药水煎 2 次，共取汁 200mL，日 1 剂，每次 100mL，每日 2 次。

四诊（2019 年 8 月 5 日）：患者乏力缓解，心悸，偶有腰痛。舌质紫暗，苔白，脉沉。查血压 130/85mmHg，复查尿常规：白细胞 25.7/μL，红细胞 111.9/μL，尿潜血（＋），白细胞（±），尿蛋白（－）。治法：益气活血。继续使用上方 14 剂，煎服方法同上。

五诊（2019 年 9 月 1 日）：因患者在外地，电话随访知血尿常规、肾功能均正常，未再出现下肢浮肿症状。

按： 该患者为青年男性。诊断明确为急性肾小球肾炎。因病程短，发现相对及时，经治疗后痊愈。

急性肾小球肾炎简称急性肾炎，是肾脏病中常见的一种疾病，儿童及青年人多发，男性多于女性。临床上以水肿、尿少、蛋白尿、血尿、高血压为主要特征。急性肾小球肾炎属于中医学水肿之"阳水"范畴。病变部位主要在肺、脾、肾。本病例的治疗特点是先以祛邪为主，后以益气活血法扶正祛邪。本病主要是素体气血亏虚，无力推动血液运行，加之湿热邪气，下注膀胱，伤及血络，可见肉眼血尿，赵继福使用大蓟、小蓟、茜草、石韦等药以清热止血；大量使用金钱草、海金沙、土茯苓、萹蓄、瞿麦、车前子、天葵子等清利湿热；金银花、连翘成对使用增强清热解毒之功；使用茯苓、鸡内金健脾和胃助消化。赵继福认为在急性期清热利湿止血为关键，所以重用清热解毒、利湿消肿之药，为防止湿热日久伤阴，加天花粉以护阴液，加当归补血活血，作用不可或缺。《本草正》言当归能行血，补中有动，行中有补，诚血中之气药，亦血中之胜药也。三诊时血尿、蛋白尿明显好转，患者左下肢及左足肿胀消失，皮肤按之可起，仍有乏力、纳差、心悸，二便正常，舌质暗红，苔白，脉沉，为气虚血瘀证，改用益气活血肾炎方，以改善肾功能，达到痊愈的目的。

本医案三诊后使用益气活血肾炎方，目的是使机体快速恢复功能，达到阴阳自和者必自愈的目的。肾病病程较长，病情缠绵，极易影响肾功能，所以在急性肾炎阶段需要积极治疗，防止疾病转为慢性，影响患者的生活质量。本方中大量使用清热利尿药物，目的是积极控制病情。赵继福教授认为治疗肾炎水肿，必须"急则治其标"，用峻猛之品，攻泻其水，以挽危机，如逐水、发汗、利尿是也。因此，赵继福先期大量使用清热利尿药是本病痊愈的关键。

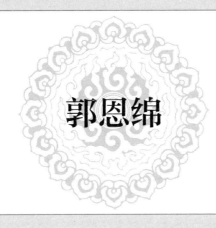

郭恩绵

一、医家简介

郭恩绵（1940—　），男，中国共产党党员，主任医师、教授、博士研究生导师，第四批、第五批全国老中医药专家学术经验继承工作指导老师。曾任辽宁中医药大学附属医院肾内科主任、医疗系中医内科教研室主任、辽宁省中医研究院副院长、辽宁省中医药学会肾病专业委员会主任委员、辽宁省中医药学会常务理事。

1967 年郭恩绵毕业于辽宁中医学院医疗系六年制本科。1991 年拜李玉奇教授为师，侍医 3 年，深得其精髓。郭恩绵从事临床、教学、科研工作 40 余年，钻研经典，温故知新，兼容并蓄，融会贯通，深谙医理。在多年临床工作中，善借鉴先人之论，随证化裁古方，独出新意，师古而不泥古，积累了丰富的临床经验，擅治内科杂证，尤长肾脏疾病的治疗，更对慢性肾衰竭认识深刻，疗效显著。

二、学术思想

郭恩绵研发的肾脏病"卓效四方"——降氮煎剂、肾衰饮、玉肾露、尿感灵，专治慢性肾衰竭、慢性肾病、泌尿系感染。这四首方剂不仅作为辽宁中医药大学附属医院的院内制剂，在临床广泛应用，而且经久不衰，效果显著，深受患者好评，其中降氮煎剂还获得辽宁省科研成果奖。

（一）对慢性肾衰竭的认识

慢性肾衰竭是多种慢性肾脏疾病晚期出现的综合征，病情危重，临床症状也非常复杂，尤其是中晚期患者。由于病变累及多个脏腑，症情多变，中医根据患者某一阶段的突出症状，称其为"水肿""关格""癃闭""虚劳"等。郭恩绵认为上述这些病名难以概括慢性肾衰竭的病证特点和病机本质。慢性肾衰竭所表现的神疲乏力、面色晦暗、唇甲无华、颜面虚浮或肢体浮肿、尿少或尿闭、胸闷腹胀、气短心悸、头晕目眩、食少纳呆、恶心呕吐、大便溏薄、四肢欠温或手足心热、鼻齿衄血等症状，追根溯源系由水气病日久不愈，湿毒浊邪不除所致，具备了《金匮要略》所载"水气病"的特点，而且其临床脉证，乃脾肾虚衰，气血阴阳亏虚所致，正是虚劳的病机特点，所以他将慢性肾衰竭称为"虚劳水气病"，郭恩绵认为该病因虚致实，由实致虚，肾脏虚衰，多脏受累，毒邪肆虐，广泛内损，性善内伏，伺机再起；或因癌而变，暴戾酷烈，变化多端，顽恶难愈。他认为"肾虚毒蕴"是慢性肾衰竭的病机关键，肾虚是其发生发展的内在根据，是毒邪产生的根本，毒邪深伏久羁是其顽恶不愈、变症从生、肾功能渐行恶化的重要因素。水毒、瘀毒、湿毒、浊毒相兼互化，其中"瘀毒"贯穿于慢性肾衰竭整个病变过程，证属本虚标实。治疗上仅靠一法一方只能消其势，不能除其根，故郭恩绵以泄浊解毒法治疗慢性肾衰竭为特色，并认为其是治疗此病的核心疗法，随证加减，辅以饮食调摄，达到减轻症状，改善肾功能，保护残存肾单位，延缓病情发展的目的。郭恩绵临床重在辨证，针对水毒、湿毒、浊毒、瘀毒之不同，以泄浊解毒为基本治法，审因论治，他认为祛湿解毒应彻底，化瘀解毒要持久。药浴、利尿、通腑、敷脐"因势利导"以排毒。健脾补肾，扶正治本以抗毒，尤以调理脾胃为重点，健脾化湿，调理升降，助肾气化，益气生血。郭恩绵重视综合整体疗法，肺脾肾同治，采用内治与外治结合，口服与灌肠、药浴结合，多环节、多层次、多途径施治以达到治疗目的，充分体现中医"治病求本""整体观念"和"治未病"的理念。

（二）对慢性肾小球肾炎的认识

蛋白尿、血尿是慢性肾小球肾炎的主要临床表现，是判断疗效的主要指标，也是治疗的难点。持续性蛋白尿一方面表明肾脏损害持续存在，另一方面长期蛋白尿又作为一种继发性因素持续加重肾脏损害。因此，蛋白尿的治疗是关键，也是延缓和阻止慢性肾功能衰竭发生发展的重要环节。西医目前对慢性肾炎蛋白尿、血尿尚缺乏满意的治疗方法，而中医药治疗本病有着独特的优势，郭恩绵经过长期的临床实践，积累了丰富的诊治经验，收效显著。慢性肾炎临床多起病隐匿，浮肿、蛋白尿、血尿反复缠绵，每因外邪、情志、劳倦而诱发，以致部分患者肾功能进行性减退。郭恩绵从络病论治本病，提出病位在肾络，肾络亏虚是慢性肾炎发生发展的内在因素。湿浊、瘀血损伤肾络是慢性肾炎迁延反复、顽固难愈的重要因素，湿瘀互结，肾虚络损是慢性肾炎的病机关键，证属本虚标实。治疗以补肾祛湿通络为基本大法，补肾填精养络治其本，祛湿活血通络治其标，补通兼施，标本兼顾，临床强调重在辨证，审因论治，其中祛湿应彻底，化瘀要持久，注重调畅气机，以复升降，从而有效治疗慢性肾小球肾炎，延缓或阻止肾功能减退。对难治性肾炎，拟以复其升降法。他提倡肺脾肾同治，重视调畅气机，升清降浊。病愈或病情缓解阶段，培土生金，益肺固卫，扶正祛邪，充分体现中医整体观念、提壶揭盖、治未病的理念。

（三）对尿路感染的认识

泌尿系感染，简称尿感，是由于各种病原体入侵泌尿系统所引起的疾病，最常见的致病微生物是细菌，临床上有尿频、尿急、尿痛等尿路刺激征，或伴发热、腰痛等。本病多见于女性、老年人、免疫力低下及尿路畸形者。郭恩绵采用中医中药治疗本病，积累了大量的经验，效果显著，临床用药体会如下。

1. 注重清热化湿解毒，其中清热要彻底，祛湿要持久，以防湿邪留恋，迁延成慢性。在辨证的基础上可酌情选用柴胡、川楝子、青皮、乌药以调畅气机，通利水道，逐邪外出，提高疗效。

2. 尿道涩痛者，可选用竹叶、灯心草、甘草梢、白芍以通淋止痛。

3. 为防通利过度，可佐用生地黄、玄参以滋阴清热，避免祛邪伤正。

4. 伴有血尿者，多为湿热之邪伤及血络，血不归经所致，应以清热凉血、活血化瘀为法，可选用小蓟、茜草、三七粉（冲服）、蒲黄、五灵脂、白茅根、侧柏叶、女贞子、旱莲草等以凉血止血，祛瘀生新，血止而不留瘀，通脉而不伤正。

5. 老年人的尿路感染较中青年人，尿路刺激征不典型，临床表现以肾虚为主，如尿失禁、余沥不尽、排尿不畅等，且易进入慢性期，正虚邪恋，抗邪无力，虚实夹杂，病情缠绵。故治疗当补肾祛邪，虚实兼顾。

三、临床特色

（一）两药偶联，增效显著

郭恩绵认为药物之间相须、相使可以为我们的组方增强疗效，收到满意的效果。

1. 黄连、马齿苋

黄连清热燥湿，泻火解毒，善治痈肿疔疮；马齿苋清热解毒，凉血止血、止痢，为疮疡肿毒常用之药。胃炎乃疮疡之类，其中胆汁反流性胃炎为胃炎中较重者。患者常感胃脘灼热而痛，疼痛较剧，难以忍受，舌赤少苔多属热证。黄连、马齿苋两药均为寒性，清热力强且解毒效佳，二药联合入方中，既清胃中热邪，又解胃疡之毒，故给药后症状多迅速缓解，胃疡亦渐渐向愈。现代药理研究证实，胆汁为碱性液体，马齿苋为酸性之药，且一两马齿苋等同于五钱乌梅，酸碱中和大减胆汁伤胃之力，因此黄连、马齿苋两药配合，为治疗胆汁反流性胃炎的要药。

2. 百合、蚕沙

凡患者自觉胃脘似痛非痛、似胀非胀、似饥非饥莫名所苦时，选药组方时必加百合、蚕沙，借百合清心除烦安神之力，助蚕沙和胃化浊之功，在方中其他药物的帮助下，共解患者莫名之苦。胃脘莫名之苦，详细分析病机，为湿浊阻滞中焦，困于脾胃，致使脾胃升降失职，复因湿浊化热，上扰心神所致。百合、蚕沙除湿化浊，清心除烦，药证相合，焉能不解。

3. 红豆蔻、白豆蔻

二药成对入方，治疗胃腑疾病，功效相须，药力相和，共奏温胃散寒、行滞消胀之功。二药善治胃中酸多，对吞酸反胃有良效，同海螵蛸、煅瓦楞相比，有抗酸之力，无助热伤阴之弊，并且海螵蛸、煅瓦楞功效以制酸为主，而红豆蔻、白豆蔻二药功效较多，各种功效皆益于去除胃腑诸疾，此二药组合，至佳之选。

4.高良姜、黄连

治疗胃寒用高良姜，为防止其辛热太过损伤阴液，故配以黄连，形成高良姜、黄连之对。高良姜祛寒止痛，黄连苦寒坚阴，阴存寒去，胃病自然得解。

5.丹参、豆豉

胃病症状虽不同，但是腐熟水谷、饮食之力减退，为胃病共有之。豆豉为大豆发酵之品，配补血、活血化瘀之丹参，则腐熟水谷、饮食之力胜于麦芽数倍。借丹参补血活血，豆豉化瘀止痛之力胜于焦三仙数倍，两药合用治疗胃病，实是一对佳药。

6.淫羊藿、苦参

心阳虚怯，脉来或结或代，壮肾阳首选淫羊藿，取补肾阳以资心阳之意，再用苦参清心除热，制约淫羊藿，防其辛温太过。现代药理研究证实，苦参、淫羊藿有抗心律失常之功，可见苦参、淫羊藿成对不但符合中医药性之理，又符合现代药理研究。

7.白及、白蔹

白及、白蔹同为解毒消肿、敛疮生肌之药。胃炎之证，详析病机，可归为疮疡之类，而白及、白蔹二药既可内服又可外用。胃炎患者用之，一能发挥解毒消痈之力，二能与胃中病灶直接接触，奏敛疮生肌之功。况且白蔹解毒托里，从内向外；白及固表护膜，从外向内。二药合用，内外兼治，功效显著。据西医学研究证实，胃炎有从肌层向黏膜层发病者，有从黏膜层向肌层发病者，白蔹善治前者，白及善医后者，因此不论先发于黏膜层的胃炎，还是先发于肌层的胃炎，二药同用可达内外兼治之功。

（二）自拟良方，巧用剂量

经方为我们用药组方提供了借鉴，《伤寒论》中的五首泻心汤、两首柴胡汤、四逆汤、白虎汤、三首承气汤，它们组方严谨，疗效显著，均需反复探究，方能真正领悟经方的奥妙。另外，学习方剂时既要着重学习方剂的配伍，也要学习药物的剂量，因为剂量也决定着方剂整体的功效，如败酱草的最低有效剂量25g；射干、威灵仙合用治疗食管疾病时，威灵仙的剂量在40g以上；益母草小于90g对肾脏没用毒性，当其大于100g时便会对肾脏产生毒性；天麻10g降压效果佳，注意询问患者是否有天麻过敏情况；种仁类药物治疗大便秘结，剂量在10g左右润肠通便效果佳；牛蒡子40g治头痛，能改善脑血管微循环；在治肿瘤方中加入柴胡10g调节气机升降，有很好的效果。在临床中可辨证后直接应用经方，也可以探究经方的奥妙自拟良方，以下为郭恩绵自拟玉肾露、肾衰饮、尿感灵三方，治疗肾脏病取得了显著的疗效。

1. 玉肾露

本方用于治疗脾肾气阴两虚之慢性肾脏病。

组方：黄芪35g，太子参20g，白术15g，枸杞子10g，泽兰15g，菟丝子10g，山茱萸20g，丹参10g，金樱子10g。

随症加减：血尿为主者加生地榆、白茅根、小蓟、蒲黄炭、三七、仙鹤草、茜草等；蛋白尿为主者加芡实、蝉蜕、僵蚕、阿胶等；血压高者加天麻、生石决明、生龙骨、生牡蛎等；水肿者加西瓜皮、黄瓜皮、冬瓜皮、大腹皮等；腰膝酸软者加狗脊、杜仲、续断等；夜寐差者加炒酸枣仁、首乌藤等；肝郁者加柴胡、合欢、百合等。

2. 肾衰饮

本方用于治疗脾肾衰败，湿毒浊邪内蕴之慢性肾衰。

组方：黄芪30g，太子参20g，白术15g，砂仁6g，白豆蔻10g，菟丝子15g，藿香10g，佩兰10g，大黄15g，山茱萸20g，泽泻10g。

慢性肾衰乃湿浊毒邪内阻所致，应用芳香化浊之药如藿香、佩兰、白豆蔻等，同时可配以降氮煎剂（大黄35g，生龙骨、生牡蛎各35g，白头翁10g，红花10g）灌肠通腑泄浊提高疗效。

3. 尿感灵

本方用于湿热蕴结下焦，膀胱气化不利之泌尿系统感染。

组方：老头草20g，石韦10g，黄柏10g，土茯苓35g，猪苓10g，狗脊

15g，白术 15g，金钱草 30g，党参 20g。

郭恩绵善在方中随症加一味海螵蛸，能够碱化尿液，对缓解病情有很大帮助。

四、验案精选

（一）肾虚湿浊内蕴案

张某，女，58 岁。2020 年 7 月 29 日初诊。主诉：乏力、腰腿痛 5 个月。现病史：5 个月前开始无明显诱因出现左下腹疼痛，理疗后疼痛减轻但转为右下肢、腰臀部疼痛，理疗治疗约 40 天，于当地医院就诊，诊断为"肾小球肾炎"，应用中成药治疗，服用百令胶囊、黄葵胶囊等，效果不佳，故于今日来诊。现症见双下肢水肿，尿中有泡沫，尿量少，腰酸痛，纳可，寐欠佳，大便秘结。既往史：高血压病史 20 年，尿检异常伴浮肿 10 余年。查体：面色无华，舌质淡红，苔薄黄，脉滑尺沉，双下肢指压痕（＋）。于当地医院查尿常规：尿蛋白（＋）、尿潜血（＋）。电解质：血钾 6.26mmol/L。血压 170/90mmHg。肾功能：血肌酐 140μmol/L；尿素氮 10.1mmol/L。心电图：Ⅲ、AVF S–T 改变、Q–T 间期延长。西医诊断：慢性肾小球肾炎，慢性肾衰竭，高血压 2 级。中医诊断：水肿（肾虚湿浊内蕴证）。建议患者入院治疗，患者拒绝。方药：天麻 10g，钩藤 10g，生石决明 35g，黄芩 10g，夜交藤 30g，土茯苓 20g，泽泻 15g，车前子 10g，大黄 5g，砂仁（后下）6g，白豆蔻 5g。7 剂，300mL，水煎服，一日 1 剂。降氮煎剂 500mL，2 瓶，一次 150～200mL，保留灌肠，一日 1 次。建议心内科就诊。

二诊（2020 年 8 月 17 日）：患者双下肢水肿消失，尿中有泡沫，尿量正常，腰酸痛，纳可，寐好转，大便秘结。查尿常规：尿蛋白（＋），尿潜血（＋），红细胞 40/HPF，红细胞畸形率 70%。查体：双下肢指压痕（－），舌红苔厚微黄，脉沉滑。处方：前方加小蓟 50g，白茅根 50g。7 剂，300mL，水煎服，一日 1 剂。

三诊（2020年9月1日）：患者腰酸痛症状已消失，尿中无泡沫，尿量正常，纳可，寐可，大便调。查体：舌淡红，苔厚少黄，脉滑稍数。8月30日于当地医院查尿常规：尿蛋白（－），尿潜血（＋），红细胞10～15/HPF，肾功能：肌酐110μmol/L，尿素氮20.6mmol/L，尿酸253μmol/L。方药：天麻10g，钩藤10g，生石决明35g，黄芩10g，夜交藤30g，土茯苓20g，泽泻15g，车前子10g，大黄5g，砂仁6g，白豆蔻5g，小蓟50g，白茅根50g。14剂，300mL，水煎服，一日1剂。海昆肾喜胶囊，每次4粒，每日3次，口服。

按：患者中年女性，症见双下肢浮肿，腰酸痛，尿中有泡沫，腰为肾之府，肾主骨生髓，故肾虚则见腰酸痛。肾主藏精，精微外泄而表现为尿中有泡沫。肾主水，参与津液代谢及尿液排泄，肾虚无以制水，停聚体内，故见双下肢水肿及尿量少等症状。由以上可知，病位在肾。舌质淡红，苔薄黄，脉滑尺沉，为肾虚湿浊内蕴之象，故辨病为水肿，肾虚湿浊内蕴之证。因此，治疗以补肾健脾，化湿祛浊。初诊处方天麻、钩藤、生石决明以降血压，黄芩、夜交藤以改善睡眠，土茯苓、泽泻、车前子、大黄、砂仁、白豆蔻以利水渗湿。次诊于上方加用小蓟、白茅根以改善血尿症状，据患者症状随诊调方，当肾虚腰痛好转时，施以清热凉血止血为主，体现中医辨证施治特点，收效甚佳。三诊时处方对症且疗效明显，故继续服用，以巩固疗效。该患者病久累及肾脏，腰为肾之府，肾主骨髓，肾精亏虚，加之湿浊之邪侵袭腰部，阻滞气机，不通则痛，故出现腰痛；肾虚精微不固，下渗为蛋白尿，舌脉符合肾虚湿热内蕴之象。《三因极一病证方论》言："夫腰痛属肾虚，亦涉三因所致；在外则脏腑经络受邪，在内则忧思恐怒，以致房劳堕坠，皆能使痛。"故治疗腰痛重在补肾滋阴，兼清湿热。

水肿首辨阴阳，对于治疗，《内经》提出开鬼门、洁净府、去菀陈莝三条基本原则，又有上下异治、阴阳分治之说。上述医案辨为阴水，应予温化之法，但该患者有湿浊化热之征象，因此用药时，利水渗湿兼以清热，以防患者病情变化。在水肿的治疗中不能冀求速效而滥用攻逐之品，忌见水治水，水肿退后还要谨守病机以图根本，健脾补肾以图巩固。郭恩绵认为慢性肾衰竭源于各种肾脏病，临床特征、病因病机符合《金匮要略》中"水气病"的论述。其本质是由于水气病日久不愈，湿浊毒邪不除，导致气血阴阳亏虚，多脏功能进行性损耗为主要特征的虚劳证。所以说慢性肾衰竭源于水气病，表现为虚劳的证候，具有虚劳之本质，故命名为"虚劳水气病"。肾脏虚弱，气化失司，水液排出受阻，留于体内。水生湿，湿成浊，浊化毒，使水湿、湿浊、湿毒、瘀毒充斥于内，形成此病。毒邪既是病理产物，又是致病因素。病理产物与致病因素互相影响，导致此病迁延难愈，因此在慢性肾衰竭的治疗中，应全面考虑疾病的发生发展及预后，对于病情变化做到及时准确进行应对调整。慢性肾小球肾炎临床常有水肿、蛋白尿、血尿、高血压等表现，郭恩绵认为应针对其病机，固其本、清其源，达到攘外必先安内之效。对于慢性肾小球肾炎合并高血压的患者，高血压和蛋白尿都是加速肾小球硬化、促进肾功能减退的重要因素，积极控制高血压和减少蛋白尿是两个重要环节。因此，在饮食方面患者应限盐，平时注意低盐饮食。降压药应尽量选用具有肾脏保护作用的，如 ACEI 或 ARB 类药物。而研究证实 ACEI 和 ARB 类药物在降血压的同时还有减少蛋白尿和延缓肾功能恶化的肾脏保护作用。同时，起居方面应该注意避免劳累，注意天气变化，避免感冒导致肾病加重。对于慢性肾小球疾病患者，要注意定期复查尿常规、尿微量蛋白、24 小时尿蛋白定量及肝肾功能变化，以观察疾病进展及疗效。

（郭宁 整理）

（二）肾虚邪热壅盛案

贾某，男，35 岁。2018 年 7 月 25 日初诊。主诉：体检时发现尿常规异常。现病史：患者体检时发现尿常规异常，尿红细胞计数升高，尿红细胞畸形率 >70%，现来我院就诊。尿常规：尿蛋白（＋），红细胞 40/HPF，尿潜血（＋＋），小圆上皮细胞 2.40/μL。现症见腰时有酸痛，劳累后加重，超声示左肾静脉受压。舌质红，苔黄厚，脉沉滑，尺弱。西医诊断：慢性肾小球肾炎。中医诊断：腰痛（肾虚邪热壅盛）。治法：益肾清热，解毒通络。处方：黄芪 35g，太子参 10g，菟丝子 15g，白术 15g，山萸肉 15g，金樱子 15g，枸杞子 15g，蝉蜕 10g，僵蚕 10g，白花蛇舌草 30g，牡丹皮 15g，仙鹤草 50g，牛蒡子 10g，三七 12g。7 剂，每日 1 剂，水煎，日 3 次服。

二诊（2018 年 8 月 3 日）：患者自述腰酸痛减轻，时有凉感，得热缓解，舌红苔厚，脉滑尺沉。治法：凉血止血，清热除湿。处方：黄芪 35g，太子参 10g，菟丝子 15g，白术 15g，山萸肉 15g，金樱子 15g，枸杞子 15g，蝉蜕 10g，僵蚕 10g，白花蛇舌草 30g，牡丹皮 15g，仙鹤草 50g，牛蒡子 10g，三七粉（冲服）12g，小蓟 50g，白茅根 50g。7 剂，每日 1 剂，水煎，日 3 次服。

三诊（2018 年 8 月 15 日）：患者自述腰痛消失，尿色近透明。尿常规：尿蛋白（－），潜血（＋），镜下红细胞 2～3/HPF。舌红，苔薄稍黄，脉滑尺沉。方药：黄芪 35g，太子参 10g，菟丝子 15g，白术 15g，山萸肉 15g，金樱子 15g，狗脊 15g，杜仲 15g，白花蛇舌草 30g，老头草 30g，柴胡 15g，天冬 15g。14 剂，每日 1 剂，水煎，日 3 次服。

按：该患腰痛为肾虚，邪热壅滞腰部经络所致。病久累及肾脏，腰为肾之府，肾主骨髓，肾精亏虚，加之湿热之邪侵袭腰部，阻遏气机，不通则痛；热伤阴络，血溢脉外，随尿而出则见血尿；气虚不能固摄汗液，故见汗出；阴虚故见脚心热；脾肾虚精微不固，下渗为蛋白尿。舌脉符合肾虚湿热内蕴之象。《三因极一病证方论》云："夫腰痛属肾虚，亦涉三因所致；在外则脏腑经络受邪，在内则忧思恐怒，以致房劳堕坠皆能使痛。"此证湿热相兼，病程较长，《南病别鉴》云："热得湿而愈炽，湿得热而愈横。湿热两分，其病轻而缓；湿热两合，其病重而速。"叶天士在《临证指南医案》中指出"久病及肾""久病入络"，湿为阴邪，肾居下焦，为阴脏，同气相求，湿热之邪深蕴胶固于肾脏，难以消散，这也是导致肾小球疾病缠绵难愈，迁延反复的根本原因。故治疗重在补肾滋阴，兼清湿热。治以清热利湿，舒筋活络之法。由于清湿热药物多味苦性寒，所以治疗过程中应注意中病即止，防过用伤及脾胃。方中黄芪味甘，性微温，归肝、肾、脾、肺经，补肝肾，补肺健脾，益气润肺利水，李东垣谓之"益元气，补三焦之虚损，实为理，温分肉之虚寒，功在是矣"。白术味甘、苦，性温，归脾、胃经，益气补肾健脾，燥湿益气利水；黄芪、太子参味甘、微苦，性平，归脾、肺经，补气健脾，生津润肺。菟丝子味辛、甘，性平，归肾、肝、脾经；山茱萸味酸、涩，性微温，归肝、肾经，养阴益肝肾而涩精；枸杞子甘、平，归肝、肾经，具有补肝固肾、益精健体之效；金樱子酸、涩，平，归肾、膀胱、大肠经，具有补肾收涩固敛的作用，诸药合用补肾健脾，养肝益肾，活血祛瘀利水。

郭恩绵从络病论治本病，认为病位在肾络，为本虚标实之证，肾络亏虚是慢性肾炎发生发展的内在因素；湿浊伤肾和肾络血瘀是慢性肾炎迁延反复，顽固难愈的关键。该患者患病日久，反复发作，尿血色暗，腰痛沉重，舌质暗有瘀斑，为脾肾虚弱，湿瘀互结之象。久病不愈，脾肾受累，湿浊不化，湿瘀互结，阻于肾络，血不循经，溢于脉外，渗入膀胱，随尿而下，故现尿血之症；脾肾两虚，精微不固，下渗为蛋白尿。郭恩绵认为应固其本、清其源，达到攘外必先安内之效。一方面固护正气以增强患者的抵抗力，减少外邪侵袭，另一方面针对血尿、蛋白尿等指标，强调微观辨证和宏观辨证相结合，用中医的思维方法指导临床。根据清涩并举的原则采用健脾益气、清热利湿、活血化瘀、补肾固涩等法，减轻血尿和蛋白尿，防止渗出过程中对肾小球的进一步损伤。患者用药后血尿症状明显减轻，蛋白尿消失。郭恩绵认为慢性肾小球肾炎的病机与气机升降失常密切相关，肺为气之主，主宣发肃降，脾胃为气机升降之枢，肾为气之根，主一身之气化，慢性肾炎湿浊弥漫三焦，瘀血阻滞脉络，以致肺失宣肃；脾胃升降失职，肾失蒸腾气化，升降失常则清者不升而反泻于下，临床见大量蛋白尿，常法无效；浊者不降而潴留体内，内邪由生，进一步损伤肾络，耗伤正气，形成恶性循环，顽恶难愈，创拟复其升降法，提倡治从肺、脾、肾三脏，治肺者，调其宣降；治脾者，助其斡旋；治肾者，助其气化。肺脾肾同治，特别重视调畅气机，升清降浊，充分体现中医学整体观念、提壶揭盖等理念，临床用之每获奇效。

（郭宁　整理）

（三）脾肾两虚案一

苟某，男，31 岁。2019 年 7 月 11 日初诊。3 年前自觉乏力，耳鸣，脱发，纳呆伴有口臭，曾在某医院诊断为"慢性肾炎"，今来诊。现症见尿血，乏力，纳呆，面色少华，舌质淡红苔白，脉滑。既往史：前列腺炎，鼻炎，左侧精索静脉曲张。中医诊断：尿血。辨证：脾肾两虚证。西医诊断：肾性血尿。治法：补肾健脾，祛湿止血。处方：玉肾露2号加减。太子参20g，黄芪35g，麸炒白术15g，枸杞子10g，盐菟丝子10g，蜜金樱子10g，山萸肉20g，小蓟50g，白茅根50g，老头草20g，蔓荆子15g，仙鹤草30g，连翘15g，茜草15g，焦山楂15g，焦神曲15g，焦麦芽15g。7剂，水煎服，日3次分服。医嘱：忌辛辣，去耳鼻喉科会诊，1周后复查，避免劳累。

二诊（2019年7月19日）：3次尿常规检查无异常，症状好转，现胃纳好转，舌红苔厚稍黄，脉滑。查尿常规：尿蛋白（－），尿潜血（＋），镜检红细胞：2～3/HPF。处方：黄芪35g，子参20g，蜜金樱子15g，山萸肉15g，白术20g，枸杞子15g，菟丝子15g，茅根50g，茜草15g，蔓荆子10g，连翘15g，小蓟50g，老头草30g，仙鹤草30g，焦山楂15g，焦神曲15g，焦麦芽15g，7剂，水煎服，日3次分服。

三诊（2019年7月29日）：胃纳转佳，乏力稍好转，早泄，尿频，耳鸣，易感冒，舌质红苔薄黄，脉滑稍数。尿常规：尿比重1.022，尿潜血（＋＋），镜检红细胞2～4/HPF。方药：桑螵蛸10g，党参15g，土茯苓30g，生龙骨30g，生牡蛎30g，菊花15g，莲须10g，沙苑子10g，山茱萸20g，芡实15g，柴胡15g，黄芪15g。7剂，水煎服，日3次分服。

按：本案患者久病及肾，肾阴亏虚，则肾阳失制，相火亢盛，热扰血络，致尿中带血色黄赤。方中茜草凉血止血又能化瘀，仙鹤草收敛止血又可补虚，熟地黄、山萸肉滋阴益肾，据患者症状随诊调方，当虚象好转时，施以清热凉血止血，体现中医辨证施治特点，收效甚佳。肾络亏虚是本病的发病基础。肾为先天之本，为水火之宅，一身阴阳之根本，肾虚精亏，肾络失充，邪气易乘，百病由是而生，或因虚致实，湿浊瘀血互结，损伤肾络，补肾填精养络为正本求源之大法，所谓"正气存内，邪不可干"。慢性肾炎患者常有腰酸痛，膝软无力，尿频，头晕耳鸣，健忘，蛋白尿，血尿，或畏寒肢冷，或手足心热，或阳痿早泄，或月经不调等症状。《素问·脉要精微论》

载"腰者肾之府，转摇不能，肾将惫矣"。故肾虚腰脊失养，骨髓不充，而见腰酸痛，膝软无力。肾精亏虚，髓海不足，脑失所养，则头晕耳鸣、健忘。肾虚络损，封藏失职，则见蛋白尿、血尿。肾病之病程冗长，久病入络，故肾络瘀滞是其病中不可忽视的重要方面。肾脏络脉瘀滞，一则可导致血不归经，溢于络外；二则郁久化热，迫血外渗，从而引发和加重血尿。此外，络中瘀血极易与湿、热、毒邪互结，交相济恶，使病机更加复杂，治疗越发困难。因此针对本病，应重视化瘀通络法，并将此法贯穿治疗的全过程。临床上郭恩绵常用生蒲黄、茜草、牡丹皮等活血兼凉血的药物，尤其喜用蝉蜕、僵蚕、地龙、全蝎等通络药物，瘀去络通，则瘀血归经而无渗溢。血尿日久，耗伤肾阴，肾精亏耗，肾气虚弱，失于封藏，则精微下泄，复因热迫血溢，故血尿经久不愈。久病入络，虚中夹瘀。治以滋阴清热，凉血宁血化瘀法，辅以补肾固摄，牢记《血证论》中的治血证"止血、宁血、补血、消瘀"四法，大有裨益。海螵蛸、龙骨、牡蛎味寒清热，现代药理研究证实可改善肾脏微循环，防止肾脏纤维化，常随症选用。

蛋白尿、血尿是慢性肾炎的主要临床表现，是诊断肾炎和判断疗效的主要指标，也是治疗的难点。持续性蛋白尿一方面表明肾脏损害持续存在，另一方面长期蛋白尿又作为一种继发性因素持续加重肾脏损害。因此，蛋白尿的治疗是治疗肾炎的关键，也是延缓和阻止慢性肾功能衰竭发生发展的重要环节。西医目前对慢性肾炎蛋白尿、血尿尚缺乏满意的治疗方法，而中医药治疗本病有着独特的优势，郭恩绵认为肾虚络损与湿浊瘀血贯穿于慢性肾炎的始终。慢性肾炎临床多隐匿起病，浮肿、蛋白尿、血尿反复缠绵，每因外邪、情志、劳倦而诱发，以致部分患者肾功能进行性减退。郭恩绵从络病论治本病，提出病位在肾络，肾络亏虚是慢性肾炎发生发展的内在因素；湿热、瘀血损伤肾络是慢性肾炎迁延反复，顽固难愈的重要因素；湿瘀互结，肾虚络损是慢性肾炎的病机关键；证属本虚标实。故治疗本病以补肾祛湿通络为基本大法，补肾填精养络治其本，祛湿活血通络治其标，补通兼施，标本兼顾，对难治性肾炎，善调气机升降，从而发挥中医药优势，有效治疗，延缓或阻止肾功能减退。临床强调重在辨证，审因论治，其中祛湿应彻底，化瘀要持久。对难治性肾炎，拟以复其升降法，提倡肺脾肾同治，重视调畅气机，升清泄浊。病愈或病情缓解阶段，培土生金，益肺固卫，扶正祛邪，充分体现中医整体观念、提壶揭盖、治未病的理念。郭恩绵对待患者十分亲切，认真负责，与患者沟通良好，有许多患者都是慕名而来。另外，他熟读医书，医学知识扎实，对待患者真诚有加，真正做到了"大医精诚"。

（杨柳　整理）

（四）脾肾两虚案二

刘某，男，36岁。2019年7月31日初诊。主诉：虚汗、腰酸痛4年余。现病史：腰酸痛病史4年余，伴有大便溏，曾用中药4月余，稍有好转，睡眠不实。既往史：银屑病。体格检查：前臂小块破损，下肢无压痛，舌红苔薄白，辅助检查：尿蛋白（++）；镜检红细胞40/HPF。中医诊断：慢肾风（脾肾两虚）。治疗：补脾益肾。处方：玉肾露2号加减。丹参10g，太子参20g，黄芪30g，麸炒白术15g，枸杞子15g，盐菟丝子10g，蜜金樱子10g，山萸肉20g，泽兰15g，狗脊20g，杜仲15g，茯苓15g，诃子10g，芡实15g，党参15g。7剂，水煎服。

二诊（2019年8月6日）：服药后无异常反应，虚汗腰酸痛，大便不成形症状缓解，舌淡红苔薄白，脉滑。方药：丹参10g，太子参20g，黄芪30g，麸炒白术15g，枸杞子15g，盐菟丝子10g，蜜金樱子10g，山萸肉20g，泽兰15g，党参15g，诃子15g，茯苓20g，泽泻15g，狗脊20g，续断15g，延胡索10g，柴胡15g。7剂，水煎服。

三诊（2019年8月15日）：患者汗出减少，腰酸，大便成形，舌质红苔薄黄，脉滑有力。方药：丹参10g，太子参20g，黄芪30g，麸炒白术15g，枸杞子15g，盐菟丝子10g，蜜金樱子10g，山萸肉20g，泽兰15g，党参15g，诃子15g，茯苓20g，泽泻15g，狗脊20g，续断15g，延胡索10g，柴胡15g，黄连6g。7剂，水煎服。

按：肾病之病程冗长，久病入络，故肾络瘀滞是病程发展不可忽视的重要环节，郭恩绵将化瘀通络法贯穿治疗全过程。腰为肾府，肾主骨生髓，肾精亏虚，加之湿热之邪侵袭腰部，阻滞气机，不通则痛，故出现腰痛；气虚不能固摄汗液，故见汗出；阴虚故见脚心热；脾肾虚精微不固，下渗为蛋白尿。舌脉符合肾虚湿热内蕴之象。《三因极一病证方论》言"夫腰痛属肾虚，亦涉三因所致；在外则脏腑经络受邪，在内则忧思恐怒，以致房劳堕坠，皆能使痛"。肾为先天之本，内藏真阴而寓元阳，为脏腑阴阳之本，生命之源。"久病入络"之络乃为《内经》所言之"阴络"，叶天士在《临证指南医案》中云："阴络即脏腑隶下之络。"故肾络即指网络于肾脏中的络脉。肾络气血充盈通畅、出入有序是肾主气化、封藏、主水液代谢等生理功能正常发挥的必要条件。肾藏精，承五脏六腑之精而藏其内，肾中精气只宜固藏，不宜漏泄。肾主水，人体水液运行代谢，经肾的蒸腾气化，清者上达于肺，再由肺之宣发和肃降输布全身；浊者下注膀胱成为尿液排出体外。肾主膀胱开阖，肾的气化功能正常，则开阖有度。若先天禀赋不足，或后天失养，或劳倦内伤，或久病及肾，以致肾虚精亏，肾虚则肾络失养；肾虚则外邪易乘，或久病他脏受损，因虚致水湿、痰浊、瘀血等邪气内生，损伤肾络，肾虚络损，则功能失常。若肾气不足，气化失司，则"水中清者"不能蒸腾上升，布散周身，精微下流，则见蛋白尿；"水中浊者"不能化成尿液，转输膀胱，则水湿内停，泛溢肌肤，则水肿、尿少；腰府失于温养，则腰酸畏寒。

（杨柳　整理）

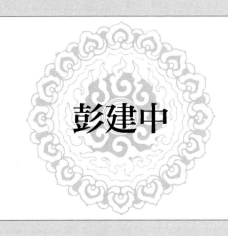

彭建中

一、医家简介

彭建中（1949—　），男，河北灵寿人。曾任北京中医药大学教授、博士研究生导师，赵绍琴名家研究室负责人。第五批全国老中医药专家学术经验继承工作指导老师，第四批北京市老中医药专家学术经验继承工作指导老师。2016 年入选国家级名医传承工作室指导老师。

彭建中是著名中医学家任应秋先生和赵绍琴先生的学术继承人。学术上师承任应秋教授，具有较高的理论水平；临床上深得赵绍琴教授的真传，擅长治疗慢性肾炎、肾病综合征、慢性肾功能衰竭、尿毒症等肾脏疾病。尤其在消除尿蛋白和血尿、治疗水肿、降低血肌酐、尿素氮和高血钾等方面有独到之处。

在 50 年的从医生涯中，彭建中注重理论指导临床，除肾脏病外，对内、妇、儿等各科疑难病，如血小板减少、肝硬化腹水、过敏性鼻炎、久咳、久泻、妇女崩漏、小儿厌食、疲劳综合征等，疗效显著。

主编《中医古今医案精粹选评》《泊庐医案释评》，编著《赵绍琴临证验案精选》，个人专著有《彭建中医学论文集》《彭建中中医讲座实录》《彭建中中医医案学讲课实录》。参加编写和点校古今医学著作 20 余部。经过长期大量的临床实践完善了慢性肾病理论，提出了元气决定论、大道至简论、同病同治论等一系列重要理论，均有相关论文发表，广泛推广并验之临床。

二、学术思想

慢性肾小球肾炎属慢性肾病一种，彭建中在继承赵绍琴先生慢性肾病新论的基础上，融合了中医各家学说中的升降学说、元气学说、正邪理论、寒热理论、气血理论，强调辨病论治，同病同治，倡导微观辨证，借助现代科学技术和手段辨识慢性肾病，以西医学的指标判定疗效。

彭建中认为，现代中医进行辨病论治应以西医学诊断明确的病为研究对象，运用中医理论对其进行辨析，求其病因病机、演变规律，进而确定治疗大法，拟定治疗方案，实施中医治疗。中医应当理性地接受西医学的病名，全力以赴地进行临床科研攻关。病名叫什么并不重要，重要的是能不能真正运用中医理论进行辨析，能不能真正把握疾病的本质，能不能最大限度地接近疾病的客观真实。

（一）慢性肾病辨治理论

彭建中根据个人体会认为以下几个理论对中医辨病论治比较重要。

1. 邪正理论

是邪气致病，还是正虚致病？邪气致病为实，正虚致病为虚。彭建中认为这个问题解决了，就把握住了治疗的大方向，实则泻之，虚则补之。一补一泻，天壤之别，所以说辨虚实关乎治疗大方向。当然，临床所见，虚实夹杂者居多，攻补兼施法常用。故更需辨析其虚实孰多孰少，以定攻补孰重孰轻。

2. 寒热理论

在外感，有伤寒温病；在内伤，有寒证热证。刘完素的火热论把大多数疾病归属于火热为病；王好古的阴证论则专门探讨阳虚寒盛的阴证。现代火神派则惯用大剂量的附子、干姜、肉桂温阳散寒。辨析寒热以为疾病定性，寒者热之，热者寒之。用寒用热，判若冰炭，实为关乎治疗大方向之一端。

3. 气血理论

人身所贵，无非气血；人身所病，亦无非气血。清代医家王清任说："治病之要诀，在明白气血。"叶天士认为"初病在经在气，久则入络入血"。可见，气血具有病位深浅的含义，又与病程远近密切相关。病气之与病血，犹如平面上的两条线，各行其道，而时有重叠交叉，是可分而又不可绝对分开的。

4. 升降学说

升降学说是中医理论中最具哲理性的内容之一。升降出入或升降浮沉是天地间万事万物共同的运动形式和规律，人的生命活动也不例外。正如李东垣所说："升已而降，降已而升，如环无端，运化万物，其实一气也……万物之中，人一也，呼吸升降，效象天地，准绳阴阳。"人病则升降失调，观之诸病，盖莫如此。临床辨病论治，必调其升降，令当升者升，当降者降，则治无不效矣。

5. 元气学说

中医的元气学说源于中国古代哲学中的气一元论，认为气是世界的本源。在中医理论里，元气是人生命的动力。《内经》所谓"真气者所受于天，与谷气并而充身者也""阳气者，若天与日，失其所则折寿而不彰"都含有这层意思。李东垣云："气乃神之祖，精乃气之子。气者，精、神之根蒂也。"可见，人之精、神皆本于气。清代徐大椿指出："疾病之人，若元气不伤，虽病甚不死；元气或伤，虽病轻亦死……故诊病决死生者，不视病之轻重，而视元气之存亡，则百不失一矣。"辨病论治，若能融入此理，则必更上层楼。

（二）慢性肾病的基本病机

慢性肾病是西医学概念，是指肾脏损伤或肾功能下降持续超过3个月。包括慢性肾小球肾炎、肾病综合征、IgA肾病、各类继发性肾病，以及肾病发展到后期所致的肾功能不全、终末期肾病等。由于邪从外来，并经传变，反复刺激，步步深入，最终进入到血分。寒邪入里化热，或外感温热病邪，或邪气内伏外发。

彭建中将慢性肾病的基本病机归纳为"风、湿、热邪深入血分，络脉瘀阻，蓄热成毒，三焦不畅"。他认为肾病之湿热或从外来，或自内生，邪入于肾，必兼乎湿。邪从外来，传变至肾，水液代谢不畅，形成水湿，或湿邪可从外来，年久不愈，化热而湿热蕴结。

邪传到下焦之地，肾属下焦，血分之地，肾之络脉最为丰富，肾病深入血分，也最易出现络脉瘀阻。形成肾病的两个特点，一是血热沸腾，如尿血，身上有出血点、皮疹；二是脉络瘀阻，瘀滞不通，肾小球毛细血管网病变之肾小球硬化，使肾脏丧失滤过功能，日久出现肾功能衰竭。

西医学认为，肾脏滤过功能受损发展至肾功能衰竭。慢性肾脏病前期毒素尚能排出体外，到尿毒症阶段，毒素蓄积体内，难以排出。由于毒邪蓄积，影响新血化生，出现肌酐、尿素氮高而血色素低的情况，此时当祛邪为主，毒去血自生。

肾和三焦关系密切，二者共同对水液代谢产生影响。三焦通畅，水道通畅。肾脏受损，三焦不通，肺通调水道、肾主司二便也受影响，体内代谢废物排出受阻。

元气为生命活动的原动力，肾脏受损，浊毒内生，元气亏损，加重排毒负担，形成恶性循环，故而治疗时亦当重视元气盛衰，祛邪扶正，适时补益元气。

慢性肾病其病机多属实属热，清之可也，泻之可也，唯不可单纯温补。药物禁单纯温补，饮食禁过滋补，肾病非纯肾虚，不能单纯温补，需要攻补兼施，为减少复发，慢性肾病患者饮食上也不可过分滋补。

（三）慢性肾病虚实五辨

彭建中秉承师门"脉、症、舌、色"互参精神，在慢性肾病的中医辨证中提出了五辨。

（1）辨证候：心烦急躁，夜寐梦多，大便不畅，小便赤涩——热郁于里。

（2）辨面色：面色滞浊晦暗——血分瘀滞。

（3）辨舌象：舌黯且瘀——络脉瘀阻；舌红，点刺——血分有热，甚而成毒。明显舌苔白腻，或厚或垢——湿阻积滞；舌体胖大——虚，水湿。

（4）辨脉象：重按有力——邪实之征。

（5）辨虚实：诸多虚象——邪实为因。

以上都是慢性肾病非肾虚论的具体佐证，需要关注的一点是慢性肾病后期患者由于肾性贫血造成面色无华，舌色暗淡，切不可误认为阳虚。

（四）微观辨证

随着科学技术的进步，借助现代科学技术和手段，从人体不同层次阐明证候在结构、代谢、功能诸方面的物质基础，寻找对证候具有诊断价值的微观指标，建立证候的诊断标准。相对于依赖"四诊"以获得信息的宏观辨证而言，称之为"微观辨证"。"微观辨证"不仅可以运用于慢性肾病，也同样适用于现代临床的其他疾病。

根据慢性肾病穿刺的病理诊断，提示这一类疾病有共同特征，即肾小球毛细血管的通透膜发生了改变，从最初的系膜增生、膜增殖、细胞的颗粒变性、新月体形成等，到后来肾小球毛细血管发生阻塞、塌陷、皱缩，甚至最后发生肾间质纤维化、肾小球部分或全部硬化，最后肾小球完全硬化致丧失肾功能。血液的高凝状态在慢性肾小球疾病的发病中起着非常重要的作用。正是血液的黏稠、高凝状态阻碍了正常的血液循环，造成大量的血液瘀积在肾小球的毛细血管网，这在彭建中看来属于中医络脉瘀阻的范畴。

彭建中认为，不管是把尿蛋白看作是水谷精微的流失，还是一种出血现象，都可以从气血角度解释，且都与元气不足有密切关系，因为气可摄血，气可固精。在临床诊治过程中，都可以借鉴实验室检查结果，为中医辨证提供参考。

三、临床特色

基于以上对慢性肾病的深刻认识，彭建中确立了慢性肾病治疗七法，并指出慢性肾病的治疗虽无一定之方但可有一定之法，一方数法灵活施治可以收到良好效果。

（一）凉血化瘀法

凉血化瘀法是彭建中治疗慢性肾脏病基本方的核心。他认为慢性肾脏病有血分郁热的病理基础，又多由风、湿、热邪诱发而产生或加重，其病多热多瘀，属实非虚，因此将凉血化瘀作为慢性肾脏病的基本治法。

凉血化瘀法的常用药物有生地榆、赤芍、丹参、茜草、小蓟、白茅根、炒槐花、紫草等。其临证处方时，凉血化瘀药少则一二味，多则七八味，具体视病情轻重而定。

（二）疏风胜湿法

彭建中认为以疏风胜湿法治疗慢性肾病能切中病机，以风能疏邪，风能入络解郁，风能胜湿故也。常用药物为荆芥、防风、白芷、独活、苏叶等。

首先，慢性肾脏病多由外感热病传变而至，发展而来，病始于外邪侵袭，又常因外感因素反复或加重。慢性肾病用疏风法以透热外出，是对叶天士透热转气法临床运用的发展，故可用风药疏卫散邪，又能防止在表之风热入营血，此所谓风能解散。

其次，该病证属热郁营血，又多有湿阻不化，湿与热合，如油入面，邪热深伏不解，若单用清营凉血难于取效，故佐以辛散通行之风药，可疏气机，胜湿邪，散火郁，达血络，使血分伏邪有外透之机，此所谓风能入络解郁。

最后，选用风药疏解肺卫，开鬼门而祛水湿，"湿胜者，助风以平之，因曲而为之直也"，此所谓风能胜湿。又如尿毒症常见之皮肤瘙痒，用风药可调腠理，疏风止痒等，皆善用风药之功。风药的使用量不宜大，以免辛散太过，助火伤阴。

（三）疏调三焦法

彭建中始终把疏调三焦法贯穿在慢性肾病的治疗过程中，上焦气郁不开，可用风药开肺气之郁闭；水液不行可益气行水；患者平素嗜食膏粱厚味，或误用温补，导致湿热积滞蕴于胃肠，三焦传导不畅，由于湿热食积阻滞，造成血分热郁严重，甚则热郁成毒。

现代人饮食结构不合理，高脂、高蛋白饮食摄入过多，造成胃肠积滞，蓄于肠道化腐成毒，现代实验研究不断证实肠道毒素蓄积，菌群失调，毒素通过肠—肾途经会攻击肾脏，加重病情，进一步为此法提供解释依据。彭建中常用焦三仙、大腹皮、生槟榔、生大黄等消积导滞，消除壅塞气机之实邪，又能健脾助运，保护胃气，预防食郁。中焦枢机运转正常，则气机条达，三焦通利。

升降散也是彭建中在临床上疏调三焦的常用方剂，方出清代温病大家杨栗山《伤寒瘟疫条辨》一书，由蝉衣、僵蚕、片姜黄、生大黄组成。其方苦辛并用，升降同施，功可调畅气机，升清降浊，宣散郁火，活血通络。且此方既可畅三焦亦可达营血，是透热转气、开达郁热之神方。彭建中在临床上常用升降散合柴胡、黄芩、川楝子或合栀子豉汤泻三焦火郁。

（四）分消利湿法

肾病湿重，湿聚则为水，水停则为肿。水盛肿甚则可致心力衰竭、肾功能衰竭、呼吸衰竭，甚者可危及生命。古云："治湿不利小便，非其治也。"通过利小便给水湿之邪以出路，是谓正治。

肾病湿热居多，湿与热合，如何治疗？叶天士云："若从湿热陷入者，当渗湿于热下……不与热相搏，势必孤矣。"可见渗湿利水是分消湿热的重要途径。另外利湿应与宣肺结合运用方能起到上下分消的作用，才符合《内经》"开鬼门，洁净府""去菀陈莝"的精神。

常用药物为冬瓜皮、茯苓皮、葶苈子等，确属气虚的当与补气药同用，如阳虚水泛，可加三淡汤（淡干姜、淡吴茱萸、淡附片）通阳化气行水。

（五）通腑排毒法

慢性肾病属邪实之为病，邪聚而生热；热蓄而成毒，毒甚而病危。肾功能衰竭，甚或尿毒症期，患者每每可见因肾性贫血出现面色萎黄，口唇色淡，神疲乏力，腰膝酸软，动则气喘等虚象，然观其色，面色萎黄中带秽浊，然诊其脉，滑大有力，愈按愈盛，视其舌，黄腻垢厚之苔满布于舌，当辨为蓄热成毒、大实若羸。当毒甚病危之时，非通腑排毒不能救其燃眉之急。

吴又可治疗瘟疫，重用攻下以驱疫毒之邪，有连续攻下、反复攻下之成例。治疗尿毒重症可仿之，连续攻下驱毒，是为最要。通腑排毒重用大黄，宜生用、后下，务令大便畅通为度，毒去而正复，患者自然气色转好，指标改善。也可使用作用和缓，药食同源的决明子。此张从正所谓"陈莝去而肠胃洁，癥瘕尽而营卫昌，不补之中有真补存焉"。

在使用攻下通腑排毒法时，要注意两点：①以大便畅行两三次为度，不可太过伤正。②在问诊时不仅以患者大便次数多少而议是否可攻，还应明确排便是否通畅。因患者湿热或毒热内阻，往往大便黏滞不畅，虽频而量少不畅，此仍有可下之机，张子和、吴又可医书中皆有医案可借鉴。此外即使是慢性肾炎阶段亦应保持大便通畅，防微杜渐。

（六）清热解毒法

清热解毒法是彭建中在临床上治疗慢性肾脏病的新突破。彭建中在临床中观察到，部分慢性肾病患者在湿热血瘀阻络的基础上往往热毒明显，且热毒内蕴更加容易外感。患者表现舌红明显，边尖尤甚，面生痤疮，心烦多梦，脉数，大便干，小便赤。此时单纯凉血化瘀疗效不佳，须佐以清热解毒，常用药物有金银花、连翘、野菊花、蒲公英、紫花地丁、白花蛇舌草、马鞭草、半枝莲，用量上临证变化以避免凉遏壅塞为度。

（七）益气培元法

益气培元法适用于元气亏虚、下元不足之患者，是慢性肾病治疗的补充疗法，临床上常和以上治法配合运用，避免单独应用。

益气培元法的理论基础是元气学说。脏腑功能不足或功能衰竭是元气不足的一种表现形式，通过补益元气可以改善和增强脏腑功能。养生宜顾护元气，治病当培益元气。凡举虚弱之证、疑难之证、久病不复之证、衰竭临危之证，皆当从元气论治。

审其果为元气衰败所致者，立投大补元气之剂。益气培元法重用黄芪，配伍平补肾气之品，达到补而不热、补而不腻、补而不滞，方为有制之师。

而在补益元气过程中为何只重用黄芪配伍平补肾气之杜仲、续断等药物，温命门之火常用补骨脂，实因慢性肾病的基本病机为多热、多瘀、多湿，因此既不用刚燥之桂、附、亦不用滋腻之胶、地，权其轻重，唯有以黄芪培补元气，更为稳妥。

（八）核心方药

总之，彭建中在肾病的治疗上追求疗效第一，以法帅药统方，针对病机变化十分灵活。彭建中认为由于当前中药材质量的下降和不稳定（同一药名所用品种有差异），每每在同一法下选用功效相近的三四味药，以保证疗效和安全性。患者病情复杂，慢性肾病兼夹情况多，所以不刻意追求小方小量，形成了"一方用三四法、一法用三四药"的处方特色。

1. 立法处方

凉血化瘀法：如生地榆、赤芍、丹参、茜草、炒槐花。

疏风胜湿法：如荆芥、防风、白芷、独活、苏叶、柴胡、葛根。

疏调三焦法：如焦三仙、大腹皮、槟榔、大黄、杏仁、枇杷叶。

分消利湿法：如风药，以及葶苈子、冬瓜皮、茯苓皮、抽葫芦、决明子、大黄。

通腑排毒法：如大黄、决明子、全瓜蒌。

清热解毒法：如金银花、连翘、野菊花、蒲公英、紫花地丁、白花蛇舌草、半枝莲。

益气培元法：如生黄芪、生杜仲、续断、桑寄生。

2. 加减法

肾虚腰痛：杜仲、川续断、补骨脂。

血尿或镜下血尿：小蓟、紫草、卷柏、白茅根、三七。

浮肿较重：冬瓜皮、茯苓皮、葶苈子、抽葫芦。

肝热梦多：柴胡、黄芩、川楝子。

阴血不足：女贞子、旱莲草、生地黄。

皮肤瘙痒：白鲜皮、地肤子、草河车。

恶心呕吐：苏叶、半夏、黄连、灶心土。

胸闷气短：苏梗、全瓜蒌、薤白、红景天。

咳嗽痰多：苏子、前胡、杏仁、枇杷叶、白前、浙贝母、地龙。

痛经：生蒲黄、五灵脂。

腹胀纳差：香附、高良姜、青皮、陈皮、枳壳。

胃胀不适：苏叶、苏梗、青皮、陈皮、枳壳、防风。

小便频：益智仁、金樱子、补骨脂、乌药、覆盆子。

汗多：生黄芪、牡蛎、浮小麦、仙鹤草。

筋脉不利：丝瓜络、桑枝、青风藤、海风藤、络石藤、鸡血藤。

此外彭建中在临床用药中也注意参考现代药理研究，如决明子、萆薢、鸡血藤、垂盆草等药物的使用都借鉴了现代研究成果，在临床中收到满意疗效。

四、验案精选

（一）肾病综合征案一

孟某，男，12 岁。患者母亲于 2021 年 7 月 19 日网诊求治。2020 年 1 月患者患上呼吸道感染，高热 39℃，随后曾出现脚踝肿，未加注意。2020 年 5 月发现尿蛋白（++++），尿潜血（++++），全身浮肿，腹水，遂入住某医院，给予激素治疗，并静脉注射白蛋白，10 天后转阴。此后至 2021 年 7 月中旬，共复发 6 次，住院 4 次。其间于 2020 年 2 月 25 日行肾穿刺，病理报告：微小病变，局灶节段性硬化和节段性硬化不除外，结合临床考虑足细胞病。2021 年 7 月 9 日第 6 次复发，尿蛋白（+++）。激素依赖，激素减到每日 4 片就复发。2021 年 7 月 9 日查：尿蛋白（+++），腿肿。西医诊断：肾病综合征，微小病变，足细胞病。方药：荆芥 6g，防风 6g，白芷 6g，独活 6g，生地榆 10g，赤芍 10g，丹参 10g，茜草 10g，炒槐花 30g，萆薢 30g，土茯苓 80g，葶苈子 30g，冬瓜皮 30g，茯苓皮 30g，金银花 10g，连翘 10g，白花蛇舌草 30g，蒲公英 30g，白茅根、芦根各 10g。15 剂，水煎服。医嘱：低盐、低脂、低蛋白饮食，停服肉蛋奶，以素食为主，主食少吃。

二诊（2021 年 8 月 18 日）：患者 2021 年 7 月 21 日查 24 小时尿蛋白定

量 3.74g，2021 年 8 月 16 日查 24 小时尿蛋白定量 147mg，2021 年 8 月 17 日查总蛋白 46.2g/L，白蛋白 22.1g/L，白球比 0.97。腿微肿，8 月 13 日开始全身出现红色痒疹，尿道口痒，至今未消退。方药：荆芥 6g，防风 6g，生地榆 10g，赤芍 10g，丹参 10g，茜草 10g，炒槐花 30g，萆薢 30g，土茯苓 80g，葶苈子 30g，冬瓜皮 30g，茯苓皮 30g，金银花、连翘各 30g，地肤子 10g，白鲜皮 10g，草河车 10g，车前子（包煎）15g，苦参 10g，生石膏（先煎）30g。7 剂，水煎服。医嘱：低盐、低脂、低蛋白饮食，停服肉蛋奶，忌食一切海产品，不吃热带水果，完全素食，适当多喝水。

按： 本例为小儿肾病综合征，微小病变，对激素敏感，但高度依赖，每当激素减到一定剂量后就会复发。另外，饮食不当也会引起复发。治疗小儿肾病综合征的主要思路是从湿、从热、从瘀论治，配合严格的饮食控制，缓慢递减激素，可以收到较好的治疗效果。本例患者的 24 小时尿蛋白定量从开始治疗的 3.74g（7 月 21 日检查），降低到正常值 0.15g（8 月 16 日检查）只用了 15 天。这应该是中医药治疗和严格忌口配合所起的作用。下一步，在坚持中医药治疗的前提下，继续严格忌口，严格遵循缓慢递减激素的原则，就有可能防止复发，达到临床治愈。

（二）肾病综合征案二

张某，男，21 岁。2021 年 7 月 13 日初诊。2017 年 1 月起病，尿蛋白（+++），肌酐 72mmol/L。浮肿，于某医院治疗，强的松每天 50mg。1 个月后病情减轻出院，尿蛋白未转阴，后持续用激素、环孢素、中药治疗，病情反复发作。2021 年 5 月第 6 次复发，未服激素。2021 年 7 月 4 日查：24 小时尿蛋白定量 2.8g，舌红，脉弦滑有力，扁桃体红肿不痛。西医诊断：肾病综合征，微小病变。病属热入血分，络脉瘀阻，以疏风胜湿、凉血化瘀方法，兼以清热解毒、益气培元。方药：荆芥 6g，防风 6g，白芷 6g，独活 6g，生地榆 10g，赤芍 10g，丹参 10g，茜草 10g，炒槐花 30g，萆薢 60g，土茯苓 80g，生黄芪 30g，生杜仲 30g，金银花 10g，连翘 10g，白花蛇舌草 30g，蒲公英 30g，紫花地丁 30g，白茅根、芦根各 10g。30 剂，水煎服。医嘱：忌食辛辣、海鲜、高蛋白食物，多喝水，谨防感冒。

二诊（2021年8月22日）：查24小时尿蛋白定量0.19g。患者诉自汗盗汗。方药：生地榆10g，赤芍10g，丹参10g，茜草10g，炒槐花30g，萆薢60g，土茯苓80g，生黄芪30g，生杜仲30g，金银花10g，连翘10g，白花蛇舌草30g，蒲公英30g，地丁30g，玄参30g，生地黄30g，生龙骨、生牡蛎（先煎）30g，浮小麦30g，仙鹤草50g。15剂，水煎服。医嘱：忌食辛辣、海鲜、高蛋白食物，多喝水，谨防感冒。

三诊（2021年10月2日）：查24小时尿蛋白定量0.14g。动则汗出，夜间盗汗已无，入夜口干。易感冒，易上火，扁桃体大。处方：生地榆10g，赤芍10g，丹参10g，茜草10g，炒槐花30g，萆薢60g，土茯苓80g，生黄芪30g，生杜仲30g，银花10g，连翘10g，白花蛇舌草30g，蒲公英30g，地丁30g，玄参30g，生地黄30g，麦冬30g，生石膏（先煎）30g，生牡蛎（先煎）30g，浮小麦30g。15剂，水煎服。医嘱：忌食辛辣海鲜、高蛋白食物，多喝水，谨防感冒。

按：本例患者为微小病变，激素依赖，发病5年来多次复发。初诊时24小时尿蛋白定量2.8g，治以疏风胜湿、凉血化瘀、清热解毒、益气培元，配合饮食控制，尿蛋白迅速下降至正常水平。但微小病变复发的概率很高，后续巩固治疗和配合忌口同等重要，是为至嘱！

（三）狼疮性肾病案

朱某，女，42岁。2021年4月16日初诊。2020年出现全身性多形红斑，入住某医院，确诊为狼疮性肾炎（继发性膜性肾病）。西医用激素和免疫抑制剂联合治疗，效果欠佳。2021年4月11日查：24小时尿蛋白定量1.76g，24小时尿微量白蛋白定量1.58g，白蛋白30g/L。全身水肿。西医诊断：狼疮性肾病。治法：疏风胜湿，凉血化瘀，清热解毒，益气培元。方药：荆芥5g，防风6g，白芷6g，独活6g，生地榆10g，赤芍10g，丹参10g，茜草10g，炒槐花30g，萆薢60g，土茯苓80g，葶苈子30g，冬瓜皮30g，茯苓皮30g，凤尾草30g，马鞭草30g，蒲公英30g，车前子（包煎）30g，生黄芪

30g，白茅根、芦根各 10g。30 剂，水煎服。医嘱：忌食辛辣、海鲜、高蛋白食物，多喝水，谨防感冒。

二诊（2021 年 5 月 16 日）：查 24 小时尿蛋白定量 1.1g，24 小时尿微量白蛋白定量 0.84g，谷氨酰转移酶 101U/L，总蛋白 55.6g/L，白蛋白 31.4g/L。患者诉，4 月 27 日查 24 小时尿蛋白定量 0.6g，周身水肿明显减轻，面部眼皮仍水肿，失眠，膝关节、手指关节、足后跟疼痛，小便少，色黄，咽痛。方药：荆芥 5g，防风 6g，白芷 6g，独活 6g，生地榆 10g，赤芍 10g，丹参 10g，茜草 10g，炒槐花 30g，萆薢 60g，土茯苓 80g，葶苈子 30g，冬瓜皮 30g，茯苓皮 30g，凤尾草 30g，马鞭草 30g，蒲公英 30g，车前子（包煎）30g，生黄芪 30g，白茅根、芦根各 10g。30 剂，水煎服。医嘱：忌食辛辣、海鲜、高蛋白食物，多喝水，谨防感冒。

三诊（2021 年 6 月 17 日）：2021 年 6 月 11 日查 24 小时尿蛋白定量 0.24g，谷丙转氨酶 44U/L，谷草转氨酶 40U/L，谷氨酰转移酶 121U/L。水肿减而未全消，眼皮肿，关节痛，失眠，黄褐斑，小便黄。方药：荆芥 6g，防风 6g，白芷 6g，独活 6g，生地榆 10g，赤芍 10g，丹参 10g，茜草 10g，炒槐花 30g，生黄芪 60g，生杜仲 30g，川续断 10g，桑寄生 30g，凤尾草 30g，马鞭草 30g，垂盆草 30g，山萸肉 15g，炒酸枣仁 30g，葶苈子 30g，车前子（包煎）30g。30 剂，水煎服。医嘱：忌食辛辣、海鲜、高蛋白酸，多喝水，适度运动，谨防感冒。

四诊（2021 年 7 月 20 日）：2021 年 7 月 13 日查 24 小时尿蛋白定量 0.56g。水肿减而未全消，眼皮肿，关节痛，失眠，黄褐斑，小便黄，满月脸。方药：荆芥 6g，防风 6g，白芷 6g，独活 6g，生地榆 10g，赤芍 10g，丹参 10g，茜草 10g，炒槐花 30g，生黄芪 60g，生杜仲 30g，桑寄生 30g，冬瓜皮 30g，茯苓皮 30g，山萸肉 15g，炒酸枣仁 30g，葶苈子 30g，萆薢 30g，土茯苓 80g，生薏苡仁 30g。30 剂，水煎服。医嘱：忌食辛辣、海鲜、高蛋白食物，多喝水，适度运动，谨防感冒。

五诊（2021 年 8 月 18 日）：2021 年 8 月 11 日查 24 小时尿蛋白定量 0.28g，24 小时尿微量白蛋白 0.21g。血常规：白细胞 2.01×10^9/L，中性粒

细胞 28.8%，谷草转氨酶 53U/L，谷氨酰转移酶 102U/L，ANA 1：1000。眼皮肿，满月脸，咽喉不适，闭经 2 个月。方药：荆芥 6g，防风 6g，生地榆 10g，赤芍 10g，丹参 10g，茜草 10g，银花 10g，连翘 10g，蒲公英 30g，生黄芪 60g，生杜仲 30g，补骨脂 30g，葶苈子 30g，冬瓜皮 30g，茯苓皮 30g，凤尾草 30g，马鞭草 30g，萆薢 60g，土茯苓 80g，生蒲黄（包煎）10g。30 剂，水煎服。医嘱：忌食辛辣、海鲜、高蛋白食物，多喝水，适度运动，谨防感冒。

按：系统性红斑狼疮继发膜性肾病，简称狼疮肾。是一种西医难治性疾病。一般使用激素维持治疗，但激素治疗对于继发于红斑狼疮的膜性肾病患者所特有的大量蛋白尿疗效有限。本例患者虽然使用了激素和免疫抑制剂联合治疗，但治疗效果欠佳，而中医药治疗膜性肾病的效果确切而可靠。本例患者经中医药治疗后，服药仅仅 10 天，尿蛋白和微量白蛋白双双显著下降。虽然在后续治疗过程中有过多次反复，但总体上看，尿蛋白和微量白蛋白还是呈现出逐渐下降的趋势。经过 4 个诊次的治疗，终于达到了比较满意的效果。患者在复诊时说："吃了您 10 天的中药，尿蛋白就下来了，真的好神奇！我西药吃了 8 个月都没效果，您的药 10 天就见效了。"事实上，并不是所有的中药都能有效，而是只有切中病机的中药复方才能有效。对肾炎蛋白尿的认识，其病机无非四个字：湿、热、瘀、虚。所以，针对性的治疗大法就是疏风胜湿、凉血化瘀、清热解毒、益气培元。在坚持治疗大方向的前提下，施以精准的随症治之，就能更加切合病情，取得较好疗效。

（四）多囊肾、肾功能不全案

富某，男，58 岁。2021 年 6 月 2 日初诊。多囊肾，肾功能不全多年。2021 年 6 月 2 日查：肌酐 582μmol/L，尿素氮 26.4mmol/L。入暮脚肿，腹大如鼓，尿少。西医诊断：多囊肾，肾功能不全。治法：疏风胜湿，凉血化瘀，疏通三焦，通腑排毒，益气培元。处方：荆芥炭 15g，荆芥 6g，防风 6g，白芷 6g，独活 6g，生地榆 10g，赤芍 10g，丹参 10g，茜草 10g，炒槐花 30g，葶苈子 60g，冬瓜皮 30g，茯苓皮 30g，抽葫芦 30g，生黄芪 60g，生杜仲 30g，川续断 10g，桑寄生 30g，车前子（包煎）30g，焦三仙各 30g。15 剂，水煎服。

二诊（2021 年 6 月 11 日）：贫血、皮肤湿疹瘙痒。调方：原方去焦三仙，加地肤子 10g，白鲜皮 10g，草河车 10g。

三诊（2021 年 6 月 26 日）：患者诉气力渐增，言语渐多，渐有底气，耳鸣，无下肢水肿，无皮肤痒，大便色黑，腹部转小，耳鸣，血压正常，无心悸。处方：荆芥炭 15g，荆芥 6g，防风 6g，白芷 6g，独活 6g，生地榆 10g，赤芍 10g，丹参 10g，茜草 10g，炒槐花 30g，葶苈子 60g，冬瓜皮 30g，茯苓皮 30g，抽葫芦 30g，生黄芪 60g，生杜仲 30g，川续断 10g，桑寄生 30g，凤尾草 30g，马鞭草 30g，白茅根、芦根各 10g。15 剂，水煎服。

三诊（2021 年 7 月 16 日）：查肌酐 301μmol/L，尿素氮 15.2mmol/L。尿常规：尿蛋白（＋），尿潜血（±），红细胞 26/HPF，白细胞 86/HPF。处方：荆芥炭 15g，荆芥 6g，防风 6g，白芷 6g，独活 6g，生地榆 10g，赤芍 10g，丹参 10g，茜草 10g，炒槐花 30g，葶苈子 60g，冬瓜皮 30g，茯苓皮 30g，抽葫芦 30g，生黄芪 60g，生杜仲 30g，川续断 10g，桑寄生 30g，白花蛇舌草 30g，蒲公英 30g，白茅根、芦根各 10g。15 剂，水煎服。

四诊（2021 年 8 月 18 日）：2021 年 8 月 17 日查肌酐 243μmol/L，尿素氮 15.9mmol/L。尿常规：尿蛋白（＋），尿潜血（±），红细胞 24/HPF，白细胞 146/HPF。患者网诉，腹大如鼓，失眠，每日 22 时 30 分入睡，凌晨 1 时 30 分易醒，持续至凌晨 5 时 30 分方可再次入睡，晨 9 时 30 分醒，纳可，大便 2～3 次 / 天。处方：荆芥炭 15g，荆芥 6g，防风 6g，白芷 6g，独活 6g，生地榆 10g，赤芍 10g，丹参 10g，茜草 10g，炒槐花 30g，葶苈子 60g，冬瓜皮 30g，茯苓皮 30g，抽葫芦 30g，生黄芪 60g，生杜仲 30g，川续断 10g，桑寄生 30g，山萸肉 15g，炒酸枣仁 50g，生龙骨、生牡蛎各 30g（先煎）。15 剂，水煎服。

按：多囊肾是遗传性肾病，常表现为慢性进行性发展。由于无数个大大小小的囊肿充斥肾脏，并在不断变大的过程中挤压肾组织的功能层，使得正常肾组织逐渐萎缩甚至消失。最终发展成为肾功能不全、尿毒症，这一过程似乎是不可逆的。但在中医看来，无非是湿、热、毒、瘀，治疗大法还是疏风胜湿、凉血化瘀、疏通三焦、通腑排毒、益气培元。本例的湿聚成水更为显著，故参入宣肺行水的方法，并贯穿始终。基于对多囊肾导致的肾功能不全中医病机的基本认识，紧紧把握住治疗大方向，效果还是不错的，经过两个半月的中医治疗，患者肌酐持续下降。今后的任务，就是用中医药的方法使其长期保持稳定，提高患者的生活质量。

（五）尿毒症案一

郭某，男，58岁。2021年7月16日初诊。主诉：发现肌酐升高3年。现病史：3年前在乡卫生院体检时发现肌酐升高，给予口服药物（具体不详）治疗。2021年5月5日在区医院门诊检查，肌酐243μmol/L，尿素氮11mmol/L。2021年7月7日以乏力、恶心、纳差住院治疗。入院后立即做全面检查：肌酐1021μmol/L，尿素氮33.77mmol/L，二氧化碳结合力9.20mmol/L。住院2天后，2021年7月10日复查肾功能：肌酐1038μmol/L，尿素氮35.16mmol/L，患者遂要求到北京检查治疗。7月12日患者到某医院检查，肌酐1138.6μmol/L，估算肾小球滤过率3.759mL/min，尿素氮37.64mmol/L，同型半胱氨酸30.23μmol/L，医院建议立即进行血液透析，否则会有生命危险。患者不愿意做血液透析，遂来诊。刻下：全身乏力，纳差，口干，大便不畅。舌质暗红，舌苔垢厚，脉弦滑，按之有力。证属湿热蕴郁，日久成毒，弥漫三焦，深入血分，肾经络脉瘀阻，而肾司二便，二便不畅，邪毒无以排泄，故成尿毒重症。以凉血化瘀、疏风胜湿、疏调三焦、通利二便，兼以益气培元、养阴滋液为法，冀以阻止病情发展，而作峰转路回之图。方药：荆芥炭15g，荆芥6g，防风6g，白芷6g，独活6g，生地榆10g，丹参10g，赤芍10g，茜草10g，炒槐花30g，生黄芪30g，生杜仲30g，川续断10g，桑寄生30g，麦冬30g，生地黄30g，玄参30g，焦三仙各30g，决明子50g。15剂，水煎服。医嘱：忌食豆类及豆制品，保持大便通畅，谨防感冒。

二诊（2021年7月27日）：药后肌酐明显下降，2021年7月26日查肌酐890μmol/L，气力有增，纳食改善但所食不多，大便通而不畅，其间痛风发作 1 次。继用前法加减，微和胃气，兼以肃降。处方：荆芥炭 15g，荆芥 6g，防风 6g，白芷 6g，独活 6g，生地榆 10g，丹参 10g，赤芍 10g，茜草 10g，炒槐花 30g，生黄芪 60g，生杜仲 30g，川续断 10g，桑寄生 30g，麦冬 30g，生地黄 30g，玄参 30g，木瓜 10g，生谷芽 15g，生稻芽 15g，决明子 80g。15 剂，水煎服。医嘱：忌食豆类及豆制品，保持大便通畅，谨防感冒。

三诊（2021 年 8 月 6 日）：查肌酐 720.8μmol/L，血红蛋白 80g/L，尿常规：尿蛋白（++），潜血（++）。口苦恶心症状有减轻，大便 1～2 天一次，坐下起立时会短暂头昏眼花，晚上睡觉腿抽筋，血压 90/60mmHg，心率 100 次 / 分左右。诸症好转，继用前法加减。方药：荆芥炭 15g，荆芥 6g，防风 15g，白芷 6g，独活 6g，生地榆 10g，赤芍 10g，丹参 10g，茜草 10g，生黄芪 60g，生杜仲 30g，川续断 10g，桑寄生 30g，补骨脂 30g，生牡蛎 30g，党参 30g，焦三仙各 30g，生大黄（后下）9g，灶心土（包煎）30g。15 剂，水煎服。医嘱：忌食豆类及豆制品，适当增加营养，保持大便通畅。

四诊（2021 年 8 月 27 日）：2021 年 8 月 26 日查肌酐 509.8μmol/L，尿素氮 18.39mmol/L，二氧化碳结合力 18mmol/L，血红蛋白 94g/L，血钾 5mmol/L。舌尖麻，脚不适，患者自述每日走路锻炼万余步。方药：荆芥炭 15g，荆芥 6g，防风 6g，白芷 6g，独活 6g，生地榆 10g，赤芍 10g，丹参 10g，茜草 10g，炒槐花 30g，生黄芪 60g，生杜仲 30g，川续断 10g，桑寄生 30g，金银花、连翘各 10g，焦三仙各 30g，白茅根、芦根各 10g。15 剂，水煎服。医嘱：忌食豆类及豆制品，适当增加营养，保持大便通畅。

五诊（2021 年 9 月 12 日）：查肌酐 450.3μmol/L，二氧化碳结合力 14.0mmol/L，血钾 5.6mmol/L。处方：荆芥炭 15g，荆芥 6g，防风 6g，白芷 6g，独活 6g，生地榆 10g，赤芍 10g，丹参 10g，茜草 10g，炒槐花 10g，生黄芪 60g，生杜仲 30g，川续断 10g，桑寄生 30g，金银花、连翘各 10g，焦三仙各 30g，蒲公英 30g，紫花地丁 30g。15 剂，水煎服。医嘱：忌食豆类及豆制品，适度运动，谨防感冒，建议加服小苏打片，每日 3 次，每次 4 片，饭后半小时服用，中药饭后一小时服用。

六诊（2021 年 9 月 26 日）：查肌酐 410.2μmol/L，尿素氮 18.53mmol/L，

二氧化碳结合力 22.0mmol/L，胱抑素 C5.16mg/L，血红蛋白 100g/L。症状基本同前，腰痛。方药：荆芥炭 15g，荆芥 6g，防风 6g，白芷 6g，独活 6g，生地榆 10g，赤芍 10g，丹参 10g，茜草 10g，炒槐花 30g，生黄芪 60g，生杜仲 30g，川续断 10g，桑寄生 30g，金银花、连翘各 10g，焦三仙各 30g，白茅根、芦根各 30g。15 剂，水煎服。医嘱：忌食豆类及豆制品，适度运动，谨防感冒，小苏打片，每日 3 次，每次 2 片，饭后半小时服用，中药饭后一小时服用。

七诊（2021 年 10 月 17 日）：查肌酐 376.6μmol/L，尿素氮 23.14mmol/L，二氧化碳结合力 21.0mmol/L，胱抑素 C4.74mg/L，血红蛋白 114g/L。仍用原法进退。方药：荆芥炭 15g，荆芥 6g，防风 6g，白芷 6g，独活 6g，生地榆 10g，赤芍 10g，丹参 10g，茜草 10g，炒槐花 30g，生黄芪 60g，生杜仲 30g，川续断 10g，桑寄生 30g，金银花、连翘各 10g，焦三仙各 15g，蒲公英 30g，紫花地丁 30g。15 剂，水煎服。小苏打片，每日 3 次，每次 2 片，饭后半小时服用。医嘱：忌食豆类及豆制品，适度运动，谨防感冒，饭后一小时吃中药。

按：站在西医学角度看，慢性肾病发展到尿毒症期基本上没有多少治疗的余地了。西医学的对策只有透析和肾移植，血液透析虽然能够维持患者的生命，但高额的费用和痛苦的治疗体验是任何一个尿毒症患者与亲属都无法长期忍受的。肾移植虽然成功率很高，但受制于肾源不足、配型困难及高额的费用（包括后续长期的抗排异治疗）等因素，大多数尿毒症患者并不会选择肾移植。

尿毒症是西医学的病名，有其确定的诊断标准，决定其诊断标准的主要指标是血肌酐的水平。患者肾脏发生了实质性的改变，大部分肾小球功能丧失，肾脏萎缩，肾功能衰竭，导致代谢废物堆积体内，诱发诸多严重症状，故称之为尿毒症。

中医应当把尿毒症作为一个特定病进行分析认识，即辨病论治，而不是传统意义上的辨证论治。传统的辨证论治是以具体的症状为对象进行分析认识的，难以真正认识到病机本质。例如，如果一个尿毒症患者以恶心呕吐、疲乏无力、周身水肿、皮肤瘙痒、饮食少进、大便秘结为主诉，就诊于中医，那么，我们如何才能做到正确的辨证论治？如果仅仅着眼于主诉症状，很可能误入歧途。如果眼中只有部分而没有全局，是不可能把握正确的治疗大方向的。所以，对于西医学确诊了的疾病，一定要辨病论治，把握疾病的本质，从整体上把握病因病机，从而确立治疗的大方向和基本的治疗大法，在临床上有所遵循。

我们应该怎么认识尿毒症的中医病机呢？彭建中认为应该紧紧抓住2个字，一个"肾"，一个"毒"。就是说，尿毒症病位在"肾"，病邪是"毒"，我们应当依据这二者进行解析。首先，在中医理论里，肾为水脏，其主要功能之一就是主管人体的水液代谢，这和西医学里肾脏的滤过排泄代谢废物的功能是一致的。只是中医的肾还能够主司大便，肾与胃肠关系也很密切，所谓"肾者，胃之关。关门不利，聚水而从其类也"。所以，肾病一定与水湿有关。在中医理论里水液的代谢障碍一定和三焦有关系，所谓"少阳属肾，肾上连肺，故将两脏"。就是说手少阳三焦经把肾和肺联系在一起，形成了人体完整的水液代谢系统。在中医理论里，肺具有通调水道、下输膀胱的作用，这一理论在治疗尿毒症的过程中至关重要。

再说说"毒"，毒是人体代谢过程中产生的废物，正常情况下由小便排出体外。尿毒症时大量毒素蓄积体内，导致诸多严重症状产生。所以，治疗尿毒症的首要任务是排毒。要完成排毒任务，首先要明确毒的性质，那么，尿毒症中毒邪的性质是什么呢？是湿热，这从上面对肾脏功能的探讨中就能很清楚地看出来，邪毒在性质上是水湿，这毫无疑问，那么热是怎么来的呢？热源于郁，郁久必生热，因为慢性肾病的发展是一个旷日持久的过程，郁是必然的结果，郁久生热，最终形成湿热蕴郁。其次要明确毒所处的位置，就是病位，毒在何处？在气分，还是在血分？我们知道，肾小球就是毛细血管球，大量血液流经肾小球产生原尿，排出代谢废物。所以毒在血中，在中医理论中，肾属下焦，属血分。中西医学在肾脏生理病理上的认识基本一致。

至此，我们明确了尿毒症中医病机的基本要素，湿热邪毒，深入下焦血分，三焦壅滞，络脉瘀阻。据此确定治疗大法为疏风胜湿、凉血化瘀、疏通三焦、通腑排毒、兼以益气培元。

这里还需要讲一讲为什么要"兼以益气培元"，尿毒症的发生发展是一个缓慢的过程，必然伴随着正气的损耗，所谓肾功能损伤、肾功能衰竭，其实都可以看作是元气的衰减。其实，任何一个脏腑的功能衰退，都可以被看作是元气不足导致的。所以肾功能不全、肾功能衰竭，以及终末期尿毒症等，无一不涉及元气衰减。但在尿毒症时期，邪毒壅滞是第一位的，排毒是当务之急，所以，益气培元反居其次。故将益气培元之法列为"兼用"，是必用之，但不可喧宾夺主也。

这个病例属终末期尿毒症，初诊时肌酐高达 1138μmol/L，病情危重。西医认为除了血液透析，别无他法。中医运用疏风胜湿、凉血化瘀、疏通三焦、通腑排毒、益气培元之法，综合调理，经过 3 个月 7 个诊次的中医药治疗，肌酐从初诊时的 1138μmol/L 降低到 376.6μmol/L，已脱离了尿毒症期，患者的生活质量有了很大的改善。当然，今后的治疗路程还会很长很曲折，我们能做的就是紧紧把握住治疗大方向，力争最好的结果。

（六）尿毒症案二

蒋某，男，47 岁。2021 年 8 月 20 日初诊。2021 年 8 月 19 日查肌酐 783.6μmol/L，尿素氮 20.8mmol/L，尿酸 445μmol/L，肾小球滤过率 6.4mL/min，24 小时尿蛋白定量 2.93g。皮肤瘙痒。西医诊断：慢性肾功能不全。处方：荆芥炭 15g，荆芥 6g，防风 6g，白芷 6g，独活 6g，生地榆 10g，赤芍 10g，丹参 10g，茜草 10g，炒槐花 30g，萆薢 60g，土茯苓 80g，生黄芪 60g，生杜仲 30g，川续断 10g，桑寄生 30g，地肤子 10g，白鲜皮 10g，草河车 10g，苦参 10g。30 剂，水煎服。医嘱：忌食豆类及豆制品，保持大便通畅，谨防感冒。

二诊（2021 年 9 月 17 日）：2021 年 9 月 16 日查肌酐 674μmol/L，尿素氮 14.6mmol/L，尿酸 522μmol/L，24 小时尿蛋白定量 1.058g，钾 5.8mmol/L。口腔异味。处方：荆芥炭 15g，荆芥 6g，防风 15g，白芷 6g，独活 6g，生

地榆 10g，赤芍 10g，丹参 10g，茜草 10g，炒槐花 30g，萆薢 60g，土茯苓 80g，生黄芪 60g，生杜仲 30g，川续断 10g，桑寄生 30g，白茅根、芦根各 30g，藿香、佩兰各 10g。30 剂，水煎服。医嘱：忌食豆类及豆制品，保持大便通畅，谨防感冒。

三诊（2021 年 10 月 19 日）：2021 年 10 月 18 日查肌酐 470μmol/L，尿素氮 21.28mmol/L，尿酸 443μmol/L，尿蛋白（++），尿潜血（−），血钾 4.91mmol/L。患者诉气力增加，久坐腰酸，凌晨一两点夜尿 1 次，口中有异味，近期血压偏高，自服施慧达降压治疗。处方：荆芥炭 15g，荆芥 6g，防风 15g，白芷 6g，独活 6g，生地榆 10g，赤芍 10g，丹参 10g，茜草 10g，炒槐花 30g，萆薢 60g，土茯苓 80g，生黄芪 60g，生杜仲 30g，川续断 10g，桑寄生 30g，焦三仙各 15g，白茅根、芦根各 30g。30 剂，水煎服。医嘱：忌食豆类及豆制品，保持大便通畅，谨防感冒。

按：该患者尿毒症，在当地医院治疗，西医认为患者已是尿毒症晚期，无治疗意义，建议血液透析以维持生命。患者心有不甘，在网上查找各种治疗信息，最后决定到北京医治。2021 年 8 月 20 日初诊，患者携带 8 月 19 日的化验单：肌酐 783.6mmol/L，尿素氮 20.8mmol/L，尿酸 445μmol/L，肾小球滤过率 6.4mL/min，24 小时尿蛋白 2.93g。B 超显示：双肾萎缩（左肾：7.1cm×4.4cm×4.1cm；右肾：7.1cm×3.8cm×3.7cm），血流灌注不良，并有肾囊肿和小结石。症状表现为皮肤瘙痒。此为肾病日久，邪入血分，络脉瘀阻，邪毒壅盛，溢出皮肤所致。治宜疏风胜湿、凉血化瘀、清热解毒之法。

患者服药后，于 2021 年 9 月 1 日再次复查肾功能，发现肌酐未降反增，已达 802mmol/L。患者疑惑，来电咨询，告知服药时间太短（刚刚服用 1 周），尚未能发挥作用，建议继续服用原方。吃完 1 个月的药再复查肾功能，肌酐降至 674mmol/L，24 小时尿蛋白 1.058g。9 月 17 日二诊调方，在原方基础上略做调整，继续服用 1 个月，2021 年 10 月 17 日复查肾功能，肌酐降至 470mmol/L。患者精神和体力恢复良好。

为什么患者服中药后肌酐仍然继续增高呢？这是因为当肾功能衰竭和尿毒症期，病情急剧发展的情况下，阻止其发展并逆转其发展趋势，使其向好的方向转化，是需要一定的时间和药力作用的。就像一列高速行驶的列车，虽然已经启动了制动闸，但由于惯性，列车仍然会向前冲出很远的距离。所以，在临床上，如果遇到了用药之后的一段时间里，相关指标未见好转，甚至略有恶化，就要考虑到这种情况。这时特别需要医生的定力，继续坚持原有的治疗方案。对于患者来说，给予医生充分的信任，明事达理，坚信专一，也十分重要。只有医患携手，密切配合，才能取得满意的疗效。